DAS GROSSE
hCG-DIÄT
BUCH

ANNE HILD

DAS GROSSE hCG-DIÄT BUCH

Gezielt abnehmen mit
der erfolgreichen Stoffwechselkur

Weltbild

Vorwort

Seit mehreren Jahren beschäftige ich mich als Heilpraktikerin und klassische Homöopathin mit dem Einfluss von Hormonen auf unsere Gesundheit und unser Wohlbefinden. Immer wieder habe ich währenddessen bei mir selbst und bei anderen Menschen die Beobachtung gemacht, wie allumfassend die Auswirkungen auf Körper und Psyche sind, wenn die Hormone aus der Balance geraten.

Sehr häufig gehört auch das Symptom des scheinbar ›diätresistenten‹ Übergewichts mit zu den unangenehmen und unerwünschten Folgen einer solchen Hormondysbalance.

In diesem Zusammenhang habe ich mir oft die Frage gestellt, warum noch keine wirklich praktikable Lösung für das Abnehmen gefunden wurde. Ich konnte beobachten, wie Menschen durch eine Therapie mit naturidentischen oder homöopathisch aufbereiteten Hormonen ihr Wohlbefinden wiedererlangten. Besonders jene Phasen, in denen es häufig zu Gewichtszunahmen kommt, konnten durch natürliche Hormone positiv beeinflusst werden: Pubertät, Schwangerschaft, Dauerstress und die Jahre vor und nach den Wechseljahren. Als ein positiver Nebeneffekt sank auch das Gewicht der Patienten oft signifikant. Aber was ist mit all den anderen Menschen, die keine natürliche Hormontherapie machen und ist das wirklich der Weisheit letzter Schluss?

Ich finde es immer wieder faszinierend, wie sich eine Lösung oft nicht durch Nachdenken, Suchen oder Hinterherlaufen zeigt, sondern ganz plötzlich da ist, wenn die Zeit dafür reif ist. So bin ich schließlich auf einen körpereigenen Botenstoff gestoßen, dem eine fettabbauende Wirkung zugeschrieben wird und der die Kraft hat, uns ganz einfach von überflüssigen Fettreserven zu befreien. Sie werden jetzt vielleicht sagen: »Schon wieder eine neue Diät!«

Ja, tatsächlich, allerdings keine neue Diät, sondern ein Abnehmprogramm, das es schon seit über 50 Jahre erfolgreich gibt, es war nur bisher der sogenannten ›Upperclass‹ vorbehalten, die dieses Wissen die ganze Zeit als Geheimnis hütete. Das Neue an dem jetzt in diesem Buch veröffentlichten Diätprogramm ist, dass dieses Abnehmprogramm nicht mehr wenigen ›gut betuchten‹ Eingeweihten vorbehalten ist, sondern von Jederfrau und Jedermann gemacht werden kann. Wie das genau geht und alles, was Sie dazu wissen müssen, erfahren Sie in diesem Buch.

Ich wünsche Ihnen viel Spaß beim Lesen und viel Erfolg bei Ihrem hCG-Abnehmprogramm!

Ihre Anne Hild

Das Diät-Geheimnis der Reichen und Schönen

Die Zeit ist reif, ein Geheimnis zu lüften. Ein Geheimnis, das die Berühmten und Reichen seit mehr als 50 Jahren hüten. Ein Geheimnis, das nur wenigen Ärzten bekannt ist und nur in exklusiven und diskreten Privatkliniken in Rom, Genf, Marbella und Kalifornien in teuren Spezialkuren angewandt wird. Das Geheimnis der Schlanken und Schönen, wie sie fit und wohlproportioniert bleiben können oder schnell wieder werden.

Immer wieder wird in den Hochglanzmagazinen und TV-Sendungen in aller Welt die Frage gestellt: Wie kann es eigentlich sein, dass zum Beispiel die amerikanische Filmschauspielerin Renée Zellweger kurz nach den Dreharbeiten zu den ›Bridget Jones‹-Filmen, in denen sie ein liebenswertes Pummelchen spielt, wieder mit Modelfigur über den ›roten Teppich‹ schwebt? Oder wie gelingt es Prominenten wie Heidi Klum oder Catherine Zeta Jones nur wenige Wochen nach der Geburt eines Kindes im eng anliegenden Abendkleid vor die Kameras zu treten, ohne dass man noch irgendwo an ihnen ›Schwangerschaftsspeck‹ finden könnte? Wie hat es schon in den 1990er-Jahren die Hollywood-Diva Liz Taylor angestellt, zur Glamour-Hochzeit mit Larry Fortensky in einem Kleid Größe 38 zu erscheinen, obwohl sie sich wenige Wochen zuvor noch in Größe 42 zwängen musste? Und wie gelang es bereits in den 1960er-Jahren Sophia Loren ihre absolute Traumfigur zu halten oder Marcello Mastroianni immer das ›Mannsbild‹ schlechthin zu präsentieren?

Seit mehr als einem halben Jahrhundert wird DAS Diät-Patentrezept in der Welt der Promis nur von Mund zu Mund weitergegeben. Verschwiegenheit war – und ist immer noch! – für die Ärzte und die privaten Kliniken, die die Top-Abnehmkur anbieten,

oberstes Gebot. Dazu kommt, dass diese Diät-Kur teuer ist, richtig teuer! Mehrere tausend Euro sind fällig, um in wenigen Wochen sein Wunschgewicht zu erreichen und dauerhaft zu halten.

All das soll sich ab sofort mit diesem Buch ändern! Es ist soweit, den so gut verbergenden Vorhang endlich zu heben und über diese spektakuläre Diät zu berichten. Eine Diät mit der Kraft der Hormone ohne gefürchteten Jo-Jo-Effekt und der Gefahr einer faltigen, schlaffen Haut, aber dafür mit der sanften Umstellung von Stoffwechselfunktionen, sodass bei Frau und Mann der ›Wohlstandsbauch‹, die ›Rettungsringe‹ und das ›Hüftgold‹ bald der Vergangenheit angehören und getrost vergessen bleiben können.

Von schwangeren Frauen und fetten Jungs

Die Entdeckung der kilokillenden Promi-Diät verdankt die Welt dem britischen Arzt Dr. A.T.W. Simeons. Geboren in London vor dem 2. Weltkrieg studierte Simeons Medizin und machte an der Universität in Heidelberg seinen Abschluss mit der Bestnote summa cum laude. Danach arbeitete er unter anderem in Hamburg im auch heute noch weltbekannten Institut für Tropenmedizin. Dazu muss man bedenken, dass Großbritannien in den 1930er-Jahren noch eine große Kolonialmacht war, die viele ihrer Beamten und Soldaten in die eroberten tropischen Gebiete schickte. Für einen englischen Arzt war es deshalb nicht ungewöhnlich, sich mit Tropenmedizin zu beschäftigen, denn zu jener Zeit waren Tropenkrankheiten weitgehend unerforscht und ein ernstes Problem für das British Empire und seine Bediensteten, die ihre Dienstzeit in den Dschungeln von Asien und Afrika ableisteten. Bekannt wurde Dr. Simeons zunächst durch sei-ne Verdienste im Kampf gegen die Malaria. Er erhielt sogar von der englischen Königin einen Orden für seine medizinischen Arbeiten. Doch dem wissbegierigen Dr. Simeons reichte das Gebiet der exotischen Krankheiten nicht. Er schaute weit über seinen Tellerrand hinaus und beschäftigte sich intensiv mit psychosomatischen Krankheiten, mit Hormonen und schließlich wendete er sich den Problemen Übergewicht und Fettleibigkeit zu. Die allgemein gültige Lehrmeinung zu Fettleibigkeit war (und

ist es bei manchen Therapeuten heute noch) sehr simpel: Übergewichtige Menschen essen zu viel und bewegen sich zu wenig. Doch Dr. Simeons stellte die Frage, ob dies wohl tatsächlich die ganze Wahrheit ist. Denn er beobachtete in den fremden Ländern, die er bereiste, ein Phänomen, das ihn daran zweifeln ließ: Er sah Menschen, die jeden Tag nur sehr wenig aßen, sich noch dazu körperlich stark anstrengen mussten und trotzdem zunahmen. Das passte nicht in die beschriebene simple Logik der Medizin. So begann Simeons seine detektivische Suche nach den Ursachen vom Dicksein und Dickwerden. Jahrelang beschäftigte sich Dr. Simeons intensiv mit der Schilddrüse, der Hypophyse, den Nebennieren, der Bauspeicheldrüse, der Gallenblase und anderen Organen und Drüsen. Am Ende seiner 16-jährigen Forschungen hatte Simeons die Vermutung, dass der Schlüssel für die Fettleibigkeit im Zwischenhirn liegt, in einer Hirnregion, in dem sich Thalamus und Hypothalamus befinden.

hCG – humanes Choriongonadotropin

Das Hormon hCG (humanes ChorionGonadotropin) wird von jedem Menschen in geringen Mengen in der Hypophyse (Hirnanhangsdrüse) und bei Männern auch im Hoden gebildet. Während einer Schwangerschaft kommt bei Frauen die Plazenta (Mutterkuchen) als Bildungsort hinzu. hCG ist für den Erhalt einer Schwangerschaft wesentlich und besonders zu Beginn sehr bedeutsam. Die hCG-Blutwerte einer Schwangeren steigen zu Beginn der Schwangerschaft enorm an, sie verdoppeln sich zuerst etwa alle zwei Tage, später verlangsamt sich die Verdopplungsrate. Ab der 12. Schwangerschaftswoche sinkt der hCG-Wert wieder ab, bleibt jedoch gegenüber den Normalwerten deutlich erhöht. Fast alle herkömmlichen Schwangerschaftstests funktionieren über einen Nachweis von hCG.

Therapeutisch wird hCG bei Jungen mit Hodenhochstand und Männern mit Hodenschrumpfung eingesetzt, sowie bei beiden Geschlechtern bei der Behandlung von hormonbedingter Unfruchtbarkeit.

Der Körper speichert das Hormon hCG nicht. Sowohl das selbst produzierte als auch das zur Therapie verabreichte hCG wird nach nur wenigen Tagen komplett ausgeschieden.

Interessant ist, dass hCG für die Medikamentenproduktion meist noch aus natürlichen Quellen (Urin Schwangerer) gewonnen wird und nicht synthetisch verändert hergestellt wird, wie es bei Hormonpräparaten wie der ›Pille‹ oder für die Hormonersatztherapie der Normalfall ist.

Der Durchbruch gelang Dr. Simeons schließlich bei der Auswertung von Daten über schwangere Frauen in Indien. Diese meist zierlichen Frauen verrichteten Tag für Tag harte Feldarbeit, legten lange Strecken zu Fuß zurück und nahmen nur relativ wenig Kalorien auf. Dabei verspürten die Frauen kein Hungergefühl und schadeten auch ihren ungeborenen Kindern nicht. Sie brachten gesunde, normalgewichtige Babys zur Welt. Und das Erstaunlichste war, die indischen Frauen wurden nach der Geburt ihrer Kinder sehr schnell wieder schlank. Schon bald fand Dr. Simeons heraus, dass dieser Effekt einem menschlichen Schwangerschaftshormon zuzuschreiben ist, dem ›humanen Choriongonadotropin‹, kurz hCG genannt. (s. Kasten Seite 9)

Eine weitere Beobachtung von Dr. Simeons bestätigte seine These: Jungen mit einer Störung der Sexualorgane, entwickeln einen unstillbaren Heißhunger, sie werden zu ›Fat Boys‹ (fetten Jungs) mit abnormal großen Brüsten, dicken Hüften, einem dicken Po und viel Fett am Bauch. Indische Ärzte behandelten diese ›Fat Boys‹ mit geringen Mengen des Hormons hCG. Als Folge verloren die Jungen ihren Heißhunger und ihre Körperformen normalisierten sich.

Bei den von Dr. Simeons beobachteten Phänomenen ist eines gemeinsam: hCG wirkt auf der Ebene der Hypophyse und des Hypothalamus auf die hormonellen Regelkreise ein. Das bewirkt im Körper eine Veränderung, er geht plötzlich mit Fettspeichern anders um: Besonders die ›Problemzonen‹ Bauch, Oberschenkel und Hüfte werden angeregt, ihr Fett freizusetzen. Fett, an das normalerweise nur sehr schwer heranzukommen ist mit Diäten oder Sport.

Dr. Simeons größte Entdeckung war es also, dass Übergewicht durch eine Art ›Fehlfunktion‹ im Gehirn mit verursacht werden kann. Eine Entdeckung, die jetzt, da die Geheimhaltung der ›Upperclass‹ beendet ist, die bisherigen Lehrmeinungen über Fettleibigkeit revolutionieren könnte!

Spritzen für die Spitzen der Gesellschaft

1949 ließ sich Dr. Simeons in Rom nieder und wurde am Salvator Mundi International Hospital zu einem der gefragtesten Diät-Experten. Und das zu einer Zeit, als die Menschen andere Probleme hatten als Abnehmkuren! In den frühen 1950er-Jahren war – anders als heute – Übergewicht oder gar Fettleibigkeit nicht weit verbreitet. Ganz im Gegenteil! Wenige Jahre nach Ende des zweiten Weltkrieges litten viele Menschen immer noch unter Entbehrungen und hatten eher wenig zu essen. Hunger und Abmagerung waren damals viel häufiger anzutreffen als Fettsucht. Übergewicht war – wenn überhaupt – nur für eine sehr kleine Zielgruppe ein Thema: für die Reichen. Sie hatten Nahrung im Überfluss, mussten keine schwere körperliche Arbeit leisten und bewegten sich wenig. Ein ideales Klientel für Dr. Simeons, der aus den Ergebnissen seiner jahrelangen Forschung eine Abnehmkur entwickelte und diese als »The Weight Loss Cure Protocol« Ende der 1960er-Jahre veröffentlichte. Im Kern bestand die Kur aus einer dreiwöchigen strengen Diät mit nur 500 Kilokalorien am Tag und regelmäßigen Spritzen des Hormons hCG.

Die Kur wirkte schnell und effektiv. Es sprach sich in den Königshäusern, bei den Wohlhabenden der Welt wie auch bei den Stars und Sternchen in Rom und Hollywood bald herum, dass die Simeons-Kur wirklich half, Wunschgewicht und -körperformen zu erreichen und auch zu halten – und die High-Society ließ es sich viel Geld kosten, diese Kur bei Dr. Simeons zu machen! Anders als heute blieben alle Beteiligten jedoch diskret. Es schickte sich nicht, öffentlich über Abnehmen und Diäten zu sprechen und niemand wollte darüber in der Presse lesen. So blieb die Entdeckung des britischen Mediziners lange Zeit ein Geheimtipp. Das änderte sich auch nach dem Tod von Dr. Simeons im Jahr 1970 erst einmal nicht. In nach wie vor verschwiegenen Privatkliniken behandelten Mediziner ihre wohlhabenden Kunden mit der aufwändigen und teuren Spritzenkur. Die Prominenten tauchten für ein paar Wochen in die geschützte Atmosphäre einer Privatklinik ab und kehrten danach rank und schlank und um ein paar tausend Euro erleichtert in ihr gewohntes Leben zurück.

Neben der Methode, die hCG-Dosis zu spritzen, was für viele Patienten nicht angenehm ist, wird in den Kliniken bald auch die Einnahme von hCG in Tropfenform angeboten. Die Wirksamkeit dieser Methode belegt Dr. Daniel Belluscio 1994 in seinem Oral hCG Research Center in Buenos Aires aufgrund seiner Erfahrung und mit einer Studie an über 6000 Patienten.

Amerika wird aufmerksam

Seit einigen Jahrzehnten sind Übergewicht und Fettleibigkeit ein weltweit – im wahrsten Sinne des Wortes – zunehmendes Problem. Es trifft nun ganz und gar nicht mehr nur einige Wohlhabende: Laut Weltgesundheitsorganisation sind 69,4 % der US-Amerikaner über 20 Jahre übergewichtig; und auch in Europa sieht es nicht besser aus: 54,8 % der Deutschen, 44,3 % der Schweizer und 49,6 % der Österreicher sind zu dick!

Kein Wunder also, dass in den USA im Jahr 2007 ein Buch wie eine Bombe einschlug, das sich zum ersten Mal publikumswirksam mit der hCG-Abnehmkur befasst. Kevin Trudeau, der Autor des Bestsellers »The Weight Loss Cure« weiß, wovon er schreibt. Schon als Kind hatte er Übergewicht und kämpfte sein ganzes Leben lang mit den Pfunden. Nach eigener Aussage las er über 300 Diät-Bücher und probierte jede Diät aus, die ihm ›über den Weg lief‹, jedoch meist ohne langfristigen Erfolg. Völlig frustriert reiste er nach Bayern und besuchte eine Anti-Aging-Klinik, um eine Frischzellentherapie zu

machen. Dort lernte er ›Dr. Fritz‹ kennen, den Leiter der Klinik, der ihm von der revolutionären Abnehmkur eines britischen Arztes mit Namen Dr. Simeons erzählte. Trudeau machte die hCG-Kur und war begeistert. Er entwickelte die ursprüngliche Kur von Dr. Simeons weiter indem er sie um Bestandteile aus anderen natürlichen Kuren ergänzte.

In letzter Zeit berichten endlich auch hierzulande Zeitschriften und Fernsehsendungen über die Möglichkeit mit dem Hormon hCG einfach und sicher abzunehmen. Mit Überschriften wie: »Schlank um jeden Preis? Gezielt Fettpölsterchen abschmelzen und in kürzester Zeit zur Traumfigur kommen« (Cover, Mai 2011) oder: »Spritze der Gesellschaft. Wer jetzt abnehmen will, lässt sich Hormone verabreichen. Mit dieser Methode wurde unser Autor ganze zwölf Kilo los – und 3.400 Euro« (GQ, Mai 2011). Auch die Bunte berichtete bereits 2010 darüber: »Psst, hier wird man dünn! hCG-Abnehmkur ist ein großes Geheimnis in Hollywood. Bunte hat sie getestet.« Und nun kommt endlich dieses Buch und damit die Gelegenheit für jede(n) Abnehmwillige(n), es selbst zu testen – einfach und günstig bei sich daheim! Was dabei wichtig ist, wie es geht und wie Sie das Abnehmprogramm ganz konkret bei sich zu Hause umsetzen, alle Informationen dazu finden Sie kompakt zusammengestellt in diesem Buch!

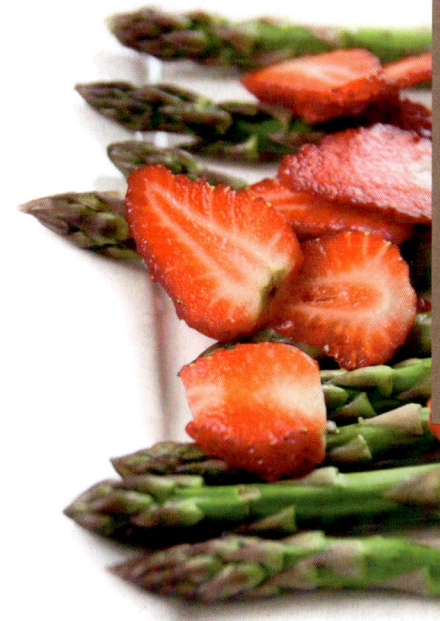

Wie funktioniert die hCG-Diät?

Vor über 60 Jahren entwickelte der britische Arzt Dr. A.T. Simeons ein sensationelles Abnehmprogramm. In 16-jähriger Forschungsarbeit hatte Simeons herausgefunden, dass der Schlüssel zur Fettleibigkeit im Zwischenhirn liegt, in einer Hirnregion, in der sich Thalamus und Hypothalamus befinden. Dr. Simeons' größte Entdeckung war es, dass Übergewicht durch eine Art »Fehlfunktion« im Gehirn mit verursacht wird.

Könnte es sein, dass das Problem der epidemieartig wachsenden Zahl von übergewichtigen Menschen auf eine Fehlfunktion des Hypothalamus zurückzuführen ist? Eine Entdeckung, die die bisherigen Lehrmeinungen über Fettleibigkeit revolutioniert hat.

Der Hypothalamus sorgt für die Kommunikation zwischen den einzelnen Hormonen und dem zentralen Nervensystem. Er steuert über den Stoffwechsel, wie viel Fett im Körper gespeichert wird. Im Hypothalamus befinden sich darüber hinaus die Schaltkreise für die Steuerung der Emotionen und Triebe sowie unser ›Sättigungszentrum‹, welches den Appetit steuert und die Menge der Nahrungsaufnahme regelt.

Simeons identifizierte die hormonähnliche Substanz hCG, die im Stoffwechselprozess eine wichtige Rolle spielt. hCG ist die Abkürzung für ›humanes Choriongonadotropin‹. Es ist ein Botenstoff, der im Körper jeder Frau und jedes Mannes vorkommt. Frauen produzieren in der Schwangerschaft besonders viel dieser hormonähnlichen Substanz, um die gesunde Entwicklung des ungeborenen Lebens zu fördern. Begleitend zu einer Diät eingesetzt, wirkt hCG auf der Ebene der Hypophyse und des Hypothalamus auf die hormonellen Regelkreise. hCG beeinflusst den Stoffwechsel, sodass der Körper mit Fettspeichern anders umgeht. Besonders die ›Problemzonen‹ Bauch, Oberschenkel und Hüfte werden angeregt, ihr Fett freizusetzen. Fett, an das mit üblichen Diäten oder auch intensivem Sport nur sehr schwer heranzukommen ist. Diese Zusammenhänge hat Dr. Simeons entdeckt und daraus ein Diät-Programm entwickelt. Er musste das Hormon noch täglich als Spritze verabreichen. Das ist sicher nicht jedermanns Sache. Jetzt steht mit speziell aufbereiteten Tropfen eine günstige und einfache Alternative zur Spritzenkur zur Verfügung.

Einige Zeit gab es niedrig potenzierte homöopathische Tropfen oder Globuli (beginnend mit einer D4-Potenz), die noch minimale Dosen der Substanz enthielten. Wegen der Gefahr von unerwünschten Nebenwirkungen (Arzneimittelprüfung) warne ich davor, höhere Potenzen, wie z.B. C30 für die Diät zu verwenden. Um uns die positive Wirkung beim Abnehmen zunutze zu machen, ist aber die ›bloße Information‹ von hCG völlig ausreichend. Deshalb wurden inzwischen auch völlig hormonfreie Tropfen entwickelt, die in energetisierenden Verfahren hergestellt werden.

Wie sinnvoll sind Nahrungsergänzungen?

Unterstützend zu den Tropfen sollten zusätzlich Vitalstoffe eingenommen werden, die wichtige Vitamine, Mineralien und Spurenelemente enthalten. Ich empfehle Ihnen, alle Nahrungsergänzungsmittel und Vitamine in natürlicher Form einzunehmen und darauf zu achten, nur qualitativ hochwertige Vitaminpräparate zu verwenden. Diese können die Diät positiv unterstützen. Als kraftvolles Antioxidans kann beispielsweise OPC, auch bekannt als Traubenkernextrakt, verwendet werden. Für die Entgiftung eignen sich zudem Substanzen wie Chlorella, Spirulina oder MSM (organischer Schwefel).

Unterstützend zu den Tropfen sollten zusätzlich Vitalstoffpräparate eingenommen werden, die wichtige Vitamine, Mineralien und Spurenelemente enthalten. Ich empfehle Ihnen, alle Nahrungsergänzungsmittel und Vitamine in natürlicher Form einzunehmen und darauf zu achten, nur qualitativ hochwertige Vitaminpräparate zu verwenden. Diese können die Diät positiv unterstützen. Als kraftvolles Antioxidans kann beispielsweise OPC, auch bekannt als Traubenkernextrakt, verwendet werden. Für die Entgiftung eignen sich zudem Substanzen wie Chlorella, Spirulina oder MSM (organischer Schwefel).

Schluss mit dem Jo-Jo-Effekt!

Der Jo-Jo-Effekt macht unzähligen Übergewichtigen das Leben schwer. Dieser Effekt greift auf einen Körpermechanismus zurück, der in der Steinzeit unseren Vorfahren das Überleben sicherte.

Damals fanden die Menschen nur selten Nahrung. Das erlegte Wild konnte schwer konserviert werden und musste daher schnell verzehrt werden. Für kurze Zeit stand also Nahrung im Überfluss zur Verfügung, gefolgt von längeren Hungerperioden.

Unser Körper hat daraus gelernt. Er hat also immer noch ein »Steinzeitgedächtnis« und erkennt eine Hungerphase (heute in Form einer Diät). Während einer solchen Diätphase regelt er den Stoffwechsel herunter, um möglichst wenig Fett abzubauen. Wird nach der Diät wieder normal gegessen, reagiert der Körper erneut und speichert jetzt möglichst viele Kalorien, um für die nächste Hungerphase gewappnet zu sein.

Dieses Steinzeitgedächtnis unseres Körpers ist der Grund dafür, weshalb viele Menschen nach einer Diät sofort wieder zunehmen und dann zum Teil sogar mehr Gewicht haben als vor der Diät.

Obwohl sich die Zeiten geändert haben und wir die Nahrungsnotzeiten zum Glück nicht mehr erleben, gibt es in uns leider immer noch dieses jahrtausendalte Programm, das es uns schwer macht, an die überflüssigen Fettpolster heranzukommen. Mit hCG in Verbindung mit einer Niedrigkaloriendiät gelingt nun genau dies. In der Diät wird hartnäckig gespeichertes Körperfett freigesetzt und steht dem Körper in Form von Kalorien und Nährstoffen zur Verfügung. Bei diesem Fett handelt es sich um das sogenannte ›Notstandsfett‹, also Fett, dass der Körper mit seinem Steinzeitgedächtnis für eine eventuell eintretende Hungersnot gerne speichern würde.

hCG überlistet in gewisser Weise den Körper, indem es auf Regionen im Gehirn einwirkt, die für den Stoffwechsel, die Fettverbrennung und das Sättigungsgefühl zuständig sind.

hCG lässt die Fettreserven wegschmelzen, die sich jeder anderen Diät so hartnäckig verweigern. Es hilft, die überflüssigen Pfunde an den Problemzonen loszuwerden. Mit dieser Diät können Sie in drei Wochen bis zu rund 10% Ihres Körpergewichts verlieren (Frauen ca. 8 –10%, Männer 10 –12%). Selbstverständlich können auch Männer die Diät machen. Sie ist sowohl für Frauen als auch für Männer geeignet.

Anleitung zur hCG-Diät

Die hCG-Diät dauert normalerweise drei Wochen (21 Tage).
Sie kann aber auch bis zu sechs Wochen und länger gemacht werden.
Die beiden Tage vor Diätbeginn gelten als Vorbereitungsphase. In den
drei Wochen nach der Diät, der sogenannten Stabilisierungsphase,
geht es darum, das Gewicht gut im Blick zu behalten und den Abnehm-
erfolg zu stabilisieren.

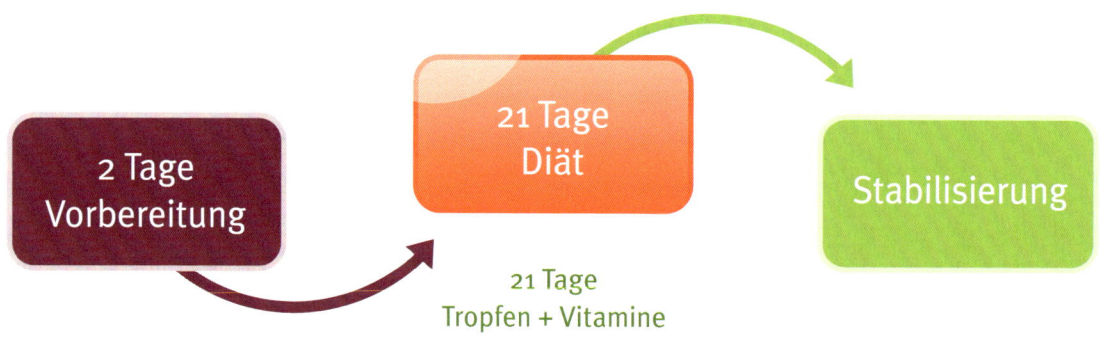

Abbildung Die drei Phasen des hCG-Abnehmprogrammes

Kern der hCG-Diät ist ein speziell entwickelter Ernährungsplan mit geringem Kalorienanteil von 500 Kalorien pro Tag. Der Rest des täglichen Kalorienbedarfs von insgesamt rund 1.500 bis 2.000 Kalorien nimmt sich der Körper aus den Fettreserven. Während der Diät verzichtet man auf Zucker, Alkohol und weitgehend auf Fett und Kohlenhydrate. In diesem Buch finden Sie Listen mit geeigneten Lebensmitteln für die Diätphase. Begleitend zur Diät werden die Tropfen eingenommen.

In der Diät-Phase können Sie 8–12% Ihres Körpergewichts abnehmen (Frauen etwas weniger, Männer etwas mehr). Gewichtsreduktionen von 7–10 Kilo in drei Wochen sind möglich! Verlängern Sie die Diätphase auf insgesamt sechs Wochen, können Sie bis zu 18 Kilo Gewicht verlieren.

Die Diät kann, solange Sie sich gut fühlen, auch länger als 6 Wochen gemacht werden. Oder man macht nach 6 Wochen erst einmal eine Pause von mehreren Wochen und startet dann erneut mit der Diät.

Ohne die Tropfen würden Sie die 500-Kalorien-Diät wahrscheinlich nicht durchhalten. Sie würden zwar abnehmen, hätten aber ständig Hunger, wären müde, schwach und schlecht gelaunt.

Die Vorbereitungstage

Unmittelbar vor Beginn der Diät liegt die zweitägige Vorbereitungsphase, die sogenannten Schlemmertage. Auch wenn es paradox klingt,
an diesen beiden Tagen geht es nur um eines: Viel zu essen, um den
Stoffwechsel richtig anzukurbeln.

Unmittelbar vor Beginn der Diät liegt die zweitägige Vorbereitungsphase, die sogenannten Schlemmertage. Auch wenn es paradox klingt, an diesen beiden Tagen geht es nur um eines: Viel zu essen, um den Stoffwechsel richtig anzukurbeln.

Essen Sie an den beiden Vorbereitungstagen möglichst fettreiche Lebensmittel, die vor allem gute und gesunde Fette enthalten, wie Olivenöl, Nüsse, Avocados oder Lachs. Sie sollen an diesen Tagen möglichst viel Energie aufnehmen. Die eingenommenen Kalorien sind wichtig, um den Stoffwechsel anzukurbeln und um in der ersten Woche eventuell aufkommendes Hungergefühl zu reduzieren. Machen Sie sich keine Sorgen, wenn Sie in den ersten beiden Tagen ein oder zwei Kilo zunehmen. Sie werden sie innerhalb kürzester Zeit wieder los.

An Tag 1 beginnen sie mit der täglichen Einnahme der Tropfen und einem geeigneten Vitaminpräparat zur Versorgung mit lebensnotwendigen Vitaminen, Spurenelementen und Mineralien. Nehmen Sie die Tropfen und die Vitamine die nächsten 21 Tage täglich ein.
Stellen Sie sich am Morgen des ersten Tages auf die Waage und notieren Sie Ihr aktuelles Gewicht. Wiegen Sie sich ab jetzt an jeden Morgen nach dem Aufstehen und schreiben Sie Ihre Abnehmerfolge auf.

Messen und notieren Sie mit einem Maßband einmal pro Woche Ihre Körpermaße (Hüfte, Taille, etc.).

Sie sollten sich während der Diät immer zur gleichen Zeit wiegen (z.B. nach dem Aufstehen und dem Gang zur Toilette, am Besten unbekleidet oder in ähnlicher Kleidung z.B. T-Shirt). Verwenden Sie eine moderne Waage. Die meisten elektronischen Waagen haben eine Genauigkeit von 0,1 kg.

Vielleicht möchten Sie Ihre Ausgangssituation auf einem Foto festhalten; am Besten in Badekleidung von vorne und von der Seite aufgenommen.

Sie sollen an diesen Tagen möglichst viel Energie aufnehmen. Die eingenommenen Kalorien sind wichtig, um den Stoffwechsel anzukurbeln

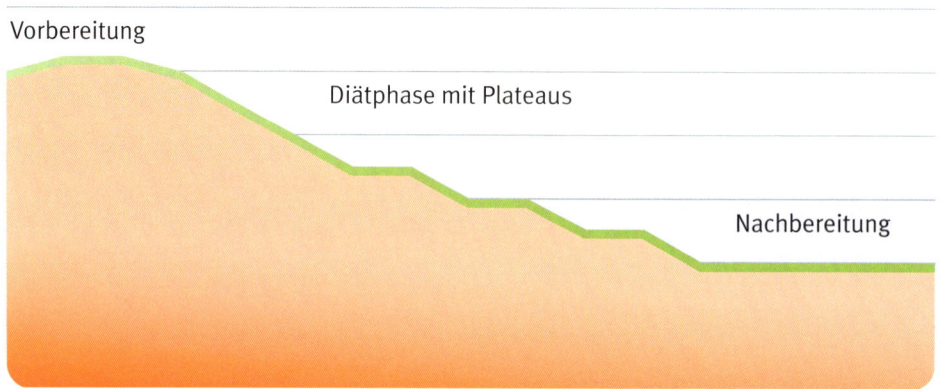

Vorbereitung

Diätphase mit Plateaus

Nachbereitung

Abbildung Beispiel einer Gewichtsentwicklung beim hCG-Abnehmprogramm

Protokollieren Sie Ihren Erfolg – Gewicht und Körpermaße

Planen Sie ab dem ersten Vorbereitungstag morgens nun immer ein, dass Sie sich wiegen und manchmal auch messen müssen.

Wiegen Sie sich in etwa immer zur selben Zeit (z. B. nach dem Aufstehen) entweder unbekleidet oder tragen Sie immer vergleichbare Kleidung (z. B. ein T-Shirt), wenn Sie auf die Waage steigen. Gut wäre es, wenn Sie bereits Ihren ersten Toilettengang vor dem Wiegen hinter sich haben, denn Sie wollen ja möglichst leicht sein! Notieren Sie täglich Ihr aktuelles Gewicht.

Tipp:
Benutzen Sie am besten eine digitale Waage, die mit einer Genauigkeit von 0,1 kg anzeigen kann. Messen Sie außerdem einmal pro Woche mit einem flexiblen Maßband Ihre Körpermaße (Hüfte, Taille, etc.) und notieren Sie die Werte.

ANREGUNGEN FÜR DIE »SCHLEMMERTAGE«

☐ Nüsse und Samen und Produkte daraus, z. B. Walnüsse, Haselnüsse, Mandeln, Macadamia-Nüsse, Paranüsse, Cashewnüsse, Erdnüsse (pur), Pinien-Kerne, Pecannüsse, Leinsamen, Kürbiskerne, Sonnenblumenkerne, Kokosraspeln, Erdnussbutter, Sesammus, Nuss-Nougat-Creme usw.

☐ Avocados, Oliven, Olivenöl und auch andere Pflanzenöle sowie Produkte aus diesen Ölen, wie z. B. Pesto

☐ Lachs, Makrele, Thunfisch, Forelle

Die Einnahme der Tropfen

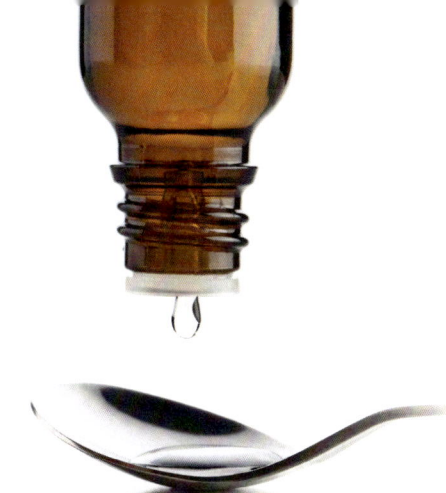

Nehmen Sie 30 Tropfen über den Tag verteilt ab dem ersten Vorbereitungstag bis zum 19. Tag der Diät ein. Bei einer 6-wöchigen Kur entsprechend länger (bis 2 Tage vor Ende der Diät).

Die Dosierung

Ideal ist eine Dosierung von

3 x täglich 10 Tropfen
(morgens, mittags, abends) oder

6 x am Tag je 5 Tropfen.

Es kann allerdings sein, dass sich diese Empfehlung für Ihren Tagesablauf als unpraktisch erweist. Dann können Sie auf folgende Dosierungsmöglichkeiten ausweichen:

2 x 10 Tropfen (morgens, mittags) und
2 x 5 Tropfen (nachmittags, abends).

Wie Sie diese Tropfen über den Tag verteilen, können Sie Ihrem Alltag anpassen. Probieren Sie aus, wie es am besten zu Ihrem Tagesrhythmus und Ihrem Empfinden passt. Nicht empfehlenswert ist es, die Tropfen in nur einer oder zwei Portionen am Tag einzunehmen.

Wichtige Hinweise zur Einnahme der Tropfen

Träufeln Sie die Tropfen aus der Pipette in einen Plastiklöffel oder direkt auf Ihre Zunge. Behalten Sie die Tropfen für etwa eine Minute im Mund, am besten unter Ihrer Zunge, bevor Sie sie herunterschlucken.

Nehmen Sie die Tropfen entweder 15 Minuten bevor oder 15 Minuten nachdem Sie etwas gegessen haben ein. Dann können die Kapillaren unter Ihrer Zunge das Mittel besonders gut aufnehmen. 30 Minuten vor und nach dem Zähneputzen sollten Sie keine Tropfen einnehmen.

Die Diätphase

21 Tagen ist das Herzstück der hCG-Diät. Sie schließt sich unmittelbar an die beiden Vorbereitungstage an. Die Diät hat einfache Regeln:

- 500–800 Kalorien pro Tag
- kein Fett
- kein Zucker
- kaum Kohlenhydrate
- kein Alkohol

Wenn Sie die Diät um einen Tag unterbrechen müssen oder ›sündigen‹, kann dies einen Rückschlag beeuten. Kehren Sie so schnell wie möglich zum Diät-Plan zurück.

Machen Sie nach zwei unmittelbar aufeinander folgenden Diätphasen eine Pause, bevor Sie eine dritte beginnen. Sollten Sie Ihr Wunschgewicht schon vor Ende der ersten Diätphase erreicht haben, setzen Sie die Diät fort, erhöhen aber die tägliche Kalorienzahl. Die Körperzellen benötigen die 21 Tage, um das neue ›Programm‹ zu integrieren.

Wahl der geeigneten Lebensmittel

Verwenden Sie ausschließlich die Lebensmittel, die für die Diät geeignet sind. Alle Lebensmittel, die nicht ausdrücklich empfohlen sind, sind ungeeignet!

Benutzen Sie eine Küchenwaage, um die Mengen abzuwiegen. Wiegen Sie alle Lebensmittel in frischem Zustand. Essen Sie kein Fett (z.B. Butter, Öl, Olivenöl, Margarine, Milch, etc.). Bereiten Sie alle Mahlzeiten fettfrei zu (z.B. Grillen, Braten in der Teflonpfanne, Garen im Römertopf oder in Alufolie).

Die Liste der geeigneten und ungeeigneten Lebensmittel basiert auf den Angaben der Originaldiät von Dr. Simeons. Sie sind viele Jahre von Dr. Simeons getestet und für die Diät als geeignet befunden worden. Da er die Diätanweisung aber bereits in den 50er Jahren des vergangenen Jahrhunderts entwickelte, waren ihm viele moderne Lebensmittel (z.B. fettarmer Hüttenkäse) und die Erkenntnisse der modernen Ernährungswissenschaft damals noch nicht bekannt.

Verwenden Sie für Ihre Mahlzeiten ausschließlich die Lebensmittel, die für die Diät geeignet sind und die Sie in den Listen finden. Alle Lebensmittel, die nicht ausdrücklich erlaubt sind, sind ungeeignet und können den Erfolg der Diät schmälern. Mit dem heutigen Wissen und dem erweiterten Angebot an Lebensmitteln, kann die ursprüngliche Liste der geeigneten Lebensmittel um einige Nahrungsmittel erweitert werden. Zur besseren Unterscheidung wurden die ›ebenfalls geeigneten Lebensmittel‹ jeweils hinter der Originalliste von Dr. Simeons aufgeführt.

Integrieren Sie immer nur eines der »ebenfalls geeigneten Lebensmittel« und beobachten Sie am nächsten Tag Ihr Gewicht. Nicht alle Menschen reagieren gleich auf bestimmte Nahrungsmittel. Fügen Sie nur die ebenfalls geeigneten Lebensmittel hinzu, mit denen Sie sich gut fühlen und auch weiterhin abnehmen.

Tagesablauf während der Diät

NACH DEM AUFSTEHEN

- Wiegen Sie sich und notieren Sie Ihr Gewicht, **1. Dosis Tropfen**
- Frühstück: Geeignet sind z.B. 1 Apfel oder 1 Orange oder 1/2 Grapefruit
- Trinken Sie ggf. Kaffee oder Tee (ohne Milch und Zucker, ggf. mit erlaubten Süßmitteln und 1 TL fettreduzierter Milch).

MITTAGESSEN

- **2. Dosis Tropfen**
- 100 g Proteine (Fleisch, Fisch oder ein anderes erlaubtes Protein), Salat oder Gemüse

ZWISCHENDURCH

- 1 Obst oder als Snack 1 Scheibe Knäckebrot oder 1 Grissini sind geeignet

ABENDESSEN

(Empfehlung: nicht zu spät, wenn möglich bis 19:00 Uhr)
- **3. Dosis Tropfen**
- 100 g Proteine (Fleisch, Fisch oder ein anderes erlaubtes Protein), Gemüse

Wenn Sie die Diät unterbrechen müssen oder ›sündigen‹, kann dies einen Rückschlag bedeuten. Kehren Sie so schnell wie möglich zum Diät-Plan zurück.

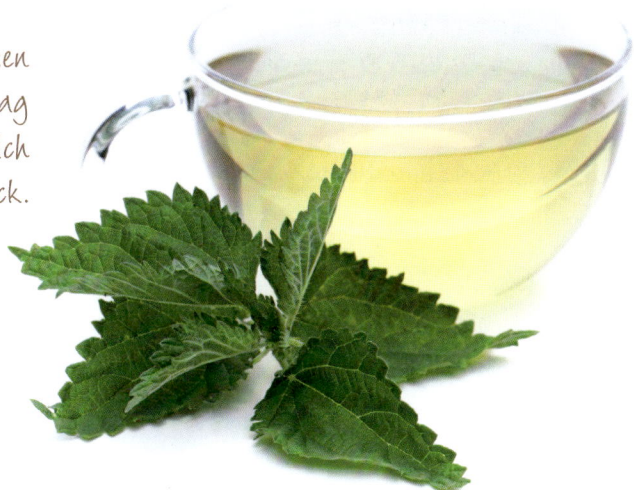

Proteine

Verwenden Sie frisches, mageres Fleisch, Geflügel, Fisch, Tofu oder ab und zu mageren Quark, Hüttenkäse oder Joghurt. Entfernen Sie bei Fleisch alles sichtbare Fett und die Haut.

Essen Sie jeden Tag zu zwei Mahlzeiten Proteine (mittags und abends). Essen Sie je 100 g Proteine (Fleisch/Fisch oder andere Proteine) pro Mahlzeit.

Lassen Sie keine Protein-Mahlzeit aus und reduzieren Sie nicht die Menge. Proteine sind sehr wichtig für den Muskelaufbau. Wenn Sie nicht ausreichend Proteine zu sich nehmen, lagern Sie Wasser ein und verringern dadurch den Gewichtsabbau.

Wenn Sie sich vegan oder vegetarisch ernähren, können Sie das Eiweiß durch ein geeignetes Aminosäuren-Präparat (z.B. Acht Aminos) oder einen natürlichen Proteindrink aus pflanzlichen Proteinen ohne Soja und Molke ersetzen. Bezugsquellen finden Sie im Anhang.

GEEIGNET
laut Originaldiät nach Dr. Simeons

RINDFLEISCH

Filet

mageres Steak

mageres Rindfleisch

Tartar

Roastbeef

Bündnerfleisch

KALBFLEISCH

Filet

Schnitzel

GEFLÜGEL

Hühnerbrust

Putenbrust

Putenschnitzel

FISCH

weißer, fettarmer Fisch

Kabeljau

Heilbutt

Seezunge

Dorade

Hecht

Zander

MEERESFRÜCHTE

Scampi, Garnelen, Krabben

Miesmuscheln

Venusmuscheln

Austern

Tintenfischringe

Ebenfalls geeignet	UNGEEIGNET
SCHWEIN	**SCHWEINEFLEISCH**
Filet	Schinken
mageres Schweineschnitzel	Wurst
EIER	**GEFLÜGEL**
als Omelette mit zwei Eiweiß und einem Eigelb	Gans
FETTARME MILCHPRODUKTE	Ente
Hüttenkäse, mager	**LAMM**
Frischkäse, mager	**FETTREICHER FISCH**
Quark, mager	Hering
Joghurt, mager	Lachs
TOFU	Aal
Lopino *(Lupinen-Tofu)*	Makrele
FISCH	Thunfisch in Öl
Thunfisch, frisch oder in Lake *(nicht in Öl)*	geräucherter *oder* in Öl eingelegter Fisch
Seeteufel	**NICHT FETTREDUZIERTE MILCHPRODUKTE**
MEERESFRÜCHTE	Sahne
Jakobsmuscheln	Käse

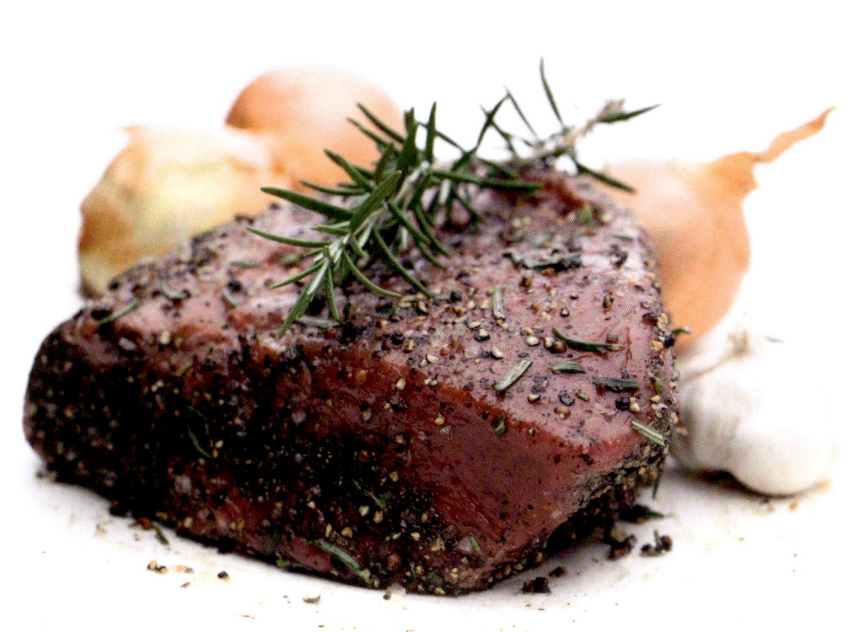

Gemüse + Salat

Verwenden Sie frischen Salat und Ge-müse, wenn möglich aus biologischem Anbau. Tiefgefrorenes Gemüse ist er-laubt, Dosengemüse ist ungeeignet.

Die empfohlene Menge ist ca. 100 g (Frischware) pro Mahlzeit. Bei Gemüse sind die Regeln allerdings nicht so streng. Sie können auch mehr Gemüse pro Mahlzeit essen, sollten dann allerdings darauf ach-ten, dass Sie die Gesamtkalorienzahl von 500–800 kcal pro Tag nicht überschreiten.

Essen Sie mittags vorzugsweise Salat und am Abend eher Gemüse zu Ihren Proteinen. Abends ist Salat schwerer verdaulich.

GEEIGNET laut Originaldiät nach Dr. Simeons	
SALAT	
X	Kopfsalat
X	Eisbergsalat
	Rucola
GEMÜSE	
	Chicorée
X	Chinakohl
	Fenchel
X	Frühlingszwiebeln
	Mangold
X	Paprikaschoten
X	Salatgurke
	Spargel *(weiß oder grün)*
X	Spinat
	Stangensellerie
X	Tomaten
X	Weißkohl
X	Rotkohl
X	Zwiebeln

Ebenfalls geeignet	UNGEEIGNET
GEMÜSE	**GEMÜSE**
X Rosenkohl	Avocado
Grünkohl	Kartoffeln
X Wirsing	Mais
X Kohlrabi	Karotten
X Zucchini	Kürbis
Aubergine	**HÜLSENFRÜCHTE**
Knollensellerie	Erbsen
Petersilienwurzel	Linsen
Pak Choi	weiße Bohnen
Grüne Bohnen	
Mungosprossen	
Radieschen	
Rote Beete	
Meerrettich	
PILZE	
X Champignons	
Shitake	
Austernpilze	

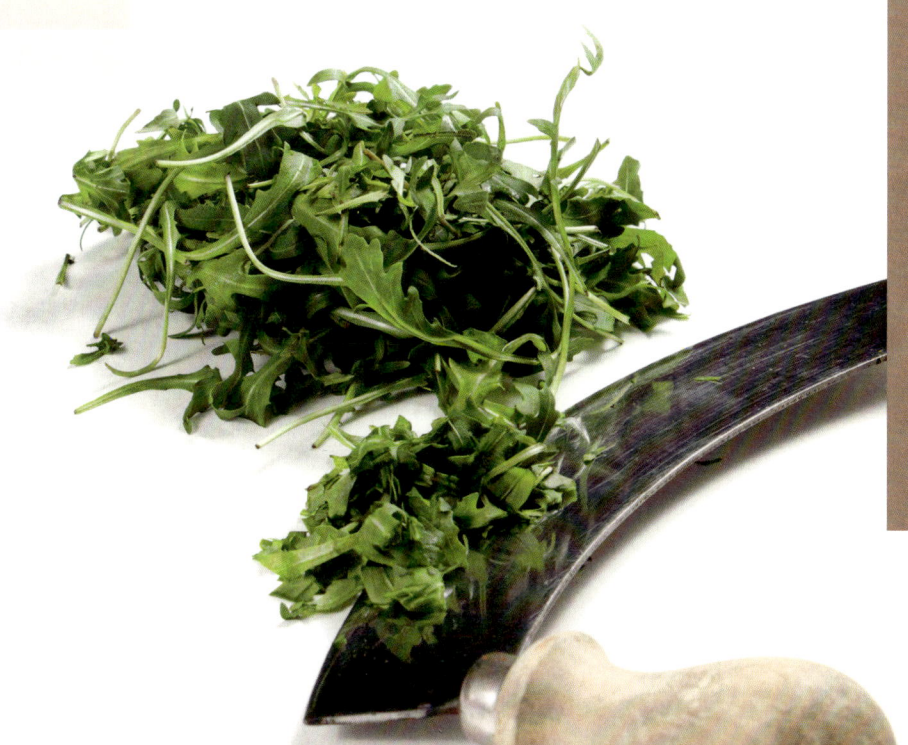

Obst

Verwenden Sie frisches Obst, wenn möglich aus biologischem Anbau; Dosenfrüchte sind ungeeignet. Essen Sie Obst tagsüber, nicht abends und nicht nach dem Abendessen.

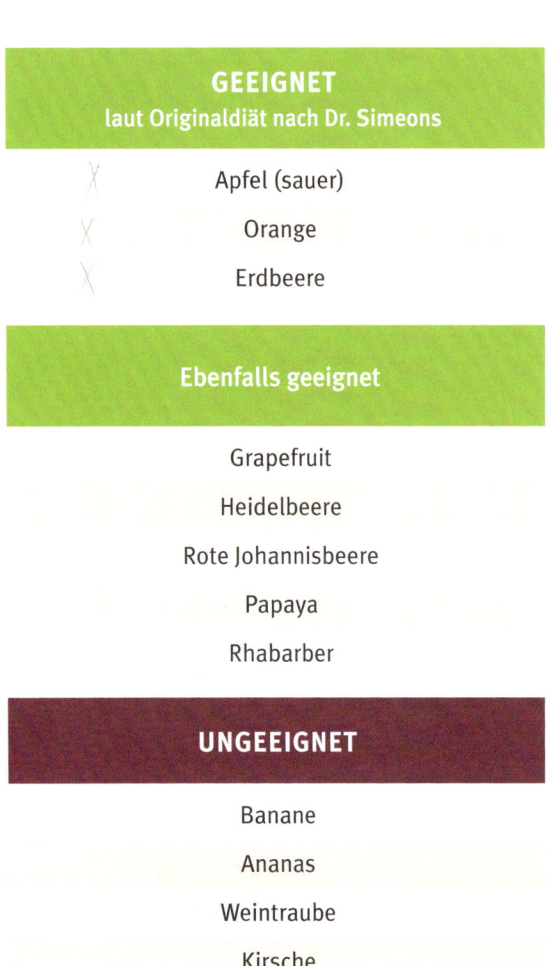

GEEIGNET
laut Originaldiät nach Dr. Simeons

Apfel (sauer)

Orange

Erdbeere

Ebenfalls geeignet

Grapefruit

Heidelbeere

Rote Johannisbeere

Papaya

Rhabarber

UNGEEIGNET

Banane

Ananas

Weintraube

Kirsche

Pfirsich

Aprikose

Birne

Getränke

Trinken Sie ausreichend Flüssigkeit (mindestens 2 Liter/Tag).

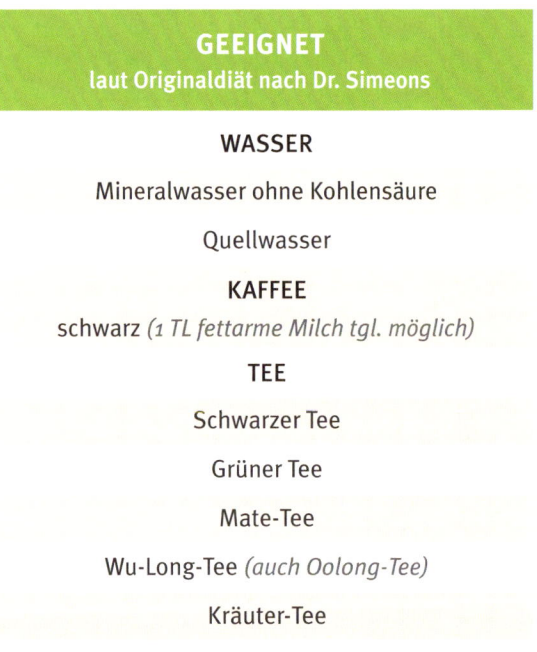

GEEIGNET
laut Originaldiät nach Dr. Simeons

WASSER

Mineralwasser ohne Kohlensäure

Quellwasser

KAFFEE

schwarz *(1 TL fettarme Milch tgl. möglich)*

TEE

Schwarzer Tee

Grüner Tee

Mate-Tee

Wu-Long-Tee *(auch Oolong-Tee)*

Kräuter-Tee

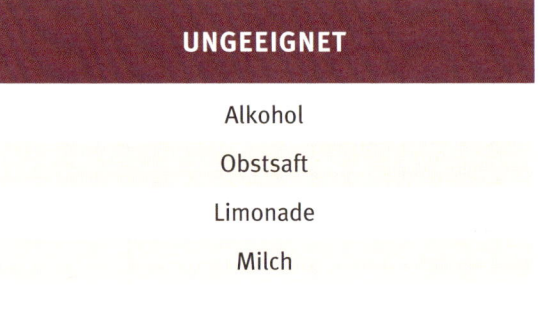

UNGEEIGNET

Alkohol

Obstsaft

Limonade

Milch

Gewürze

Würzen Sie möglichst mit frischen Kräutern. Wenn Sie gerne scharf essen, umso besser. Scharfes Essen regt den Stoffwechsel an.

GEEIGNET
laut Originaldiät nach Dr. Simeons

Apfelessig

Balsamico-Essig (zuckerfrei)

Cayennepfeffer

Curry

Dijon-Senf (zuckerfrei)

Erythritol (zuckerähnlich, ohne Kalorien)

Garam Masala (indische Gewürzmischung)

Gelbwurzel (Kurkuma)

Gemüsebrühe (fettfrei, hefefrei)

Grüne Kräuter (frisch und getrocknet)

Ingwer

Kreuzkümmel (Cumin)

Limettensaft

Meerrettich (frisch oder zuckerfrei aus dem Glas)

Paprikapulver

Pfeffer (schwarz und weiß)

Safran

Salz (Meersalz oder Himalaya-Salz)

Sambal Oelek (zuckerfrei)

Sojasoße

Stevia

Tabasco

Tomatenmark (zuckerfrei)

Wasabi (japanischer grüner Meerettich)

Zimt

Zitronenpfeffer

Zitronensaft

UNGEEIGNET

Glutamat

Geschmacksverstärker

fertige Würzsoßen (z.B. Maggi)

fertige Gewürzmischungen mit Zucker, Hefe, Fett

Aspartam (kommt in Süßstoffen vor)

Zucker

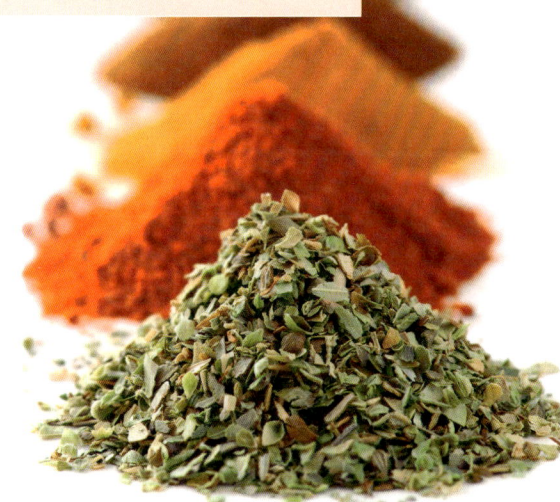

Die 13 häufigsten Stolpersteine

... auf dem Weg zum Diäterfolg und wie Sie sie vermeiden können:

1

Die beiden Schlemmertage der Vorbereitungsphase werden nicht ernst genommen.
Daher ist die Energieladung beim Start zu gering. Die Folge können Hungergefühle und Schwäche
in den ersten Diättagen sein.
Halten Sie sich daran und essen Sie an den beiden Vorbereitungstagen gut und viel!

2

Der Zeitabstand zwischen den einzelnen hCG-Tropfeneinnahmen ist zu groß.
Bei manchen Menschen kann es hilfreich sein, die tägliche Dosis auf sechs, statt auf drei Einnahmen
zu verteilen. Dadurch lassen sich eventuell auftretende Hungergefühle besser in den Griff bekommen.
Finden Sie den für Sie passenden Einnahme-Rhythmus!

3

Die Mahlzeiten werden über den Tag unregelmäßig verteilt oder ganz ausgelassen. Wenn der Abstand
zwischen den Mahlzeiten zu groß wird, fällt der Blutzuckerspiel zu stark ab. Hunger ist die Folge.
Essen Sie regelmäßig!

4

Es wird auf Proteine verzichtet oder immer dasselbe Protein (z.B. nur Shrimps) gegessen.
Die ausreichende, abwechslungsreiche und regelmäßige Einnahme von ausreichend Proteinen ist wichtig
für den Diäterfolg.
Stellen Sie Ihre Mahlzeiten mit immer wieder anderen Proteinquellen zusammen (siehe Diätfahrplan)!

5

Es wird zu wenig getrunken. Ist die tägliche Flüssigkeitsmenge zu klein, kann der Körper zum Beispiel
nicht ausreichend entschlacken. Unnötige Kopfschmerzen können die Folge sein.
Trinken Sie mindestens 1,5 Liter Wasser und/oder Tee am Tag!

6

Zu viel anstrengender Sport oder starke körperliche Arbeit stellen eine Überbelastung des Körpers dar.
Treiben Sie während der Diät nur moderat Sport und vermeiden Sie große Anstrengungen.
Wählen Sie für Ihre Diät einen geeigneten Zeitpunkt!

7

Die für die hCG-Kur empfohlene Ergänzung mit Vitaminen (keine fettlöslichen),
Mineralien und Spurenelementen wird nicht oder nur unregelmäßig eingenommen.
Nehmen Sie täglich ein geeignetes Multivitamin-Präparat ein!

8

›Kleine Sünden‹ werden verharmlost. Es werden zum Beispiel Lebensmittel oder Vitamindrinks mit Zucker,
Fetten oder falschen Nahrungsmitteln zu sich genommen.
Lesen Sie die Inhaltsangaben auf den Packungen genau und nehmen Sie
nur erlaubte Nahrungsmittel zu sich!

9

Es werden fetthaltige Kosmetika verwendet, wie Cremes oder Körperlotionen.
Bevorzugen Sie Feuchtigkeitspflege ohne Fett.

10

Zu viel Salz
Durch zu viel Salz und zu wenig Proteine kann es zu Wassereinlagerungen kommen.
Dies kann ein Grund für eine Gewichtsstagnation sein.

11

Die 3 wöchige Diätphase wird vorzeitig abgebrochen. Beendet man die Diät und die Einnahme
der hCG-Tropfen vorzeitig, findet keine Neuprogrammierung des Hypothalamus statt.
Die Gefahr des JoJo-Effekts ist dann besonders groß.
Ihre Körperzellen brauchen die drei Wochen, um das neue Programm zu lernen
und den Erfolg langfristig zu sichern.

12

Nach der Diät kehrt man zu alten Essgewohnheiten zurück. Statt in der Stabilisierungsphase einzelne
Nahrungsmittel langsam wieder zu integrieren, ist der Übergang zu schnell und abrupt.
Nehmen Sie die dreiwöchige Stabilisierungsphase ernst und erweitern Sie
Ihren Speiseplan langsam, um Ihren Diäterfolg dauerhaft zu festigen!

13

Ihr Gewicht will partout nicht unter eine bestimmte Grenze fallen.
Wenn Sie an eine Gewichtsgrenze kommen, unter die Sie noch nie oder vor sehr langer Zeit waren,
kann es sein, dass Ihr Körper sich an diese Schwelle erinnert und es Ihm schwerfällt, unter diese Marke
zu kommen. Diese Phase kann sehr hartnäckig sein und mehrere Tage und sogar länger andauern.
Auch psychische Erlebnisse oder Traumata können mitverantwortlich sein,
warum die Gewichtsabnahme stagniert. Der Hypothalamus speichert diese Ereignisse und stellt
Zusammenhänge her, die mit einer Gewichtsstagnation einhergehen, auch wenn Sie sich nicht mehr
daran erinnern können. Verlieren Sie nicht die Geduld und bleiben Sie dran.

Tipps für die Diätphase

Einige Menschen haben vor allem während der ersten Woche der Diät etwas Hunger. Ein Grund hierfür kann u.a. sein, dass die Vorbereitungstage nicht konsequent durchgeführt wurden. Es ist deshalb wichtig, die beiden ›Schlemmertage‹ ernst zu nehmen.

Machen Sie sich den Unterschied zwischen Hunger und dem Gefühl eines leeren Magens bewusst. Durch die Niedrig-Kalorien-Diät ist die Menge an Nahrungsmitteln, die Sie täglich zu sich nehmen, gering. Ihr Magen wird also nicht vollständig gefüllt sein.

Wenn Sie trotzdem Hunger spüren, verteilen Sie die Tropfeneinnahme öfters am Tage (6 x 5 Tropfen statt 3 x 10) und trinken Sie ab und zu eine Tasse heißen Tee. Besonders geeignet sind Wulong- und Mate-Tee.

Sorgen Sie für ausreichend Bewegung und frische Luft. Joggen, Yoga oder Gymnastik sind sehr gut. Vermeiden Sie hingegen sehr anstrengende Sportarten.

Vermeiden Sie, neben den ungeeigneten Lebensmitteln, auch alles andere, was Fette und Zucker enthalten könnte (z.B. Kaugummi, Hustensaft, Halstabletten). Lesen Sie die Packungsbeilagen mit den Inhaltsstoffen genau durch. Nehmen Sie keine zusätzlichen Appetitzügler zu sich.

Legen Sie während der Diätphase eventuell einen »Apfeltag« ein, insbesondere, wenn Sie einige Tage hintereinander nicht mehr abnehmen. Essen Sie an diesem Tag nichts anderes als sechs Äpfel.

Vermeiden Sie fett- oder ölhaltige Pflegemittel, Sonnenschutzcremes und fettige Kosmetika. Verwenden Sie Feuchtigkeitspflege ohne Fett, z.B. Aloe Vera Gel, Sonnenpflege ohne Fett. Lippenstift, Wimperntusche und Make-Up-Puder sind geeignet.

Nehmen Sie 1–2 x wöchentlich ein Basenbad, um die Entgiftung über die Haut zu fördern. Basenbäder sind eine sehr effektive Methode, Säureschlacken und Gifte direkt über die Haut auszuscheiden.

Gehen Sie regelmäßig in die Sauna. Das entschlackt den Körper zusätzlich und regt den Stoffwechsel an.

Es sind derzeit keine Hinweise oder Berichte auf Wechselwirkungen zwischen den Tropfen und Medikamenten bekannt. Sollten Sie während der Diät Beschwerden haben, die länger als drei Tag andauern, beraten Sie sich mit Ihrem Arzt.

Die Einnahme der Pille zur Empfängnisverhütung ist während der Diät möglich. Fangen Sie mit der Diät erst nach der monatlichen Periode an.

Es sind derzeit keine Hinweise oder Berichte auf Wechselwirkungen zwischen den Tropfen und Medikamenten bekannt. Die Diät kann aber bei einigen Menschen u.a. körperliche Nebenwirkungen haben, da sich die Essgewohnheiten erheblich ändern.

Die Diät kann bei einigen Menschen u.a. körperliche Nebenwirkungen haben, da sich die Essgewohnheiten erheblich ändern.

■ Kopfschmerzen: Vor allem während der ersten Woche. Wenn Sie Kopfschmerzen bekommen, trinken Sie mehr oder machen einen Spaziergang an der frischen Luft.

■ Leichte Schwindelgefühle: Sie verschwinden in der Regel nach der ersten Woche. Meiden Sie größere Anstrengungen, seien sie körperlicher oder psychischer Natur.

■ Leichte Muskelschmerzen, die sich wie Muskelkater anfühlen. Das Dahinschmelzen des überschüssigen Fettes macht die Muskel zu lang, sie müssen sich erst an die neue Situation anpassen. Bewegen Sie sich und treiben Sie leichten Sport, dann vergeht dieses Gefühl sehr schnell wieder.

■ Verstopfung: Während einer Niedrigkalorien-Diät ist es völlig normal, dass sich der Stuhlgang verlangsamt. Dies ist noch keine Verstopfung. Stuhlgang alle 3–4 Tage ist während der Diät durchaus normal.

Die positiven Effekte der Diät:

- Der Gewichtsverlust ist schneller als bei jeder anderen Diät.
- Die lästigen, oft hartnäckigen überschüssigen Fettpolster an Bauch, Po, Oberschenkeln und Oberarmen werden abgebaut anstatt Wasser und Muskelmasse.
- Große Hungergefühle bleiben aus.
- Die Leistungsfähigkeit und die gute Laune bleiben erhalten.
- Die Körperkonturen werden gestrafft.
- Die Haut wird zart und geglättet.

Die Stabilisierungsphase

Ziel der drei Wochen nach der Diät ist es, das erreichte Gewicht zu halten und den Stoffwechsel wieder zu normalisieren.

Sie nehmen jetzt keine Topfen mehr ein und erhöhen langsam wieder die aufgenommene Kalorienanzahl pro Tag. Sie sollten weiterhin für eine sinnvolle Nahrungsergänzung sorgen. Am Anfang der Stabilisierungsphase gewöhnen Sie Ihren Körper langsam daran, wieder mehr zu essen. Essen Sie regelmäßig, damit Ihr Blutzuckerspiegel konstant bleibt. Integrieren Sie nach und nach wieder Lebensmittel, die Sie in der Diätphase gemieden haben, und achten Sie darauf, nicht an Gewicht zuzunehmen.

Tipps für die Stabilisierungsphase

Beobachten Sie genau, ob Sie Ihr Gewicht halten können. Dazu wiegen Sie sich weiterhin jeden Morgen. Solange Sie nicht mehr als 1 Kilo zunehmen, ist alles in Ordnung.

Sobald Sie am Morgen merken, dass Sie mehr als 1 Kilo zugenommen haben, sollten Sie sofort reagieren. Dazu gibt es mehrere Möglichkeiten:

Dr. Simeons empfiehlt:

Verzichten Sie an diesem Tag auf Frühstück und Mittagessen. Trinken Sie viel. Essen Sie zum Abendessen nur ein Rindersteak mit einem Apfel oder einer Tomate. Sonst nichts! Es ist sehr wichtig, dass Sie sofort reagieren und nicht erst am nächsten Tag die Mahlzeiten ausfallen lassen. Am nächsten Tag ist es ungemein schwerer, wieder zu Ihrem Gewicht zurückzukehren. Dieser Vorschlag ist nicht jedermanns Sache.

Ich habe noch einen Tipp, der Ihnen zu einer langfristigen Stabilisierung Ihres Gewichts verhelfen kann und darüber hinaus ein wahrer Jungbrunnen ist: die 6:1 Methode.

Diese Methode ist für mich ein gangbarer Weg nach der Diät und eignet sich hervorragend für die Stabilisierungsphase und ganz generell für die Zeit nach der hCG-Diät. Die Idee kommt aus Großbritannien. Forscher aus Manchester haben sie entwickelt, und bekannt geworden ist das ›Intermittent Fasting‹, das sogenannte Intervallfasten, bereits vor einigen Jahren. Das Prinzip ist ganz einfach: 6 Tage die Woche können Sie normal essen, und an einem Tag pro Woche essen Frauen maximal 500, Männer 600 kcal. Man könnte auch sagen, Sie essen 6 Tage eine gesunde Küche, ohne Kalorien zu zählen, und den restlichen Wochentag machen Sie die Diät, allerdings ohne Tropfen.

Da Sie ja bereits bestens mit der Aufnahme von nur 500 kcal täglich vertraut sind, fällt Ihnen diese Form der Ernährung wahrscheinlich nicht schwer. Die Rezepte aus dem Buch helfen Ihnen dabei, auch an diesen Tagen lecker zu essen. Zur Langzeitstabilisierung eignet sich Intervallfasten bestens.

Ursprünglich wurde das Ernährungsmodell für Frauen mit hohem Brustkrebsrisiko entwickelt. Es soll nicht nur die Cholesterinwerte, sondern auch den Blutdruck senken. Ein weiterer positiver Effekt ist, dass durch Kalorieneinschränkung eine Verjüngung der Zellen stattfindet, also Anti-Aging im besten Sinne.

Wenn Sie noch etwas weiter abnehmen möchten, können Sie die 5:2-Methode anwenden – fünf Tage lang ganz normal essen und 2 Tage lang 500 bzw. 600 kcal.

Es ist absolut nicht sinnvoll, in der Stabilisierungsphase die Diät fortzusetzen!

Denken Sie daran, dass das Ziel dieser Phase ist, Ihren Stoffwechsel zu stabilisieren.

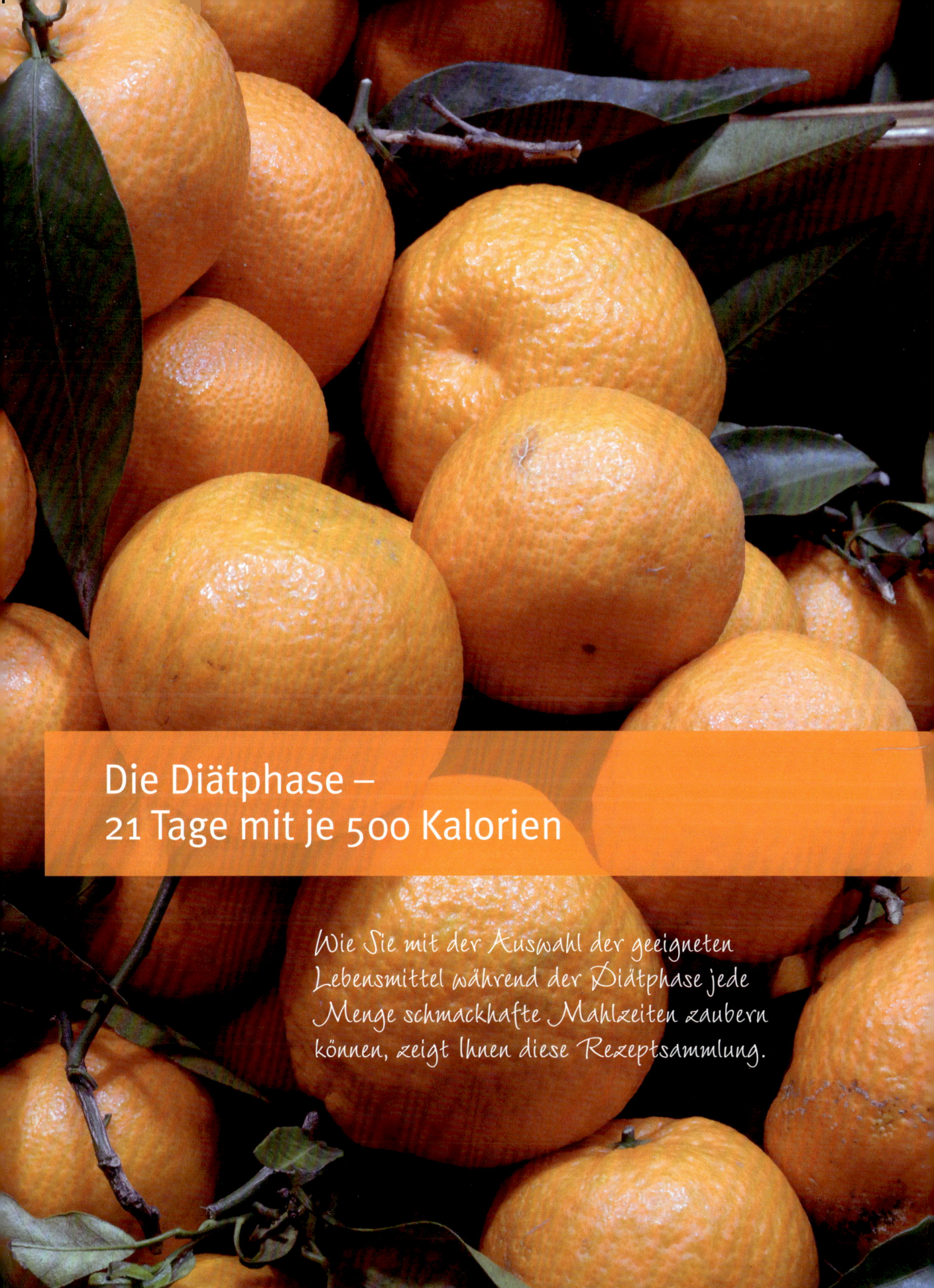

Die Diätphase –
21 Tage mit je 500 Kalorien

*Wie Sie mit der Auswahl der geeigneten
Lebensmittel während der Diätphase jede
Menge schmackhafte Mahlzeiten zaubern
können, zeigt Ihnen diese Rezeptsammlung.*

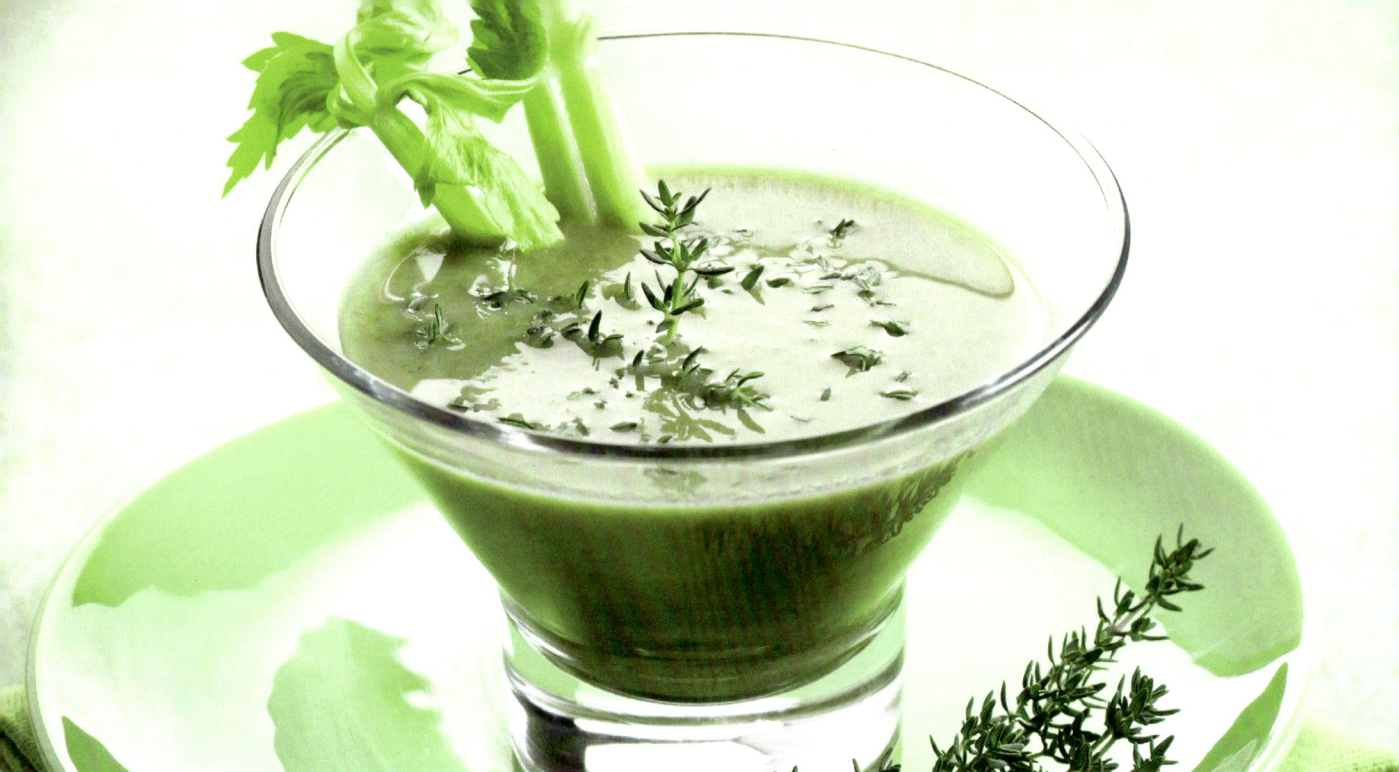

Selleriesuppe mit Apfel

2 Portionen, 140 kcal pro Portion

ZUTATEN

300 g Knollensellerie mit Selleriegrün, klein gewürfelt

1 Zwiebel, klein gewürfelt

1 großer, säuerlicher Apfel, ca. 200 g, geschält, in Scheiben geschnitten

2 EL Weißweinessig

500 ml Gemüsebrühe

3 Wacholderbeeren

1 Becher fettarmer Joghurt

Salz und Pfeffer

1 Zwiebeln, Sellerie und die Hälfte der Apfelscheiben in einem beschichteten Topf andünsten. Mit Weißweinessig und 5 Esslöffel Wasser ablöschen und einkochen lassen. Die Gemüsebrühe dazugießen. Bei mittlerer Hitze zugedeckt 15 Minuten weiter kochen lassen.

2 Wacholderbeeren sehr fein hacken, Selleriegrün fein schneiden.

3 Gemüse fein pürieren. Danach die restlichen Apfelscheiben dazugeben. Noch einmal aufkochen. Mit Salz, Pfeffer und Wacholderbeeren würzen. Joghurt unterheben. Die Suppe mit Selleriegrün bestreuen und servieren.

Zucchinicreme-suppe

2 Portionen, 80 kcal pro Portion

ZUTATEN

2 Zucchini, klein gewürfelt *8 Seh. St 5*

1 Zwiebel, klein geschnitten *umfüllen*

400 ml fettfreie Gemüsebrühe

1/2 Bd. frische glatte Petersilie oder frische Kresse, feingehackt

1 Prise frisch geriebener Muskat

50 g Frischkäse (0,2% Fett)

Salz und Pfeffer

2 Min. Varoma St 2

1 Zwiebel in einen Topf geben und dünsten, bis sie leicht glasig ist.

5 min Varoma St 1

2 Zucchini dazugeben und anrösten. Gemüsebrühe dazugeben und 20 Minuten weiter kochen lassen. *100 ml St 1*

3 Vom Herd nehmen und den Frischkäse einrühren.

4 Suppe mit dem Pürierstab pürieren, mit Salz, Pfeffer und Muskat abschmecken und mit glatter Petersilie oder Kresse garnieren.

TIPP

Die Suppe lässt sich auch aus Fenchel (1 Fenchel) oder Sellerie (Sellerieknolle) machen. Dazu passen frische Shrimps oder Fisch, die Sie in einer Pfanne fettfrei anbraten und zusammen mit der Suppe servieren können. Eventuell einen Spritzer Balsamico-Essig in die Suppe geben.

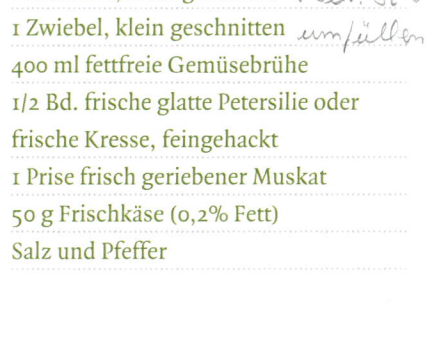

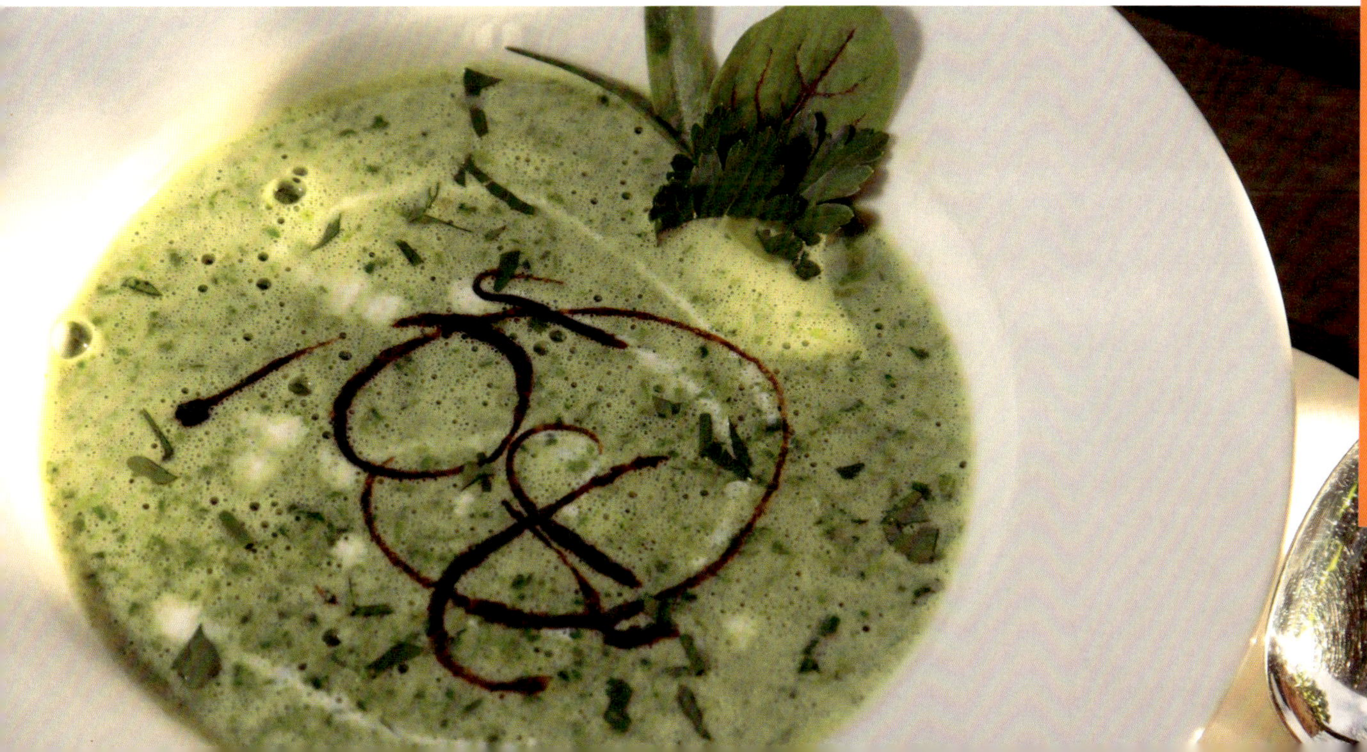

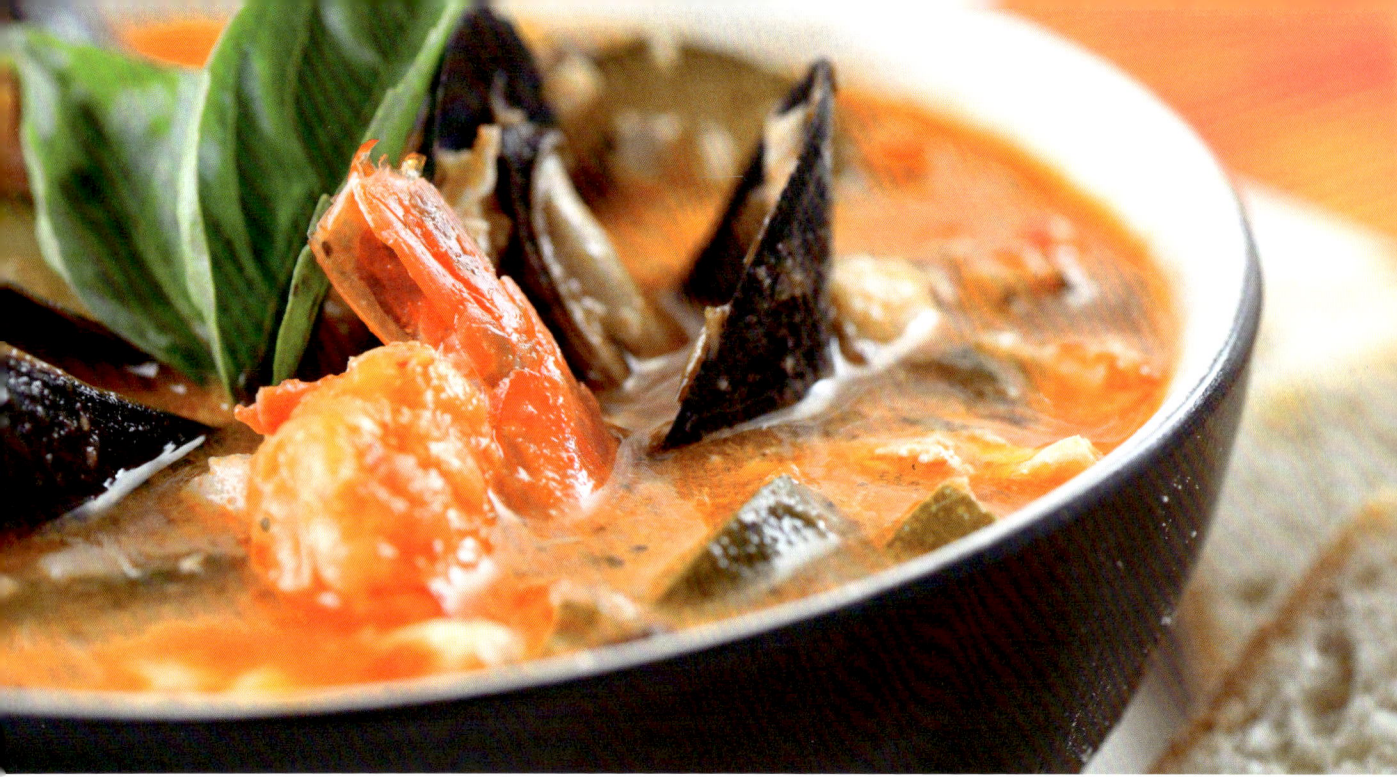

Asiatische Fischsuppe

2 Portionen, 232 kcal pro Portion

ZUTATEN

300 g gemischter Fisch oder Meeresfrüchte, grob gewürfelt

1 Stange Zitronengras, in feine Streifen
geschnitten

1 Fenchelknolle, in feinen Streifen

2 Tassen Chinakohl, in feinen Streifen

2 Frühlingszwiebeln, in feine Ringe
geschnitten

1 Knoblauchzehe, fein gewürfelt

1 EL Sojasoße

1/2 cm Ingwer, fein geschnitten

1/2 TL Sambal Oelek

Safranfäden oder -pulver

1/4 bis 1/2 TL rotes Thaicurry, je
nach Schärfe

1 Spritzer Limettensaft

1/2 l Gemüsebrühe

frischer Koriander, gehackt

Salz und Pfeffer

1 Gemüsebrühe in einem Topf erhitzen. Alle Zutaten bis auf den
Fisch bzw. die Meeresfrüchte und den Koriander in die Brühe geben und
10 Minuten köcheln lassen.

2 Dann Fisch und Meeresfrüchte zugeben und weitere 7 Minuten leise
köcheln lassen. Mit Salz und Pfeffer abschmecken.

3 Koriander waschen und trocken schütteln, Blätter abzupfen, in die
Fischsuppe geben und servieren.

Wärmende Hühnersuppe mit Fenchel

2 Portionen, 122 kcal pro Portion

ZUTATEN

180 g Hühnerbrust

1 St. frischer Ingwer, sehr fein gehackt

1 Zwiebel, würfelig geschnitten

1 Bd. Suppengrün (ohne Karotte), in Würfel geschnitten

1 Fenchelknolle, in Würfel geschnitten

600 ml Gemüsebrühe

Salz und Pfeffer

1/2 Bd. Schnittlauch, in feine Röllchen geschnitten

1 Hühnerbrust, Ingwer, Suppengrün und Fenchel mit der Gemüsebrühe in einen Topf geben und in 20 Minuten weich kochen.

2 Mit Salz und Pfeffer würzen und mit Schnittlauch bestreut servieren.

TIPP

In der Stabilisierungsphase können Sie das Rezept für 4 Personen mit einem ganzen Bio-Suppenhuhn machen. Suppenhuhn und Suppengrün inkl. Karotten in 3 Liter Gemüsebrühe kurz aufkochen und 3 Stunden mit geschlossenem Deckel köcheln lassen.

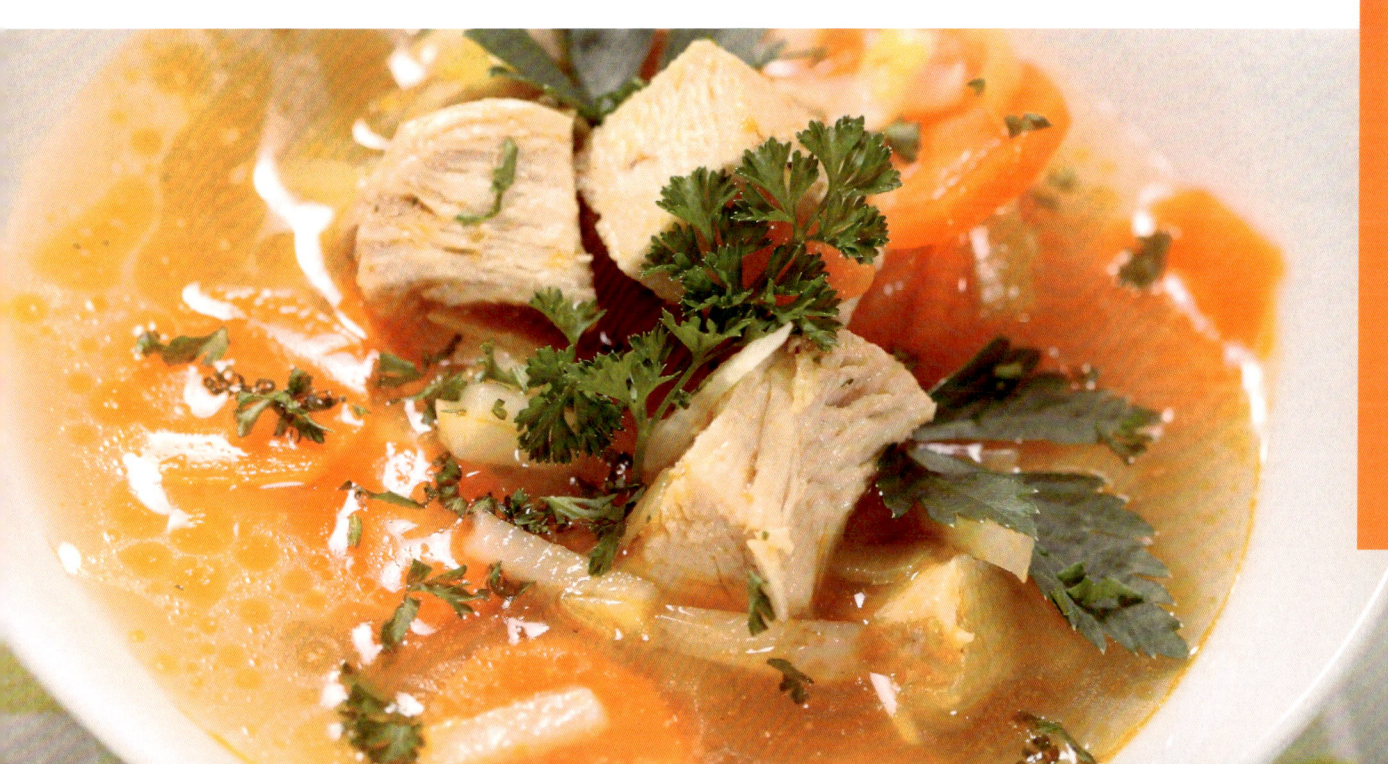

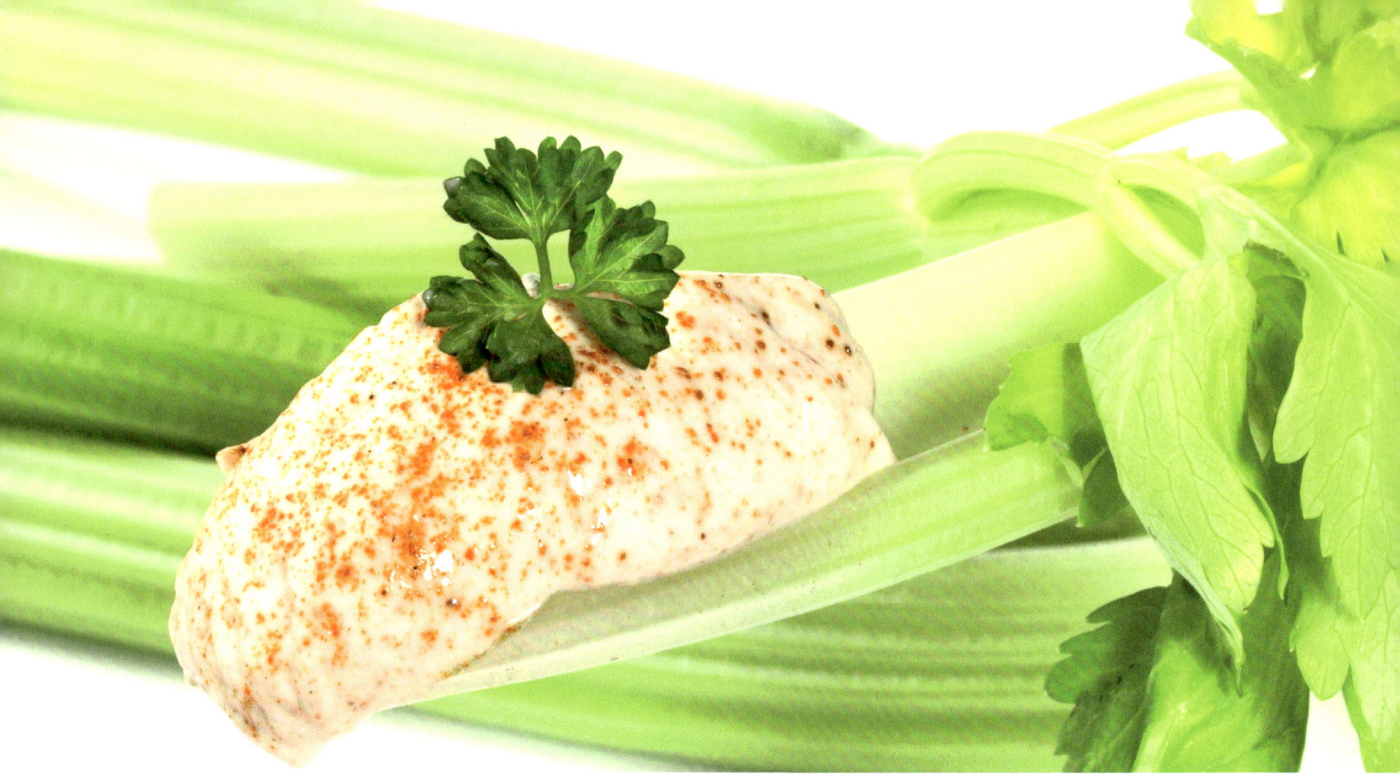

Apfel-Sellerie-Dip

1 Portion, 65 kcal pro Portion

ZUTATEN

100 g Frischkäse, fettreduziert
(0,2 % Fett)
1 Stange Staudensellerie, geputzt
und fein gehackt, Grün ebenfalls fein
gehackt
1 mittlerer Apfel, fein gewürfelt.
1/4 TL Currypulver

1 Currypulver mit 2 Esslöffel warmem Wasser verrühren. Frischkäse dazugeben und cremig verrühren.

2 Angemachten Frischkäse mit Äpfeln, Sellerie und Selleriegrün (etwas für die Garnitur zurückbehalten) mischen. Eventuell noch etwas Wasser dazugeben.

3 Mit Salz und Pfeffer abschmecken und mit Selleriegrün bestreuen.

Sämige grüne Soße

1 Portion, 90 kcal pro Portion

ZUTATEN

1 EL Zwiebel, fein gehackt

1/2 Bd. glatte Petersilie, fein gehackt

50 g Knollensellerie, fein gewürfelt

1 Prise Liebstöckel (getrocknet)

150 ml Gemüsebrühe

1 Prise abgeriebene Zitronenschale

1 Prise Muskat

1 EL fettarmer Frischkäse (0,2% Fett)

Salz und Pfeffer

1 Zwiebel in einer beschichteten Pfanne andünsten, evtl. ein paar Tropfen Wasser dazugeben, Sellerie und die Hälfte der Petersilie dazugeben und mit der Gemüsebrühe aufgießen. Mit Muskat und Liebstöckel würzen und kochen, bis der Sellerie weich ist.

2 Vom Herd nehmen. Die restliche Petersilie, Zitronenschale und den Frischkäse dazugeben und mit einem Mixer auf hoher Stufe fein pürieren. Mit Salz und Pfeffer abschmecken.

3 Die Soße kann warm zu Gemüse gegessen werden.

TIPP

Sie können diese Soße auch in anderen Geschmacksvarianten machen. Hierzu verwenden Sie statt Liebstöckel einfach andere Kräuter, wie Schnittlauch, Koriander, Estragon etc.

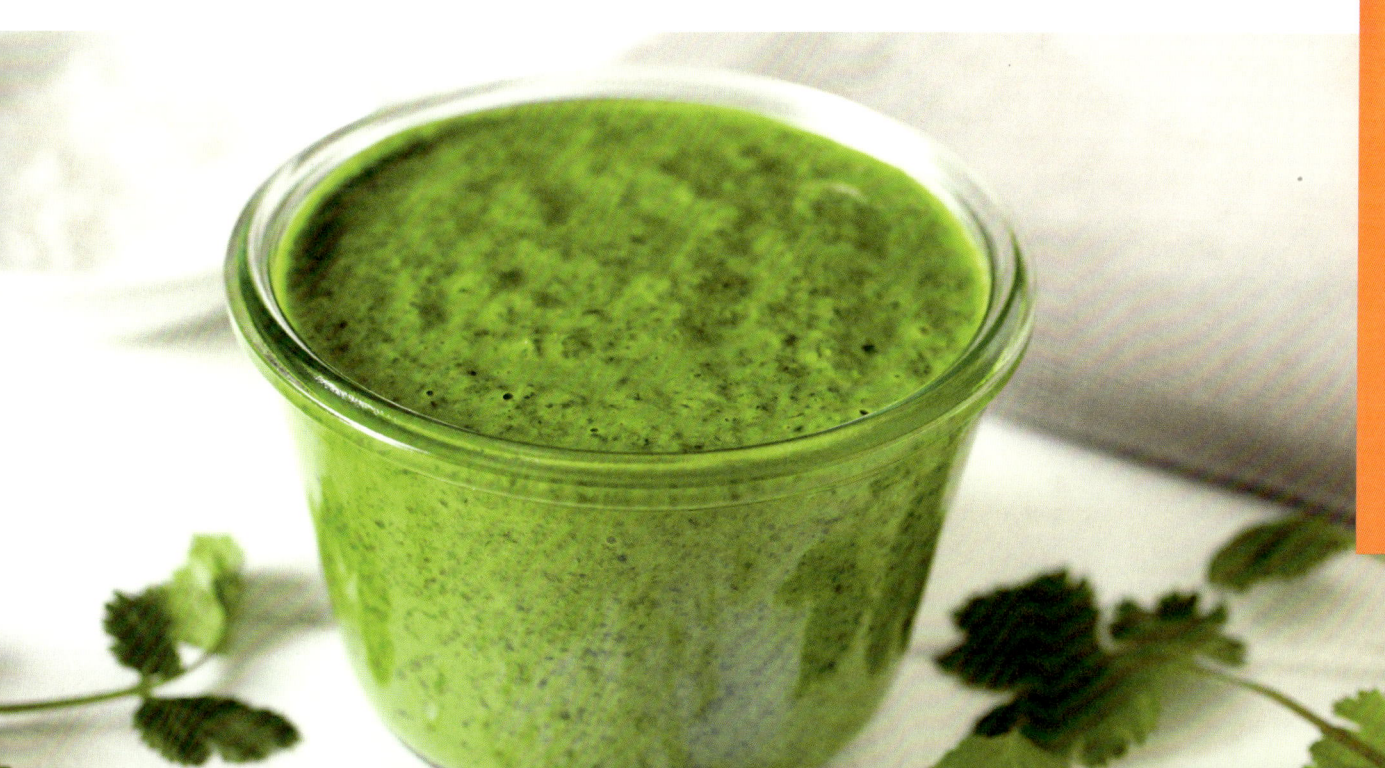

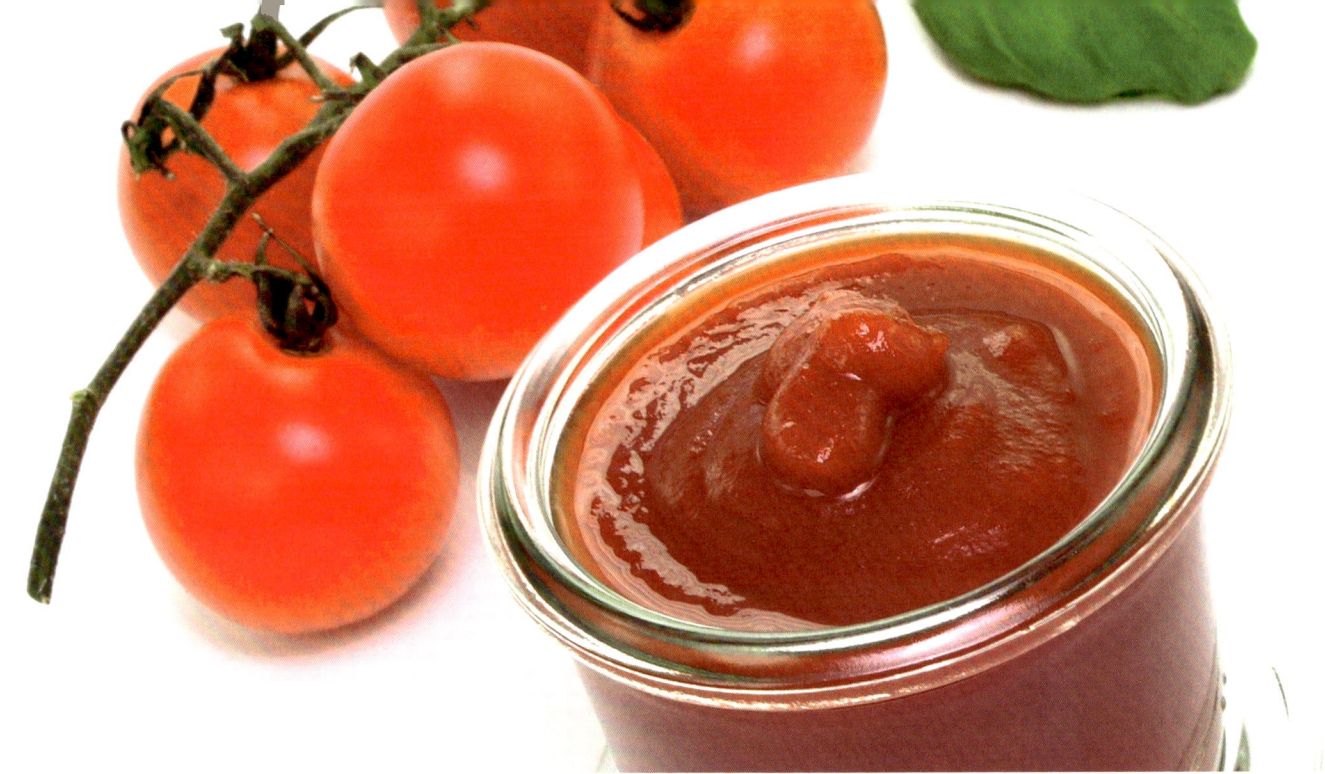

Tomaten-ketchup

2 Portionen, 20 kcal pro Portion

ZUTATEN

2 TL Tomatenmark

3 TL Apfelessig

1 TL Zitronensaft

1/4 TL Sellerie-Salz

1/2 TL Paprikapulver, edelsüß

1/4 TL Senf (ohne Zucker)

1 Prise geriebene Muskatnuss

1/4 TL Zwiebelpulver

1/4 TL Knoblauchpulver

Süßungsmittel

1 Alle Gewürze im Apfelessig und Zitronensaft auflösen.

2 Tomatenmark hinzufügen und gründlich mischen.

3 Um die gewünschte Konsistenz zu erreichen, kann man noch etwas Flüssigkeit in Form von Zitronensaft, Essig oder ein wenig Wasser zufügen.

TIPP

Passt gut zu Rindfleisch oder Hamburgern.

Obatzter
mit Frischkäse

4 Portionen, 50 kcal pro Portion

ZUTATEN

4 Scheiben Knäckebrot

200 g fettarmer Frischkäse (0,2% Fett)

1/2 Bd. Radieschen, in feine Scheiben geschnitten

3 Gewürzgurken, fein gewürfelt

1/2 Bd. Schnittlauch, in feine Röllchen geschnitten

1 Box Kresse, aus der Box geschnitten

1 EL Weißweinessig

1/2 TL gemahlener Kümmel

1/2 EL Paprikapulver, edelsüß

Salz und Pfeffer

1 Alle Zutaten mit dem Frischkäse verrühren und mit Essig, Kümmel, Paprikapulver, Salz und Pfeffer würzen.

2 Auf einem Knäckebrot servieren.

TIPP

Man kann den Obatzter als Dip mit frischen Gurken, Fenchel- oder Selleriestangen oder auch mit einem gemischten Salat essen.

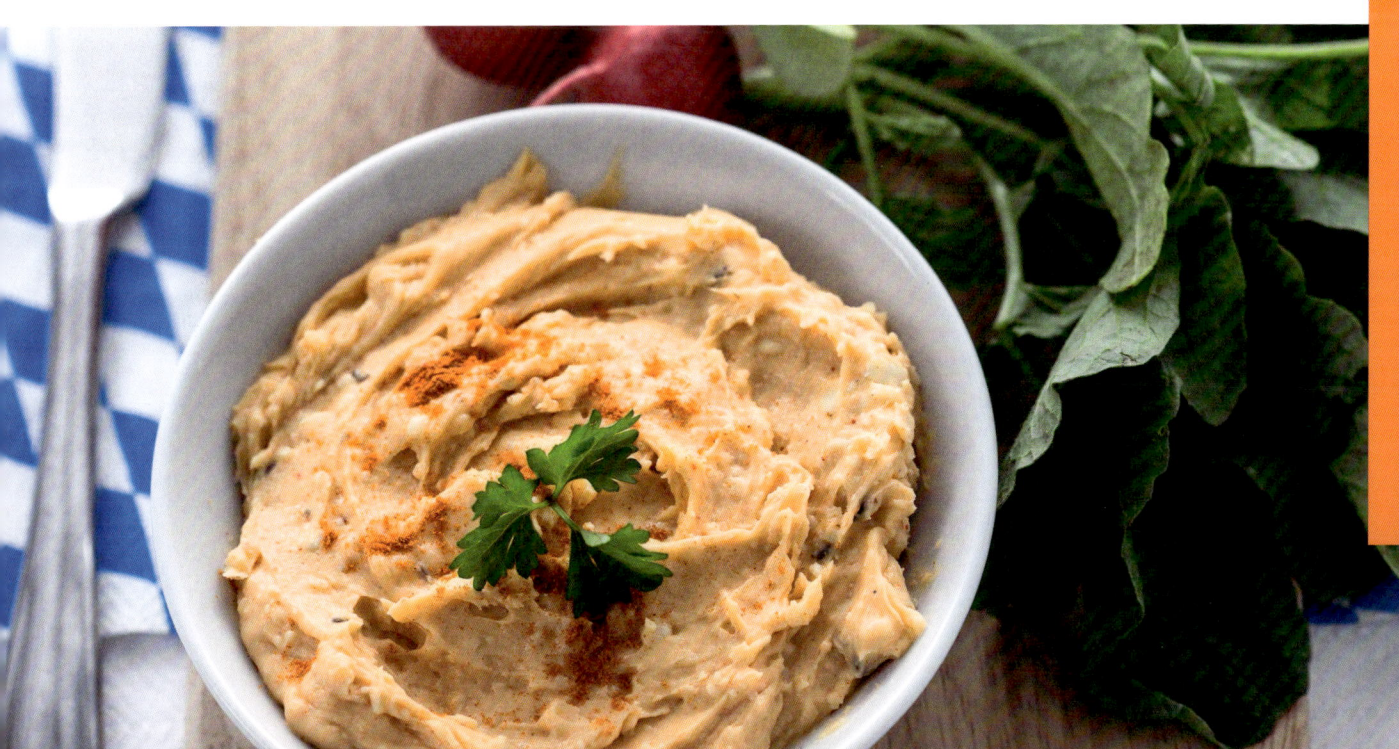

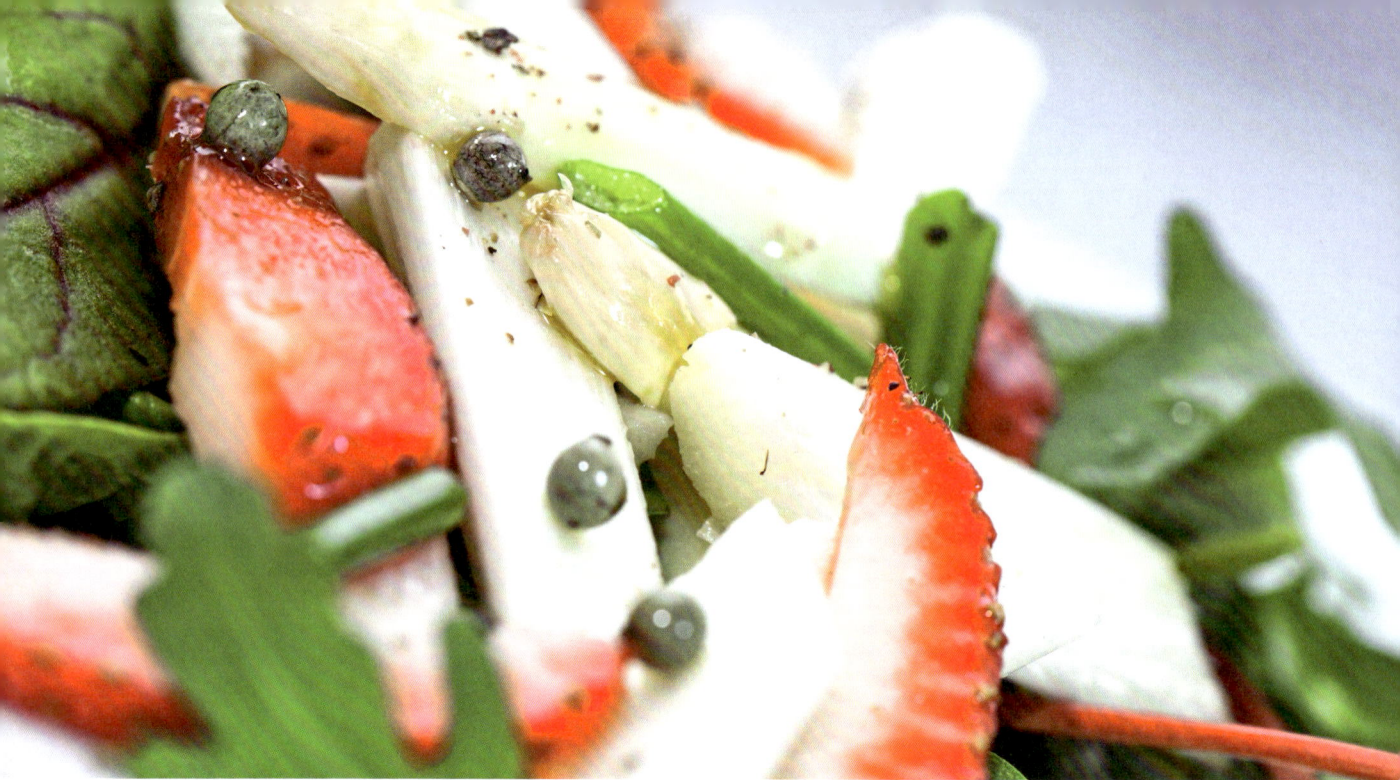

Erdbeer-Spargel-Rucola-Salat

4 Portionen, 95 kcal pro Portion

ZUTATEN

1 Bund Rucola, ca. 250 g

500 g weißer oder grüner Spargel, geschält

1 Bund Basilikum, in feine Streifen geschnitten

500 g Erdbeeren, geputzt und geviertelt

3 EL weißer Balsamico-Essig

2 EL. Orangensaft, frisch gepresst

200 ml Gemüsebrühe

Salz und Pfeffer

1 Den Spargel in der Gemüsebrühe bissfest kochen. Anschließend den Spargel in ca. 2 cm lange Stücke schneiden.

2 Rucola waschen und trocknen. In eine flache Salatschüssel legen und mit dem Spargel und den Erdbeeren belegen.

3 Basilikum mit Balsamico-Essig, Orangensaft, Salz und Pfeffer verrühren und abschmecken. Das Dressing über den Salat gießen.

TIPP

Für die Stabilisierungsphase kann man den Salat mit 50 g geriebenem Parmesan, 5 Esslöffel Olivenöl und 4 Esslöffel gerösteten Pinienkernen anreichern.

Mallorquinischer Trampo-Salat

2 Portionen, 95 kcal pro Portion

ZUTATEN

50 g Orange, geschält und in Spalten geteilt

1 kleine Fenchelknolle, in Streifen geschnitten

2 TL Zitronensaft

1 TL Weißweinessig

1 Messerspitze Chiliflocken

frische Minze oder frischer Koriander

1 Die Zutaten für das Dressing in eine Schüssel geben und verrühren.

2 Tomaten, Paprika, Zwiebeln und Petersilie hinzufügen und alles durchrühren. Etwas ziehen lassen.

TIPP

Auf Mallorca wird der Salat gerne zusammen mit Thunfisch oder auch als Beilage zu frischem Fisch oder Fleisch serviert.

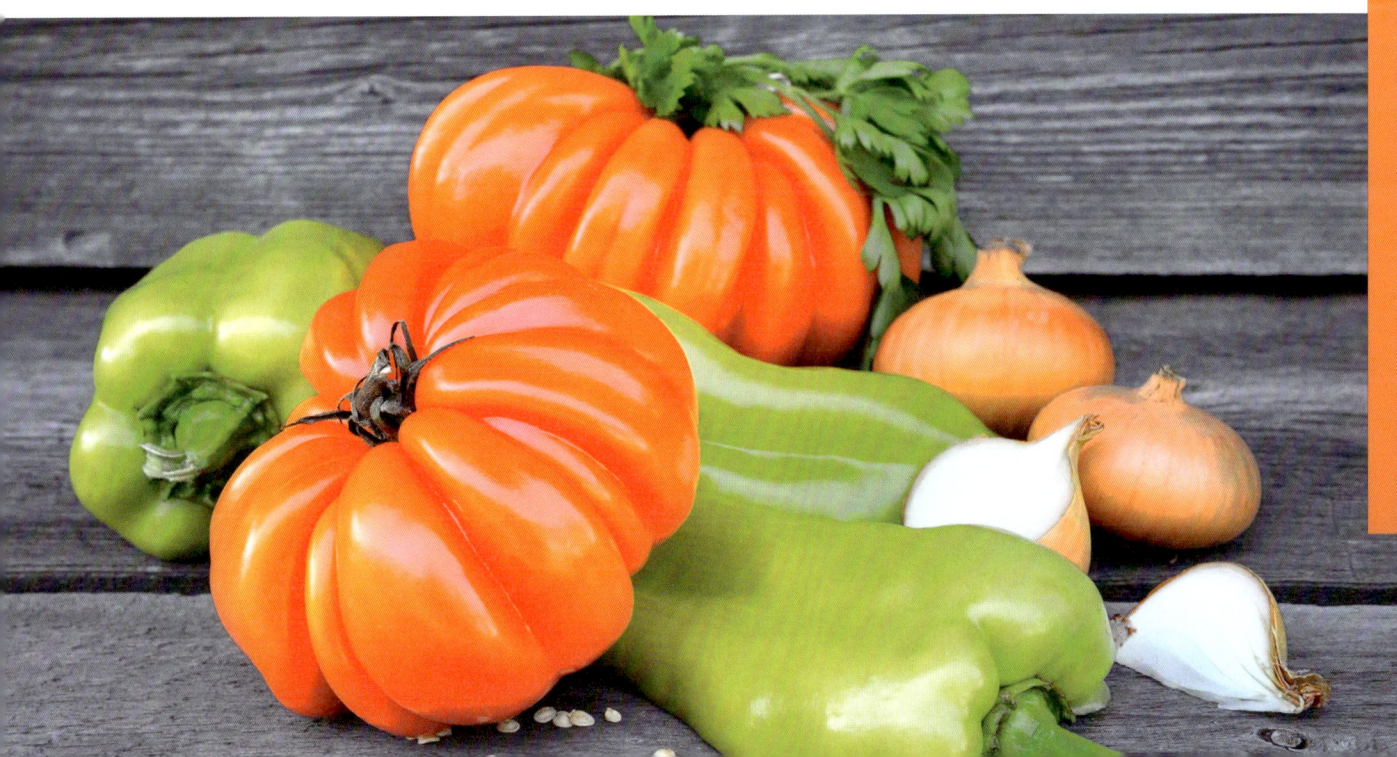

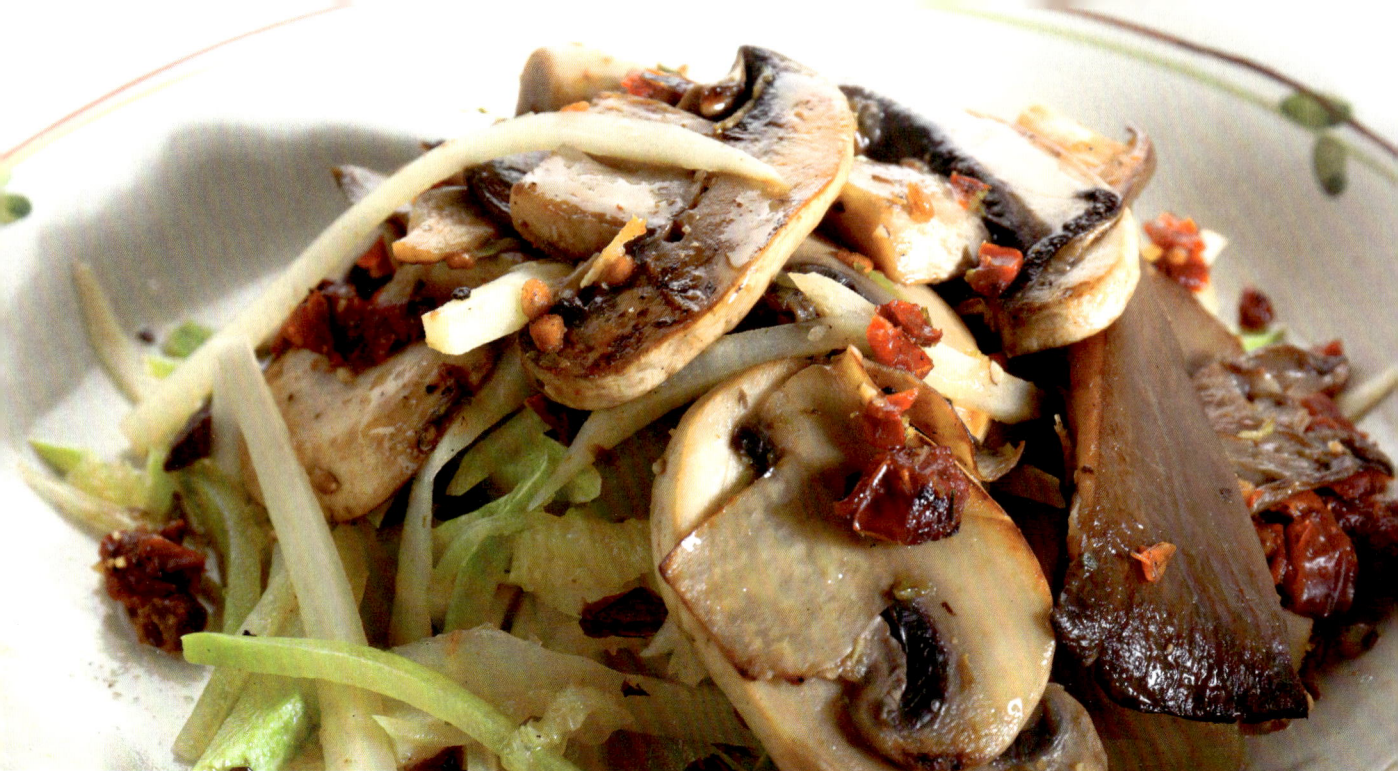

Zucchini-Spaghetti mit Pilzen

2 Portionen, 84 kcal pro Portion

ZUTATEN

300 g Zucchini

125 ml Gemüsebrühe

1 Knoblauchzehe, durchgepresst

20 g getrocknete Tomaten (ohne Öl), in feine Streifen geschnitten

400 g gemischte Pilze (z.B. Steinpilze, Champignons, Kräuterseitlinge), geputzt und längs halbiert

1 TL geraspelte Schale einer Bio-Zitrone Salz und Pfeffer

1 Bd. Schnittlauch, in dünne Röllchen geschnitten

1 **Zucchini-Spaghetti:** Zucchini schälen und waschen. Beim Schälen kleine Streifen der grünen Haut belassen. Zucchini in Streifen schneiden. Besonders einfach stellt man die Spaghetti mit einem Spiralschneider her. Sonst können Sie die Zucchini auch mit einem Gemüse- oder Julienneschäler in lange Streifen schneiden. Das Ergebnis sieht dann aus wie Bandnudeln. Man kann die Zucchininudeln roh oder auch kurz blanchieren (1 Minute in der kochenden Gemüsebrühe). Gemüsebrühe aufheben.

2 Pilze in einer beschichteten Pfanne anbraten.

3 Getrocknete Tomaten mit der abgeriebenen Zitronenschale zu den Pilzen geben. Etwas Gemüsebrühe zum Ablöschen verwenden. Mit Salz und Pfeffer abschmecken und mit den Gemüsespaghetti mischen.

4 Auf Tellern anrichten und mit Schnittlauch bestreuen.

TIPP

Statt Zucchini können Sie auch Pastinaken verwenden.

Gefüllte Auberginen

2 Portionen, 70 kcal pro Portion

ZUTATEN

2 Auberginen

1 Zwiebel, klein gehackt

2 Knoblauchzehen, in dünne Scheiben geschnitten

3 Tomaten

1 Bd. Petersilie, fein gehackt

1/2 TL Kreuzkümmel

etwas Paprikapulver edelsüß

50 ml Gemüsebrühe

Salz und Pfeffer

1 Die Auberginen halbieren, aushöhlen und salzen. Das Fruchtfleisch würfelig schneiden und salzen. Beides eine halbe Stunde ziehen lassen.

2 Backofen auf 200 °C (Umluft 180 °C) vorheizen.

3 Zwiebel und Knoblauch in einer kleinen beschichteten Pfanne mit ein paar Spritzern Wasser andünsten. 2 der 3 Tomaten würfeln und mit den ausgedrückten Auberginenwürfeln in die Pfanne geben und 5 Minuten weiterdünsten.

4 2/3 der Petersilie mit den Gewürzen in die Pfanne geben.

5 Restliche in Scheiben geschnittene Tomaten in eine Auflaufform geben, salzen, pfeffern und die Gemüsebrühe dazugeben. Auberginen-hälften trocken tupfen und in die Form legen. Die Füllung auf die Hälf-ten verteilen und im Backofen für ca. 30 Minuten überbacken.

6 Mit der restlichen Petersilie garnieren und servieren.

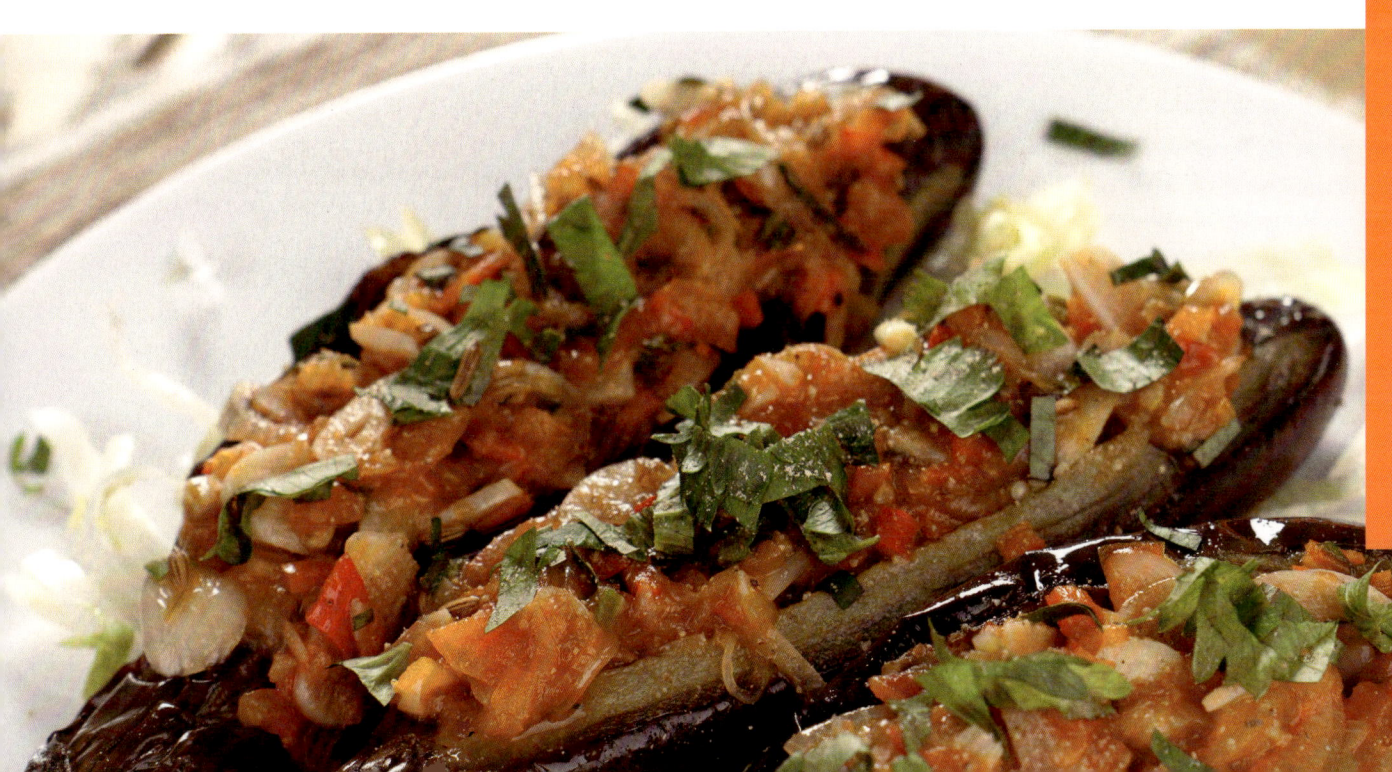

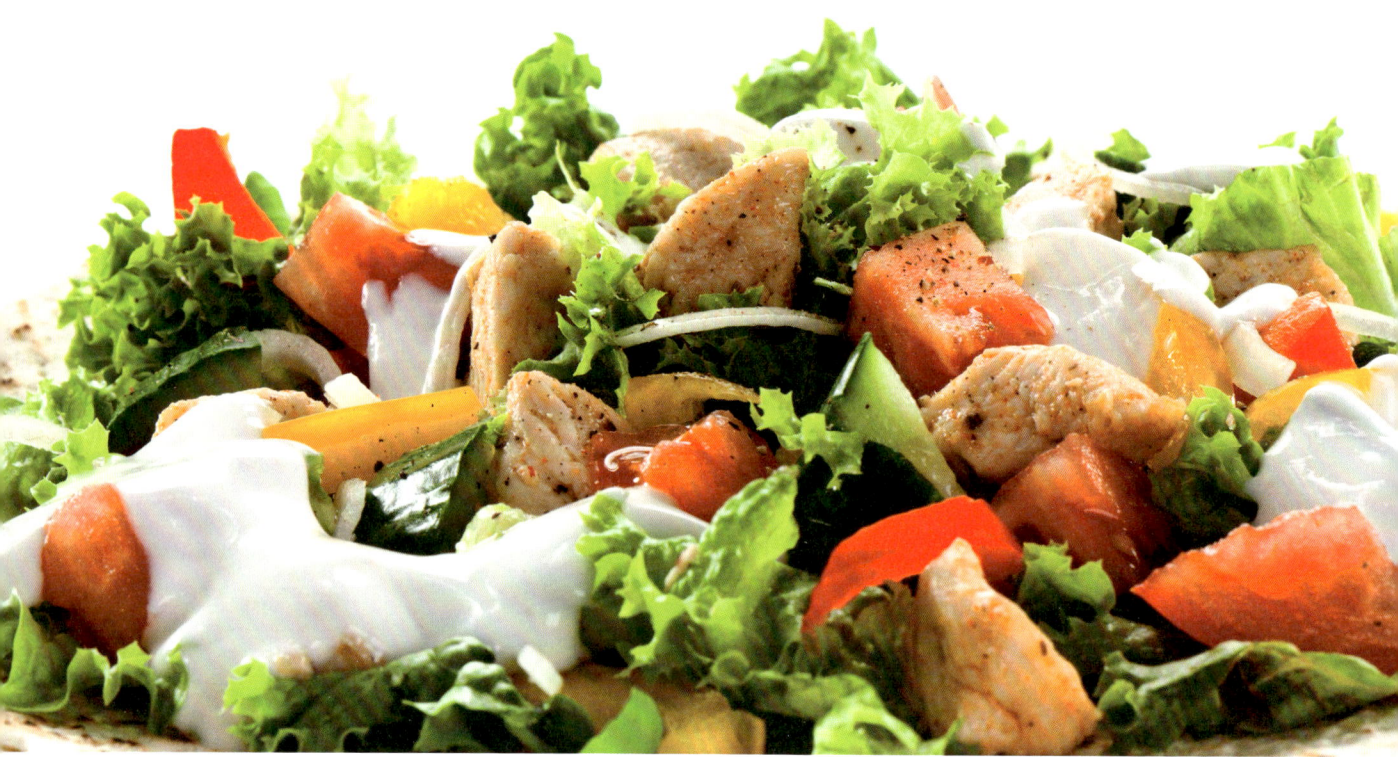

Salat mit scharfem Hühnchen und Tofudressing

2 Portionen, 175 kcal pro Portion

SALAT

2 kleine Hähnchenfilets à 100 g

1 Frisée- oder Römersalat, gewaschen und in mundgerechte Stücke gezupft nach Wahl 2 kleine Tomaten, geviertelt, Gurke und Paprika, kleingeschnitten

1/2 Bd. frischer Koriander, gewaschen, trockengeschüttelt, Blätter abgezupft

1 TL Chilipulver

DRESSING

200 g Tofu

1 Limette, ausgepresst

1 TL Sambal Oelek

1 Knoblauchzehe, durchgepresst

1 Für das Salatdressing Knoblauch, Limettensaft, Tofu und Sambal Oelek in ein hohes Rührgefäß geben und mit dem Pürierstab fein mixen.

2 Hähnchenfilets waschen, mit Küchenkrepp trocknen und der Länge nach durchschneiden und mit Chilipulver bestreuen. In einer beschichteten Pfanne von jeder Seite 3 Minuten fettfrei braten.

3 Salat mit Gurke und Paprika (nach Wahl Tomaten) in eine Schüssel geben und mit dem Dressing mischen.

4 Hähnchenfilets in Streifen oder Stücke schneiden und mit dem frischen Koriander über den Salat geben.

TIPP

In der Stabilisierungsphase können Sie den Salat mit 2–3 Esslöffel Olivenöl verfeinern.

Grüne Bohnen mit Roastbeef

1 Portion, 185 kcal pro Portion

ZUTATEN

1 kleine rote Zwiebel, in feine Spalten geschnitten

1 Tomate, geviertelt

100–150 g grüne Bohnen

200 ml Gemüsebrühe

etwas Bohnenkraut, fein geschnitten

100 g Roastbeef, Aufschnitt dünn geschnitten

1/2 EL Aceto Balsamico

1/2 EL Apfelessig

Salz und Pfeffer

1 Bohnen waschen, die Enden abschneiden und in der Gemüsebrühe bissfest kochen.

2 Bohnen abseihen und 4 Esslöffel Gemüsebrühe für das Dressing zurückhalten.

3 Für das Dressing Apfelessig, Balsamico, Gemüsebrühe und Bohnenkraut verrühren und mit Salz und Pfeffer abschmecken.

4 Bohnen und Tomaten mit dem Dressing mischen.

5 Auf einem Teller anrichten und mit Roastbeefscheiben und den Zwiebeln belegen. Pfeffern und salzen.

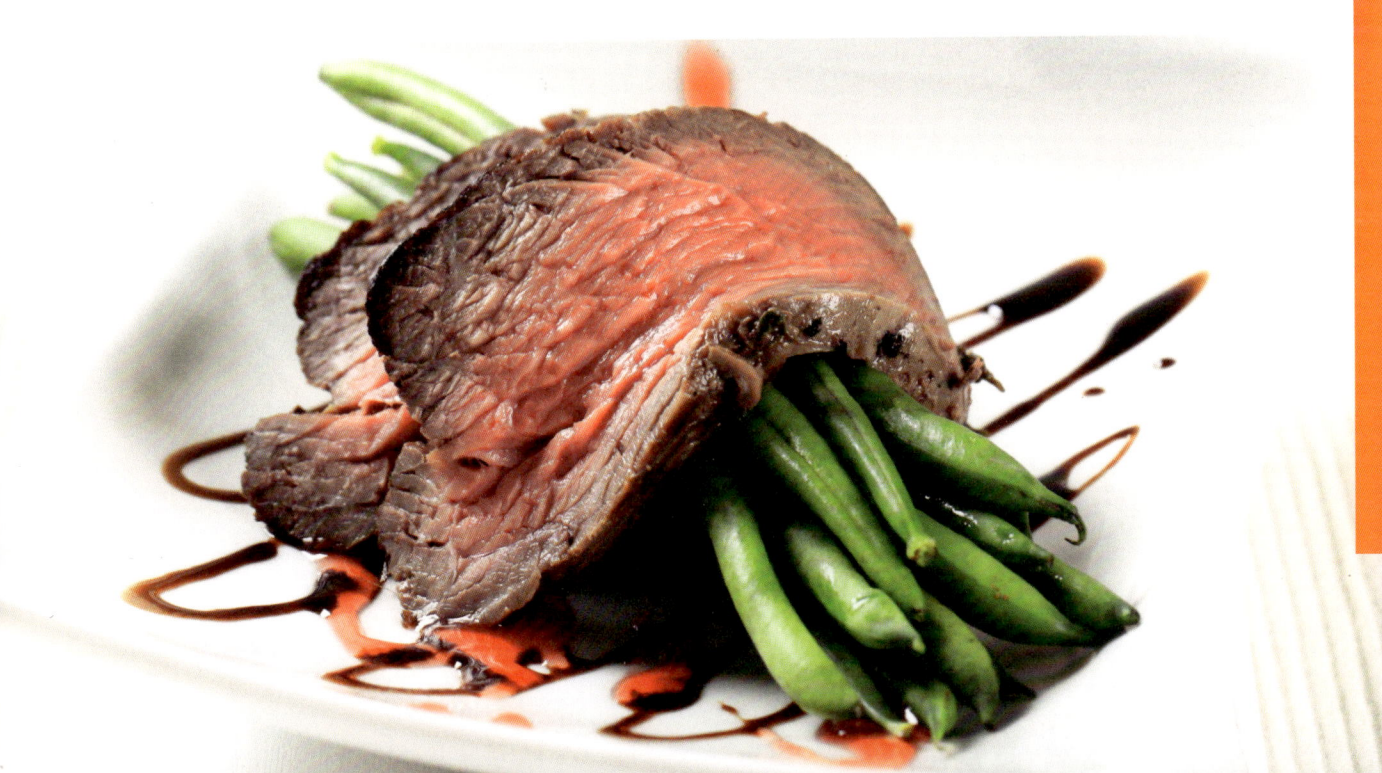

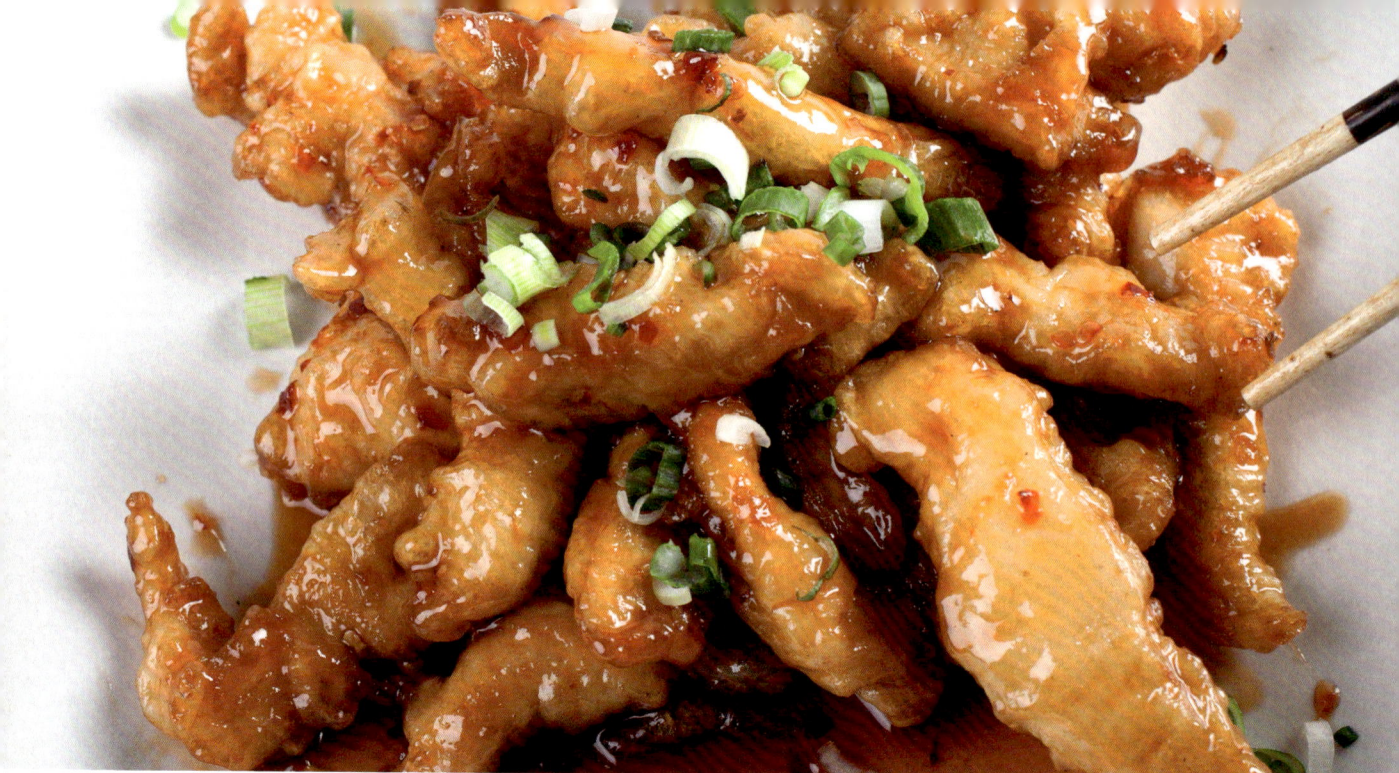

Huhn mit Ingwer-Orangen-Soße

1 Portion, 184 kcal pro Portion

ZUTATEN

120 g Hähnchenbrust, geschnetzelt

Saft 1 Blutorange

2 cm frischer Ingwer, fein gehackt

1 Knoblauchzehe, fein gehackt

Salz und Pfeffer

1 In einer beschichteten Pfanne, Orangensaft, Ingwer und Knoblauch fettfrei erhitzen.

2 Sobald die Soße kocht, Hähnchenbrust zugeben und 3–5 Minuten (je nach Dicke) kochen.

3 Mit Salz und Pfeffer abschmecken.

TIPP

Dazu passt gut grüner Salat.

Wokgemüse mit Rindfleisch

2 Portionen, 214 kcal pro Portion

ZUTATEN

200 g mageres Rindfleisch, in feine Streifen geschnitten

200 g Brokkoli

1 gelbe Paprika, in Streifen geschnitten

100 g Champignons, in Scheiben geschnitten

2 kleine Zwiebeln, klein geschnitten

1 Knoblauchzehe, in dünne Scheiben geschnitten

1 kleines Stück Ingwer, ganz fein gehackt

1 kleine Chilischote, halbiert, entkernt und fein geschnitten

5 El Sojasoße

Salz und Pfeffer

1 Brokkoli in Röschen teilen und in heißem Wasser einige Minuten blanchieren.

2 Zwiebeln, Knoblauch, Ingwer und Chili in einer Wokpfanne oder einer beschichteten Pfanne andünsten.

3 Rindfleisch dazugeben und scharf anbraten. Pilze und Paprika dazugeben und kurz mitbraten. Mit Sojasoße ablöschen.

4 Brokkoli untermischen und mit Salz und Pfeffer würzen.

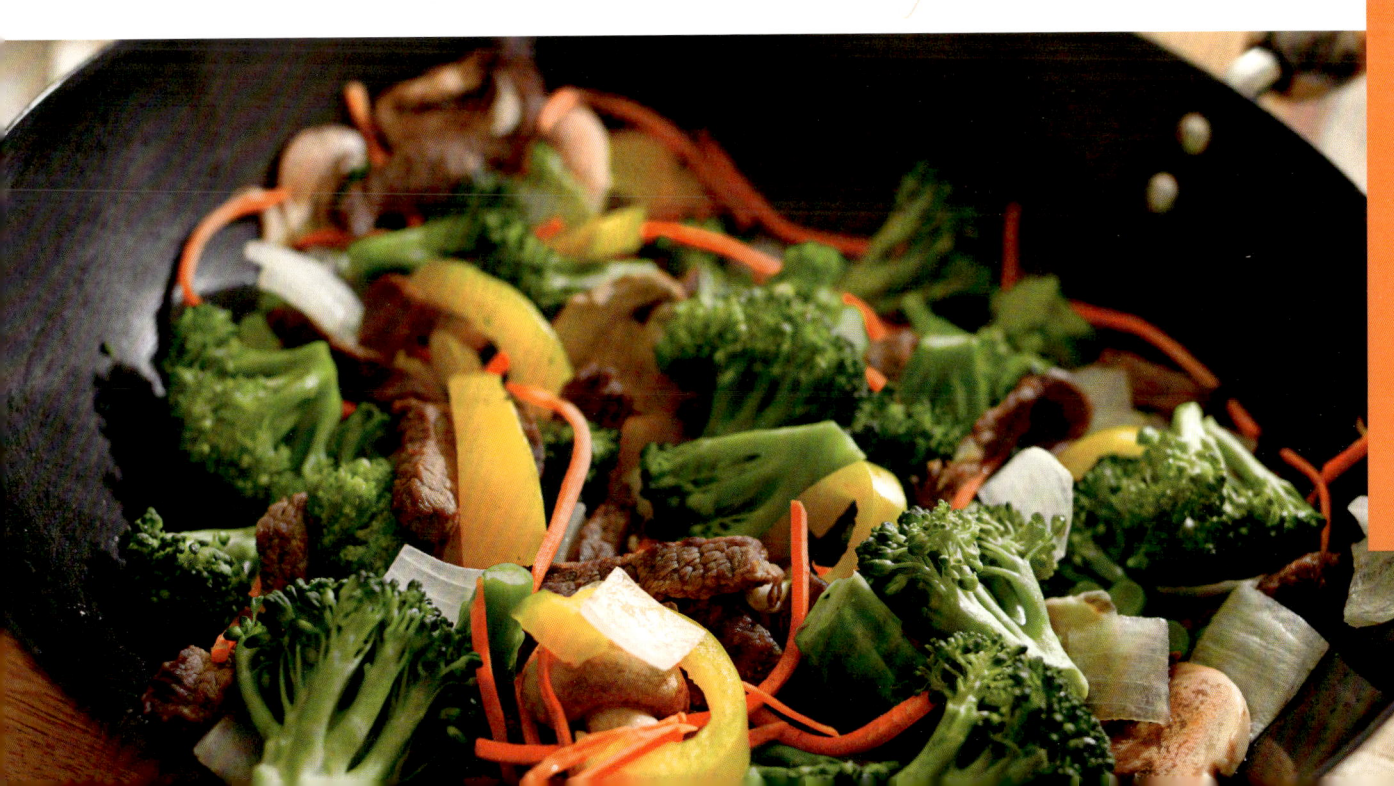

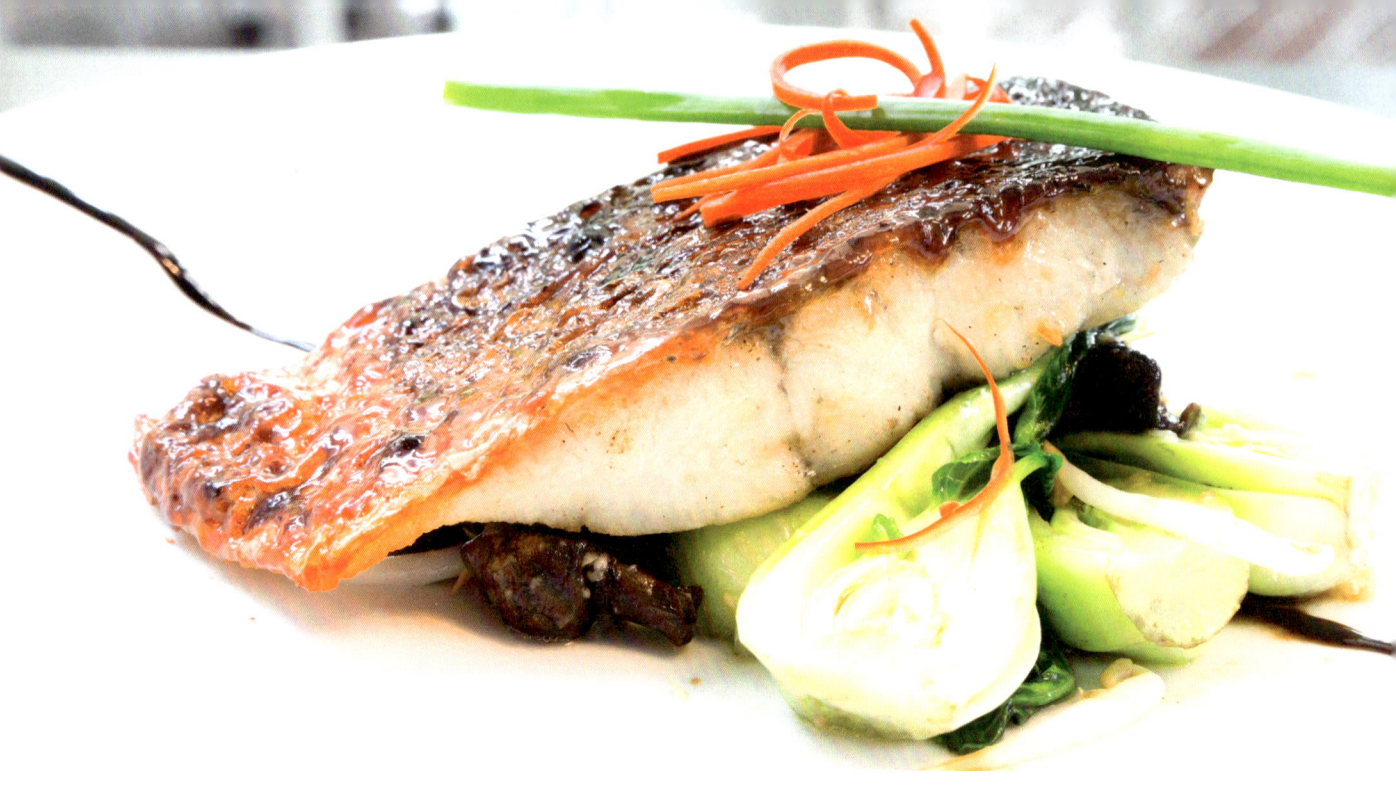

Fisch
auf Pak Choi

1 Portion, 185 kcal pro Portion

ZUTATEN

120 g weißer Fisch, z.B. Zander
oder Kabeljau

2 St. Pak Choi, gewaschen und
geviertelt

3 braune kleine Champignons,
geviertelt

50 ml Gemüsebrühe

1 kleine Knoblauchzehe, fein gehackt

Salz und Pfeffer

1 Pak Choi mit den Champignons in einer beschichteten Pfanne braten, evtl. ein wenig Gemüsebrühe dazugeben.

2 Fisch in einer weiteren beschichteten Pfanne scharf auf der Hautseite anbraten. Vorsichtig wenden und noch einige Minuten auf der anderen Seite braten. Knoblauch dazugeben und kurz mitbraten.

3 Salzen und pfeffern, zusammen mit dem Pak Choi servieren.

Jakobsmuscheln
mit Bohnen und Tomaten

2 Portionen, 119 pro Portion

ZUTATEN

4 Jakobsmuscheln

250 g grüne Bohnen, gewaschen
und Enden abgeschnitten

1 Zwiebel, klein gewürfelt

1 Knoblauchzehe, in feine Scheiben
geschnitten

6 kleine Tomaten, halbiert

100 ml Gemüsebrühe

1/2 Bd. Schnittlauch, in feine Röllchen
geschnitten

1 EL Zitronensaft

1 Prise Süßungsmittel

Salz und Pfeffer

1 Bohnen in kochendem Salzwasser ca. 8–10 Minuten garen.
Anschließend abschrecken und Wasser abgießen.

2 Jakobsmuscheln in einer beschichteten Pfanne scharf anbraten,
Hitze reduzieren. Zwiebel und Knoblauch dazugeben und glasig
dünsten.

3 Die Brühe zugießen und unter Rühren aufkochen. Tomaten dazugeben. Mit Salz und Pfeffer würzen. Bohnen in den Topf legen und noch
einmal kurz aufkochen. Mit Zitronensaft, Süßungsmittel, Salz und
Pfeffer abschmecken. Mit Schnittlauch bestreuen.

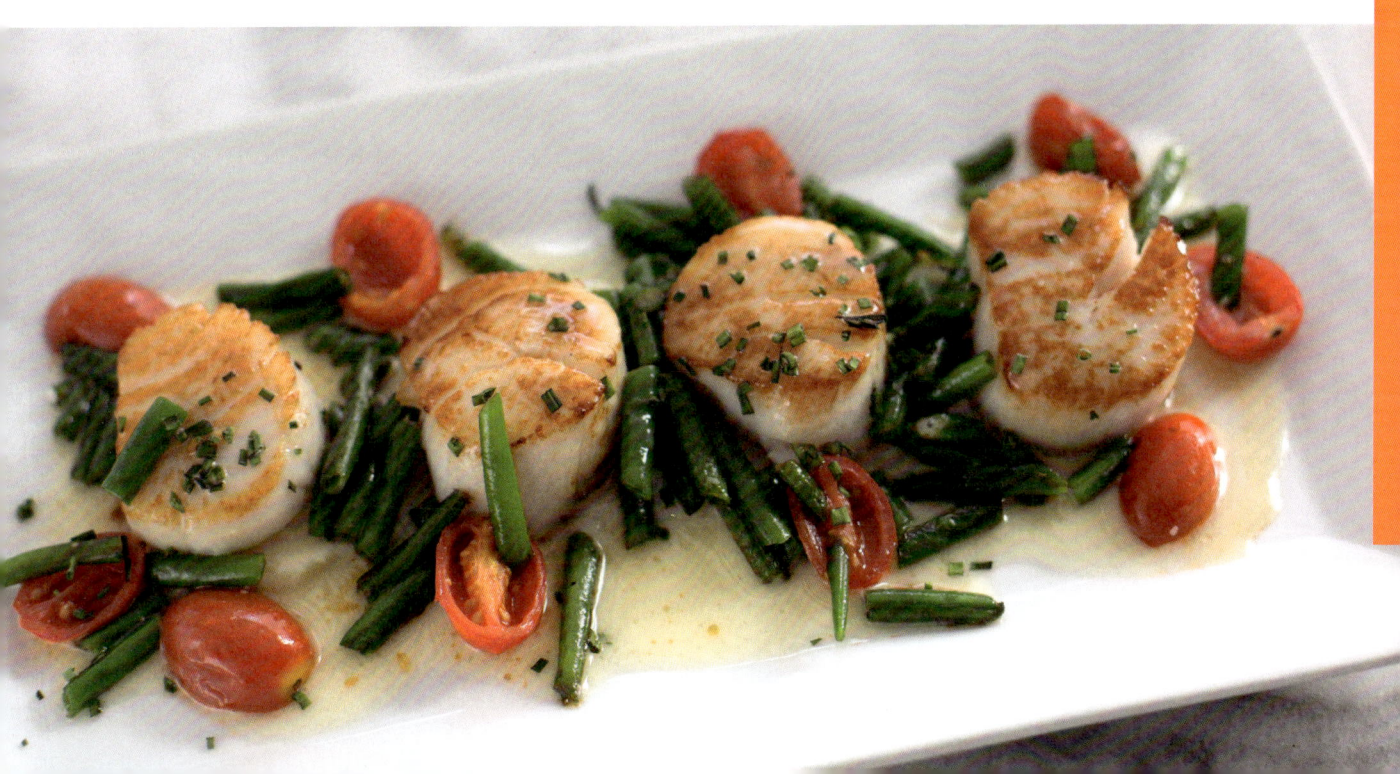

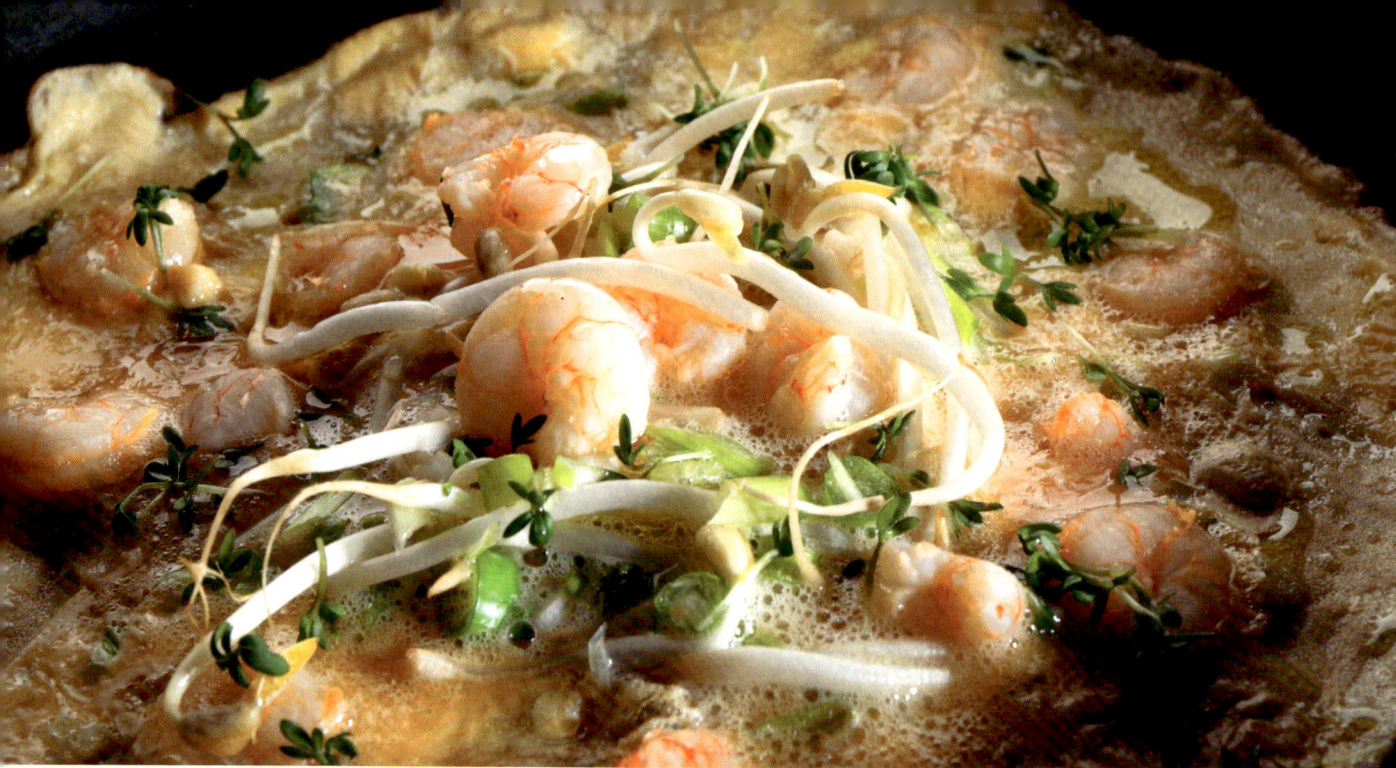

Omelette asiatisch

2 Portionen, 125 kcal pro Portion

1 Garnelen auftauen.

2 Eiweiß mit Eigelb und Sojasoße glatt rühren.

3 Garnelen waschen, trocken tupfen und grob hacken.

4 Frühlingszwiebeln zusammen mit den Mungobohnensprossen unter die Eimasse rühren. Mit Chiliflocken würzen.

5 Die Masse in eine beschichtete Pfanne geben und bei mittlerer Hitze 6–8 Minuten stocken lassen.

6 Mit etwas frischer Kresse bestreuen.

7 Das Omelette in Streifen schneiden und mit etwas Sojasoße servieren.

Scharfe Shrimps mit Wasabi

1 Portion, 111 kcal pro Portion

GEMÜSE

100 g Shrimps oder Garnelen

1/2 TL Zitronensaft

1 TL fein gewürfelte Zwiebel

etwas frischer Ingwer, fein gehackt

1/4 TL Wasabipulver oder aus der Tube

1 Prise Knoblauchpulver

etwas frische Petersilie oder Koriander, fein gehackt

Salz und Pfeffer

1 Prise Süßungsmittel

2–3 Blätter Eisbergsalat

1 Wasabi mit Zitronensaft vermischen und eine Minute ruhen lassen.

2 Die Garnelen mit den Zwiebeln scharf anbraten, Ingwer und Knoblauchpulver dazugeben. Mit dem Wasabi-Zitronensaft ablöschen.

3 Petersilie oder Koriander waschen, trocken schütteln und fein schneiden, zu den Shrimps geben.

4 Eisbergsalat auf einem Teller anrichten und die Krabben darauf verteilen.

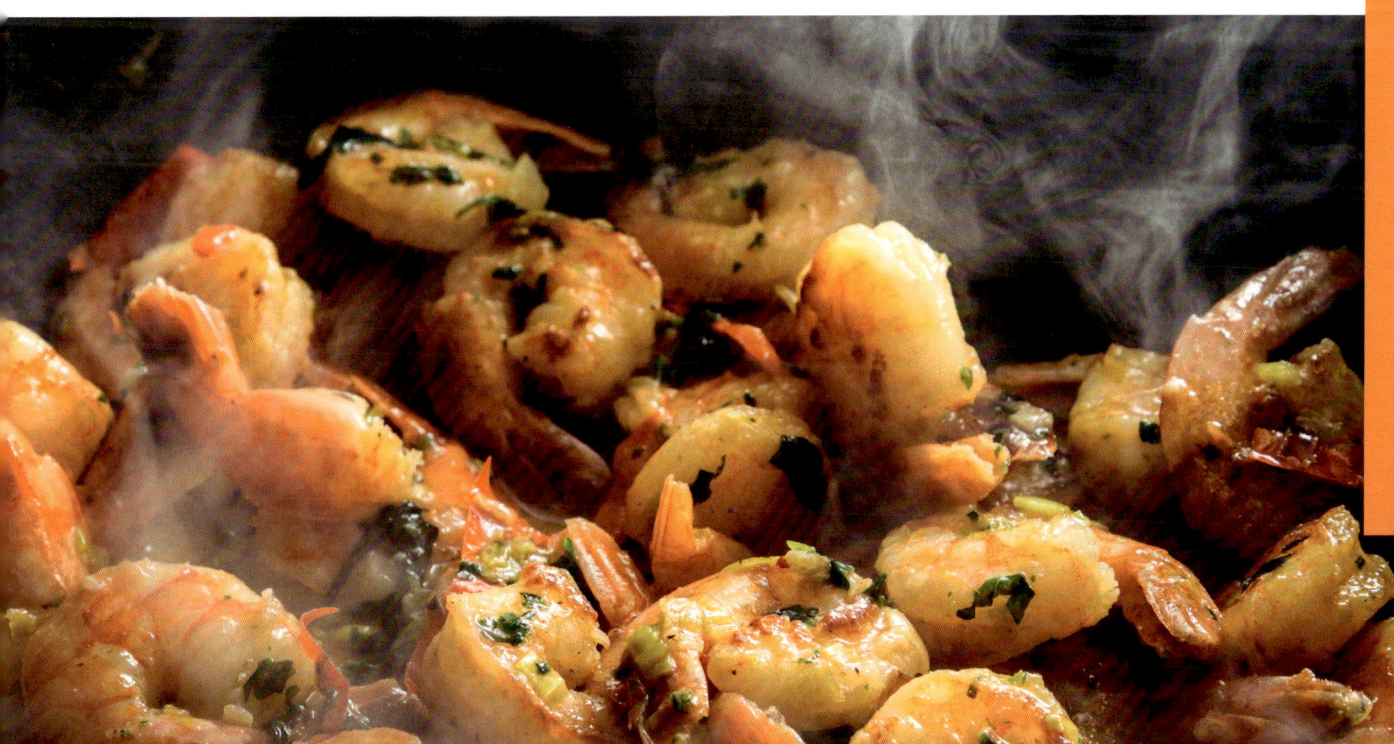

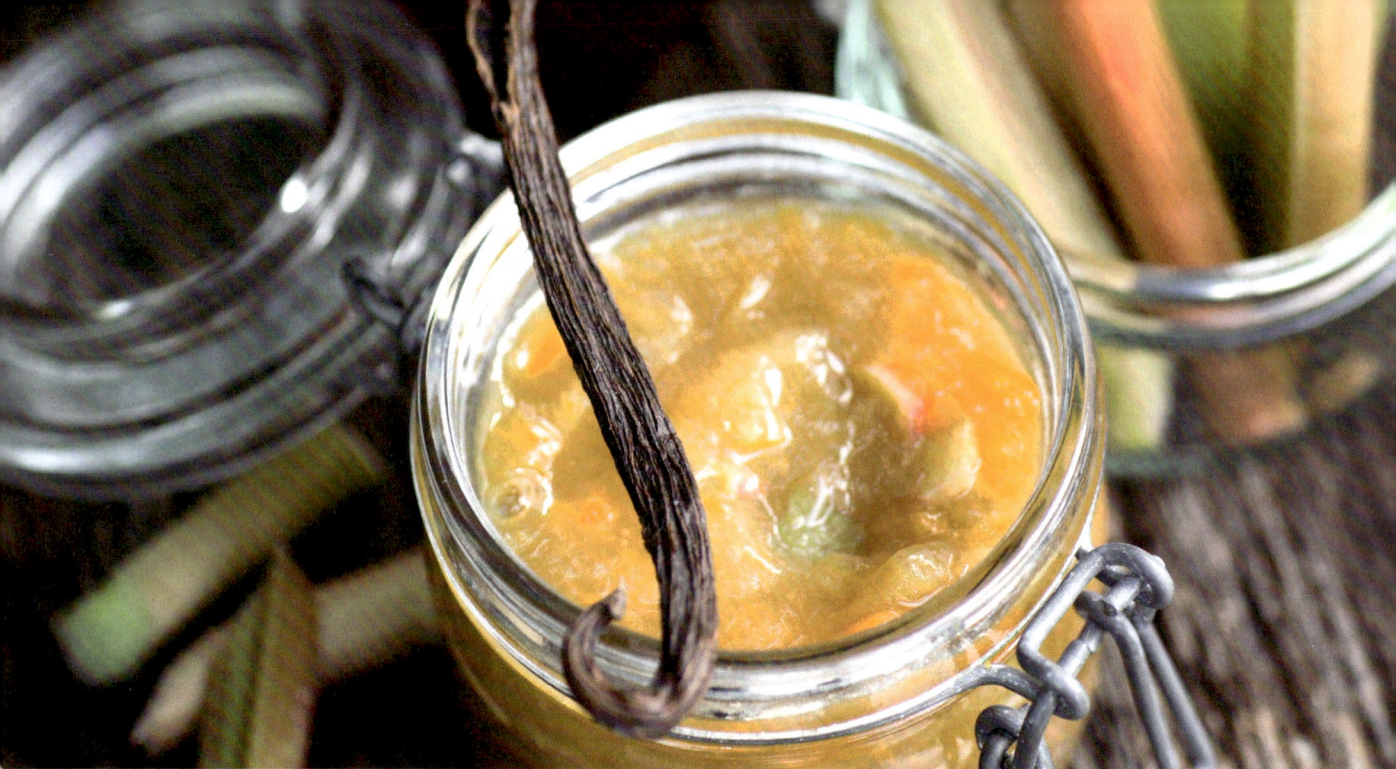

Rhabarber-Apfel-Kompott

4 Portionen, 50 kcal pro Portion

ZUTATEN

4 Stangen Rhabarber

2 Äpfel

150 ml Wasser

1 Vanilleschote

Süßungsmittel

Zimt

1 Rhabarber waschen und die äußere Haut abziehen. In etwa 1 cm dicke Scheiben schneiden.

2 Äpfel schälen, Kerngehäuse herausschneiden und in kleine Stücke schneiden. Zusammen mit dem Rhabarber in einen Topf geben und mit etwas Wasser aufsetzen.

3 Vanilleschote aufschneiden, das Mark herauskratzen und zusammen mit der Schote in den Topf legen. Etwa 5 Minuten köcheln lassen, bis das Obst weich ist. Eventuell noch etwas Wasser dazugeben.

4 Mit Zimt und Süßungsmittel abschmecken.

TIPP

Kann zusammen mit magerem Hüttenkäse, Joghurt oder Quark als Hauptgang gegessen werden.

Heidelbeer-quark

2 Personen, 139 kcal pro Portion

ZUTATEN

250 g Heidelbeeren (wahlweise auch
Erdbeeren)

400 g fettarmer, vorzugsweise fett-
freier Quark

4 El Erythritol oder ein paar Spritzer
Stevia

2 Minzeblättchen

3 Eiswürfel

1 Beeren vorsichtig waschen und in ein Sieb geben. Tiefgekühlte
Beeren auftauen lassen.

2 Die Beeren mit den übrigen Zutaten mischen und mit 3 Eiswürfeln in
einen Mixer geben. Fein pürieren, in Gläser füllen und sofort servieren.
Mit Minzeblättchen garnieren.

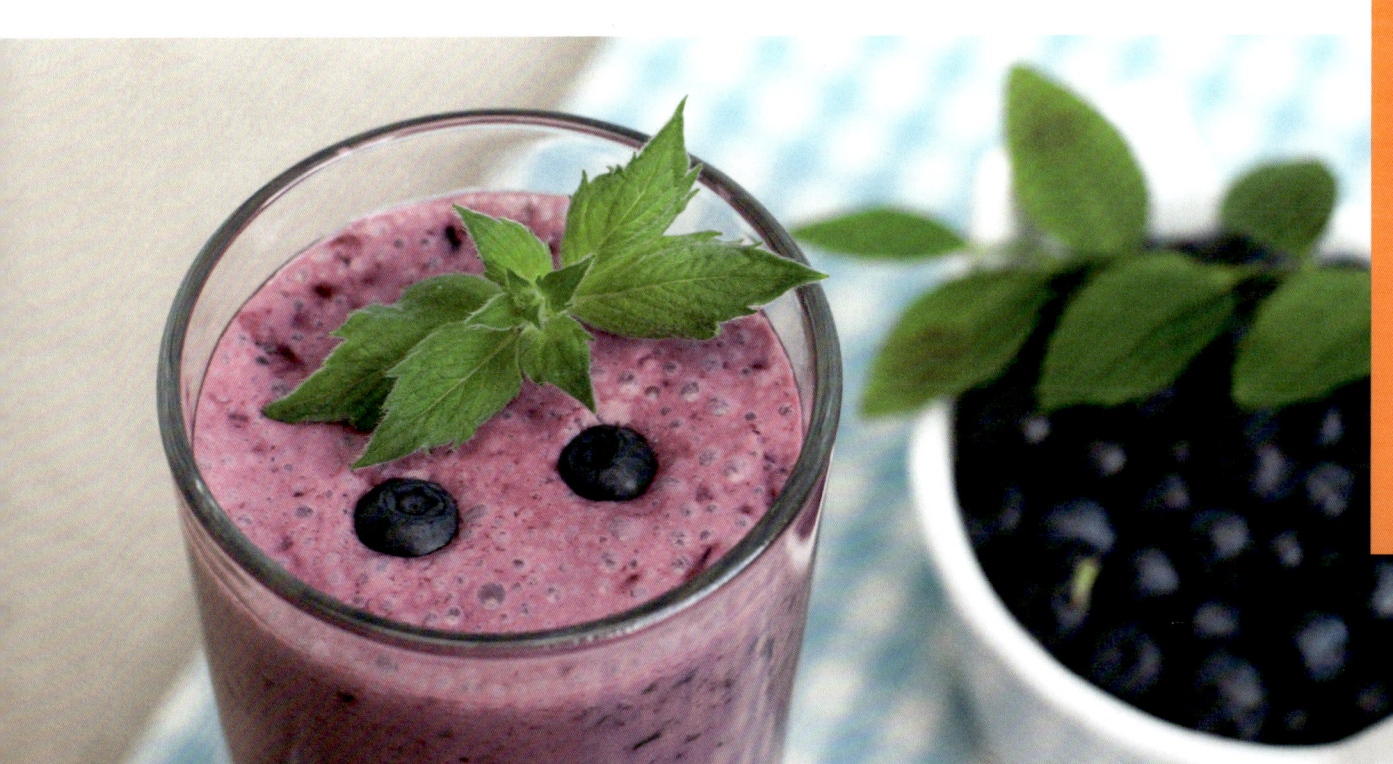

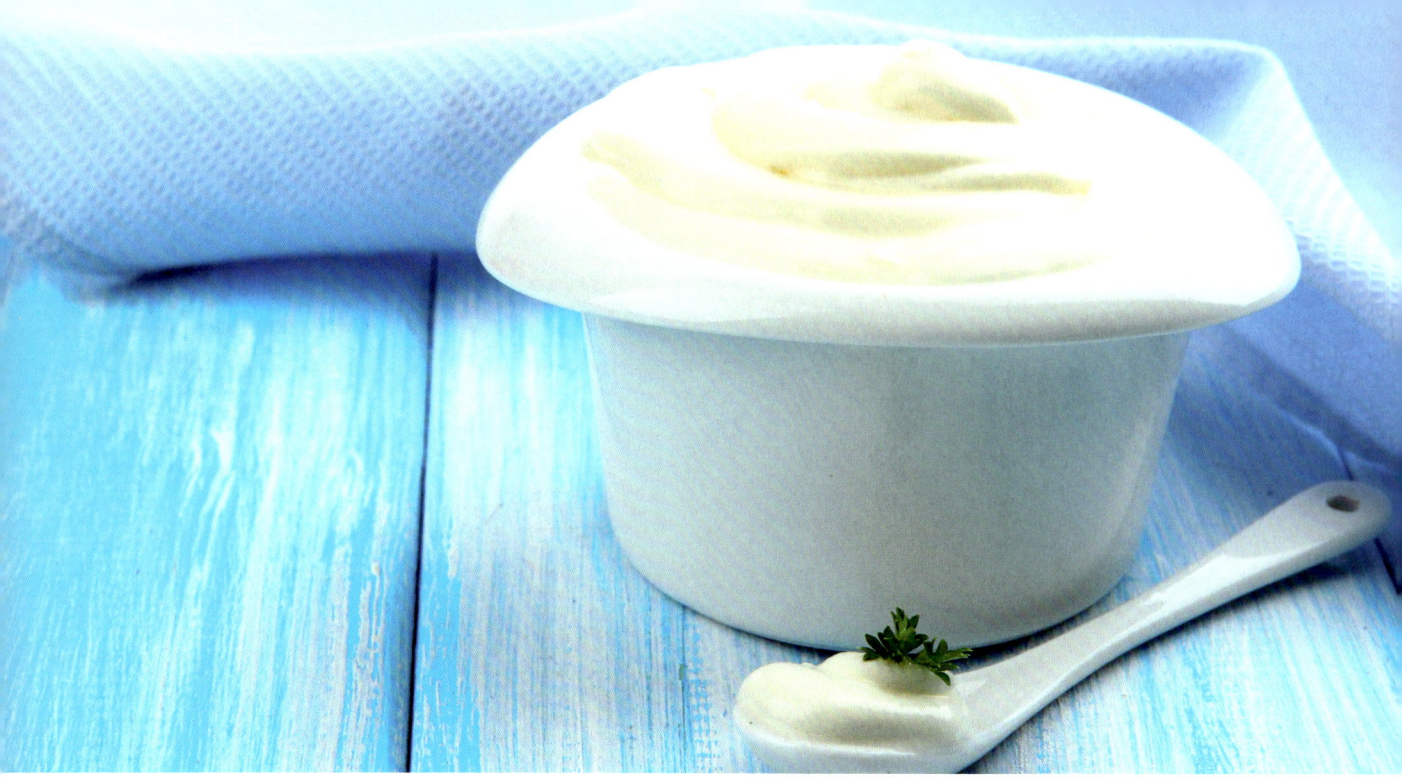

Frozen-Joghurt mit Zitronen-Minze-Soße

3 Portionen, 50 kcal pro Portion

ZUTATEN

2 Becher fettarmer Joghurt á 200g

3 Blätter Gelatine

1 1/2 – 2 unbehandelte Zitronen

1/2 Bd. frische Minze

1 TL Stevia oder 2–3 EL Erythritol

1 Joghurt aus dem Kühlschrank nehmen. Zur weiteren Verwendung sollte er Zimmertemperatur haben.

2 Gelatine in einer Schale mit kaltem Wasser kurz einweichen.

3 Die Zitronen abspülen und mit der Schale in kleinere Stücke schneiden. Kerne entfernen und im Mixer pürieren.

4 Minze waschen und fein hacken und mit Stevia oder Erythritol zu den Zitronen geben und im Mixer weiter pürieren. Die Zitronen-Minzsauce ist fertig.

5 Gelatine ausdrücken und in ein wenig heißem Wasser auflösen. Mit dem Joghurt und der Zitronen-Minze-Sauce mischen. In Dessert- oder Weingläser füllen und für einige Stunden kühl stellen.

6 Mit Minzeblättchen garnieren.

TIPP

Statt der Zitronen-Minze-Soße kann man den Frozen-Joghurt auch mit 200 g frischen Beeren (z.B. Heidelbeeren oder Erdbeeren) essen.

Erdbeer-Baiser

4 Portionen, 56 kcal pro Portion

ZUTATEN

16 Erdbeeren

4 Eiweiß

2 TL Stevia oder 5 EL Erythritol

1 Messerspitze frische Vanille oder

1 Prise gemahlener Zimt

1 Ofen auf 130 °C vorheizen.

2 Eiweiß mit Erythritol oder Stevia steif schlagen.

3 Backblech mit Backpapier auslegen.

4 Mit einem Löffel aus der Eiweißmasse kleine Formen bilden und auf dem Backblech verteilen. Wenn es perfekt aussehen soll, kann man die Masse auch durch einen Spritzbeutel pressen.

5 30–40 Minuten backen.

6 Erdbeeren waschen und in Scheiben schneiden. Etwas süßen und in 4 kleine Schalen geben. Baiser daraufsetzen und mit Zimt oder Vanille bestreuen.

TIPP

Wer möchte, kann einen Teil der Eiweißmasse mit ein wenig pürierten Erdbeeren mischen und so zweifarbige Baisers herstellen.

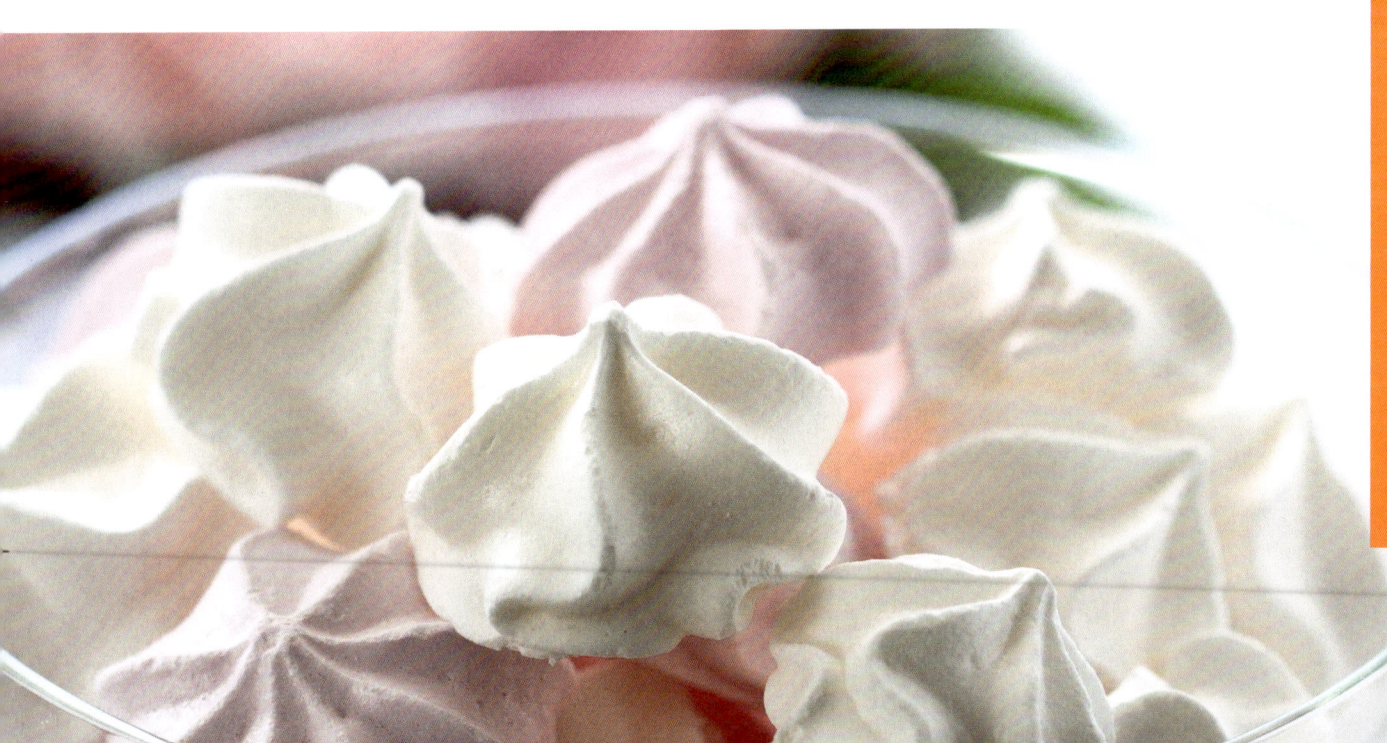

Frühstücken während der Diät

Nach der Originaldiät von Dr. Simeons gibt es zum Frühstück nur je 1 Apfel, eine Orange oder eine halbe Grapefruit. Erlaubt sind darüber hinaus eine halbe kleine Papaya oder 100 g Beeren. Ab und zu dürfen Sie sich eine Portion Apfelmus mit Hüttenkäse gönnen. In der Stabilisierungsphase ist ein Hafermüsli mit Früchten eine gesunde Alternative.

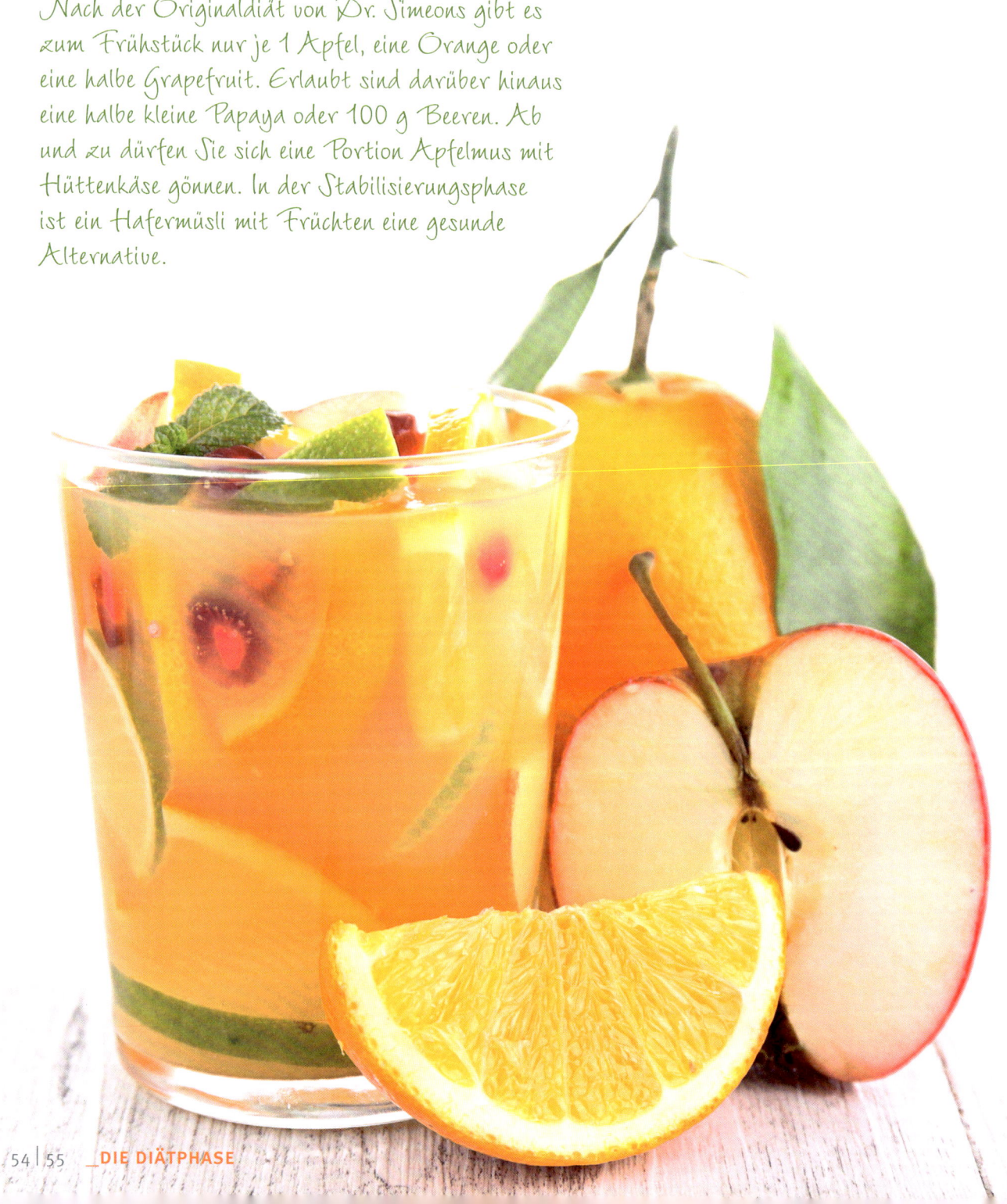

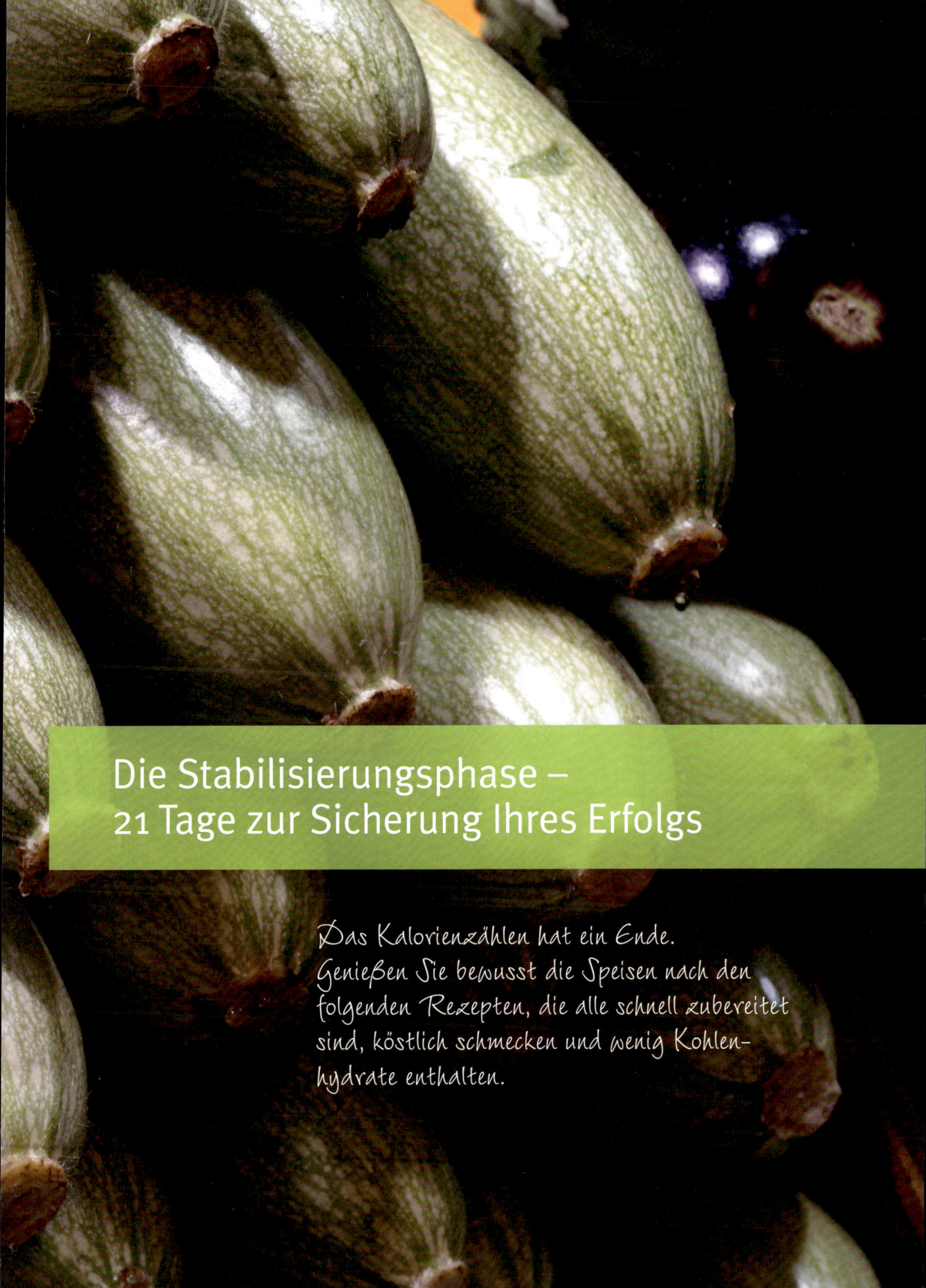

Die Stabilisierungsphase –
21 Tage zur Sicherung Ihres Erfolgs

Das Kalorienzählen hat ein Ende.
Genießen Sie bewusst die Speisen nach den
folgenden Rezepten, die alle schnell zubereitet
sind, köstlich schmecken und wenig Kohlenhydrate enthalten.

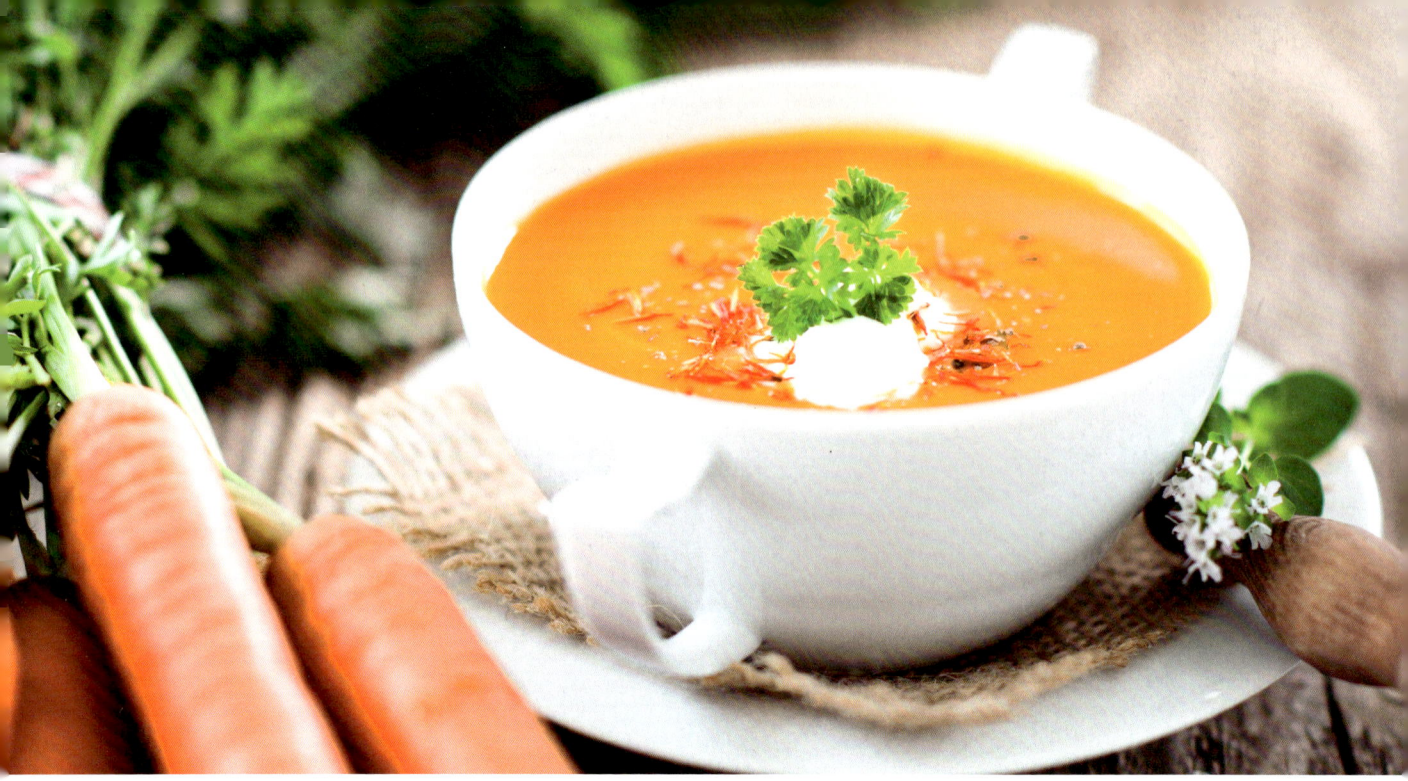

Schnelle raffinierte Karottensuppe

2–3 Portionen

ZUTATEN

350 g Karotten, in Scheiben geschnitten

2 Schalotten oder Zwiebeln, fein geschnitten

1 EL Olivenöl

500 ml Gemüse- oder Hühnerbrühe

Chiliflocken oder 1 TL Sambal Oelek

1 kl. Stück Ingwer, fein gehackt

Saft einer halben Orange

3 EL saure Sahne

1 Box frische Kresse, ersatzweise auch Petersilie, fein gehackt

Salz und Pfeffer

1 Schalotten im Öl andünsten, dann Karotten dazugeben und mit der Brühe aufgießen.

2 Chiliflocken oder Sambal Oelek und Orangensaft dazugeben und für ca. 20 Minuten köcheln, bis die Karotten weich sind.

3 Ingwer mit einen Teil der Kresse und 2 Esslöffel saurer Sahne zur Suppe geben und alles fein pürieren.

4 Mit Salz und Pfeffer abschmecken. Suppe auf 2 Teller verteilen, mit der restlichen sauren Sahne und eventuell etwas Chili und Kresse oder Petersilie garnieren.

Weißer Bohneneintopf

2 Portionen

ZUTATEN

1 kleine Dose weiße Bohnen
(ca. 425 ml), abgetropft
Zwiebel, fein gehackt
1 Knoblauchzehe, durchgepresst
1 EL Olivenöl
1/2 Dose passierte Tomaten (ca. 200 g)
1 TL Sambal Oelek
ein paar Zweige Thymian, gezupft,
wahlweise glatte Petersilie, fein
gehackt
eine Prise Süßungsmittel
Salz und Pfeffer

1 Zwiebel und Knoblauch in einer Pfanne mit Olivenöl andünsten.

2 Tomaten in die Pfanne geben und weitere 10 Minuten köcheln lassen.

3 Dann die Bohnen und die Kräuter dazugeben und weitere 5 Minuten köcheln lassen. Mit Salz, Pfeffer und Süßungsmittel abschmecken.

TIPP

Dieser Bohneneintopf ist die schnelle Variante. Sie können das Gericht auch mit getrockneten Bohnen machen. Dann sollten Sie diese über Nacht einweichen und nach Packungsangabe kochen. Dazu passen Hackfleischbällchen oder scharfe Würstchen (Chorizo oder Salcicia) gut.

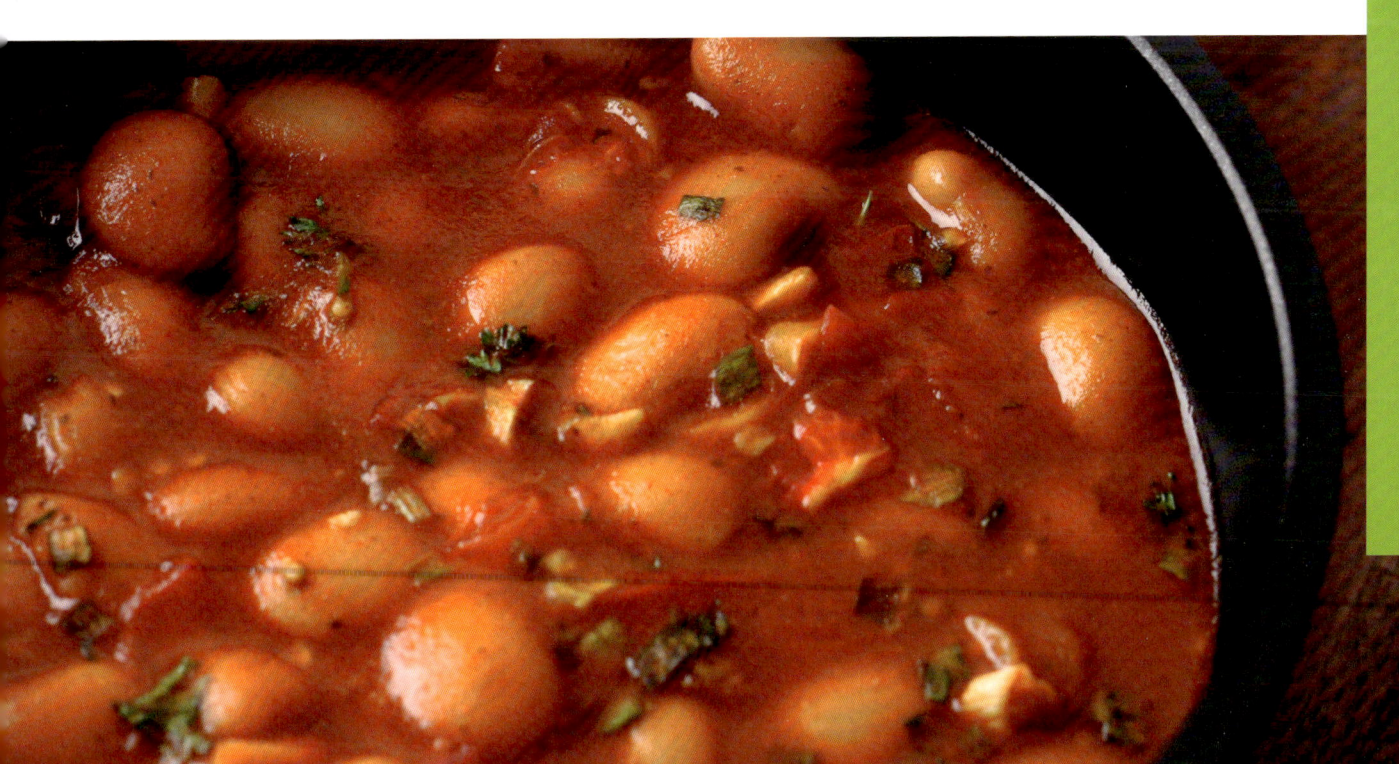

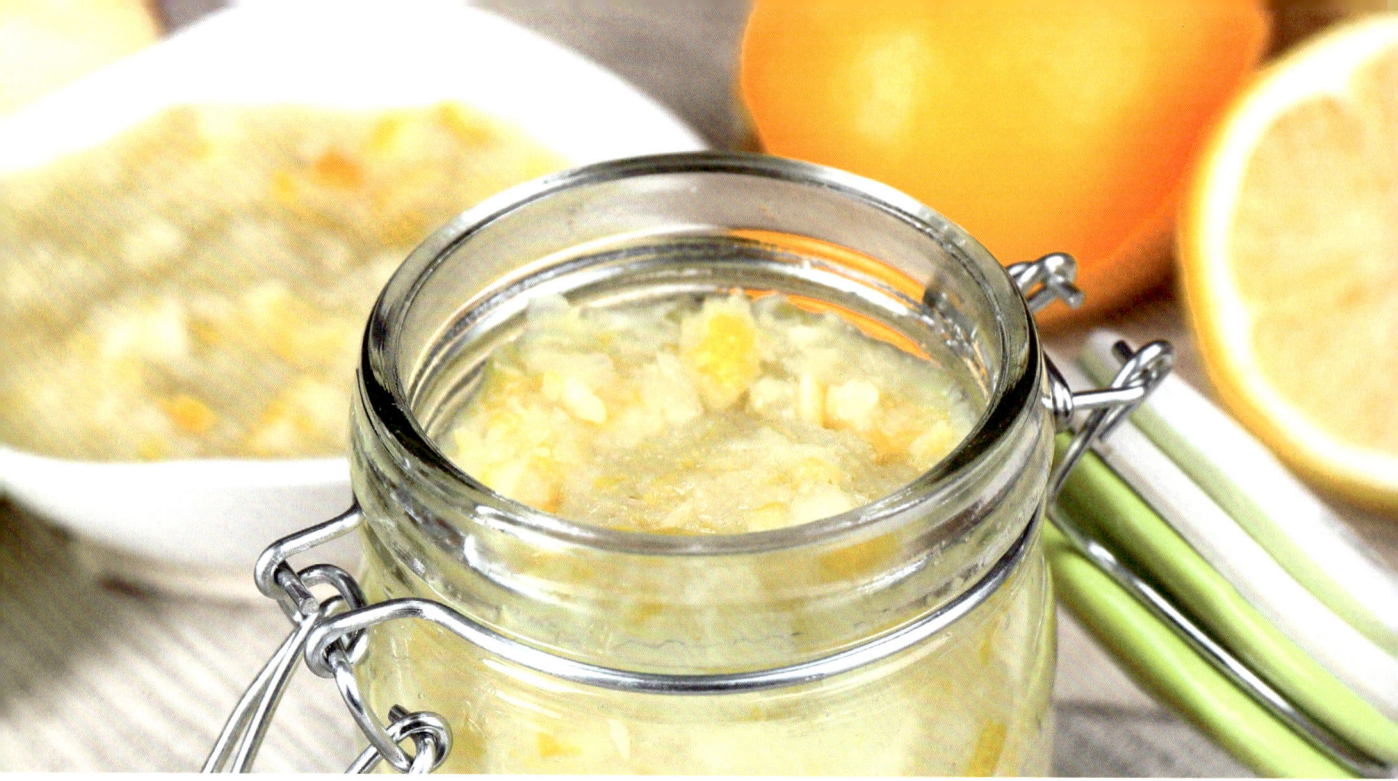

Zitronen-Orangen-Chutney

Zutaten für ein Glas von ca. 250 ml Inhalt

ZUTATEN

ZUTATEN

2 unbehandelte Zitronen, mit
Schale klein geschnitten

1 große Orange, geschält und in
kleine Stücke geschnitten

1 Knoblauchzehen, geschält und
fein gehackt

1 TL Sambal Oelek

1 TL roter Piment, gemahlen

Salz und Pfeffer

1   Knoblauch in einen beschichteten Topf geben und kurz andünsten.
Restliche Zutaten dazugeben und mit einem Glas Wasser, Salz und Pfeffer ca. 20 Minuten bei schwacher Hitze leicht köcheln lassen.
Abschmecken und in das vorbereitete Glas füllen.

TIPP
Passt gut zu Gemüse, Fleisch und Fisch und zu Käse.

Hollandaise aus Buttermilch

2 Portionen

ZUTATEN

1 Eigelb
1 TL Senf
200 g Buttermilch
20 g kalte Butter
1 EL Mondamin (Soßenbinder)
1/2 Bd. Schnittlauch, in feine Ringe geschnitten
Salz und frischer Pfeffer aus der Mühle

1 In einem kleinen Topf das Eigelb mit dem Senf verrühren und bei milder Hitze schaumig schlagen. Langsam nach und nach die Buttermilch dazugießen und aufkochen, dabei immer weiter aufschlagen.

2 Kalte Butter in Stückchen dazugeben. Dann den Soßenbinder unter ständigem Rühren dazugeben. Mit Schnittlauch bestreuen und mit Salz und frischem Pfeffer aus der Mühle würzen.

TIPP

Dazu passt frischer Spargel (ca. 10 Minuten kochen) oder auch eine Gemüsemischung, die man in Salzwasser kocht: Brokkoli und Paprika (in ca. 8 Minuten bissfest kochen), Fenchel (20 Minuten), Möhren und grüne Bohnen (ca. 10–15 Minuten). Die verschiedenen Gemüsesorten auf einer Platte anrichten und mit der Hollandaise servieren.

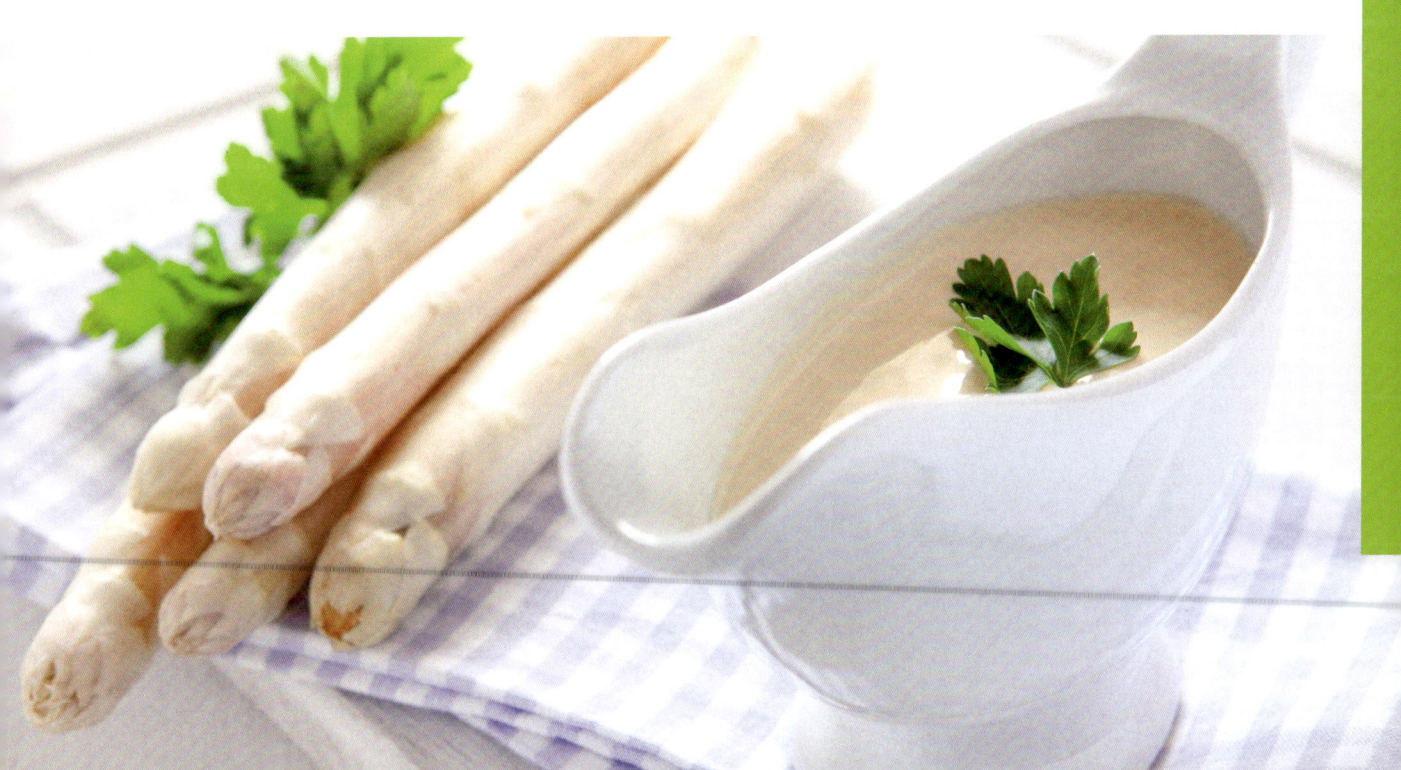

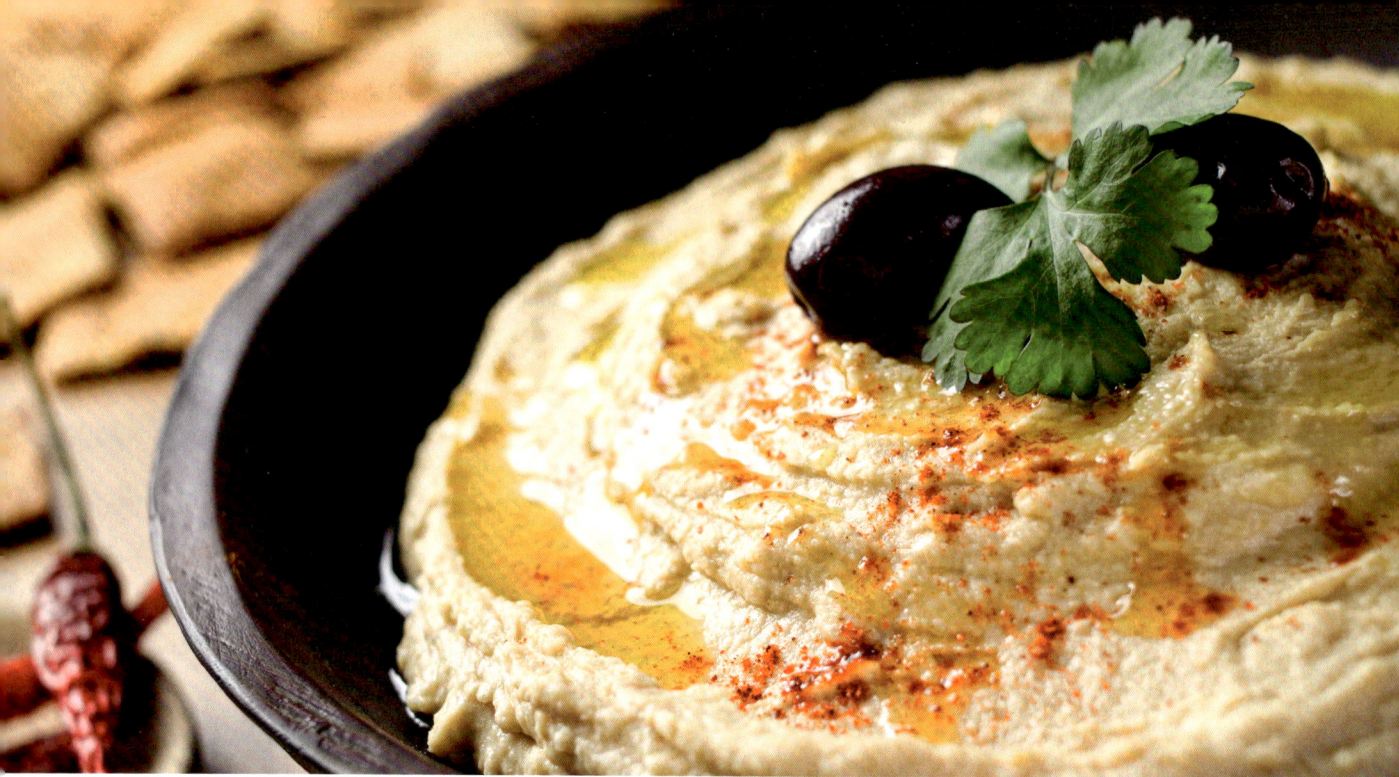

Hummus
mal anders

4 Portionen

ZUTATEN

ca. 400–500 g Kichererbsen aus
der Dose oder dem Glas

100 ml Gemüsebrühe

6 EL Olivenöl

3 Knoblauchzehen, durchgepresst

4 EL Zitronensaft

4 EL Tahini (Sesampaste)

1 EL Cumin (Kreuzkümmel)

Paprikapulver, scharf

1/2 TL Sambal Oelek

1 EL Curry

Salz und Pfeffer

1 Kichererbsen im eigenen Saft und in 100 ml Gemüsebrühe kurz
kochen. Abgießen und eine Tasse des Suds aufheben.

2 Kichererbsen pürieren und mit den übrigen Zutaten mischen.
Es sollte eine glatte, sämige Paste entstehen. Ist sie zu fest, noch etwas
von dem Sud hinzufügen.

3 In eine Schüssel geben und mit Paprikapulver bestreuen. Etwas
Olivenöl darübergießen.

TIPP

Hummus kann als Dip mit rohen Karotten, Zucchini und Paprika
gegessen werden. Das Gemüse hierzu in Stifte schneiden. Mit Auber-
ginen-Karotten-Püree und Tabbouleh kann es als Teil eines arabischen
Buffets serviert werden. Dazu passt knuspriges Fladenbrot.

Tabbouleh

2 Portionen

ZUTATEN

150 g Hirse

1 TL Butter

1 Msp. Kreuzkümmel

Salz

3 EL Zitronensaft

4 EL frische glatte Petersilie, fein gehackt

2 Tomaten, in kleine Würfelchen geschnitten

1/2 TL edelsüßes Paprikapulver

1/2 Salatgurke, klein geschnitten

2 EL Olivenöl

2 Frühlingszwiebeln, fein geschnitten

2 EL frische Minze, fein gehackt

Salz und Pfeffer

1 Hirse in einem Topf mit Butter kurz anrösten. Kreuzkümmel, Salz und Wasser (nach Vorgabe) hinzufügen und aufkochen. Bei kleiner Hitze ca. 20 Minuten ausquellen lassen.

2 Zitronensaft in eine Schüssel geben.

3 Petersilie, Tomaten, Paprikapulver, Gurken, Frühlingszwiebeln und Minze mit dem Olivenöl verrühren und mit Salz und Pfeffer würzen.

4 Abgekühlte Hirse dazugeben und gut durchmischen.

TIPP

Tabbouleh ist ein erfrischender Salat und kann gut zusammen mit Hummus, Auberginenmus und gegrilltem Fleisch gegessen werden.

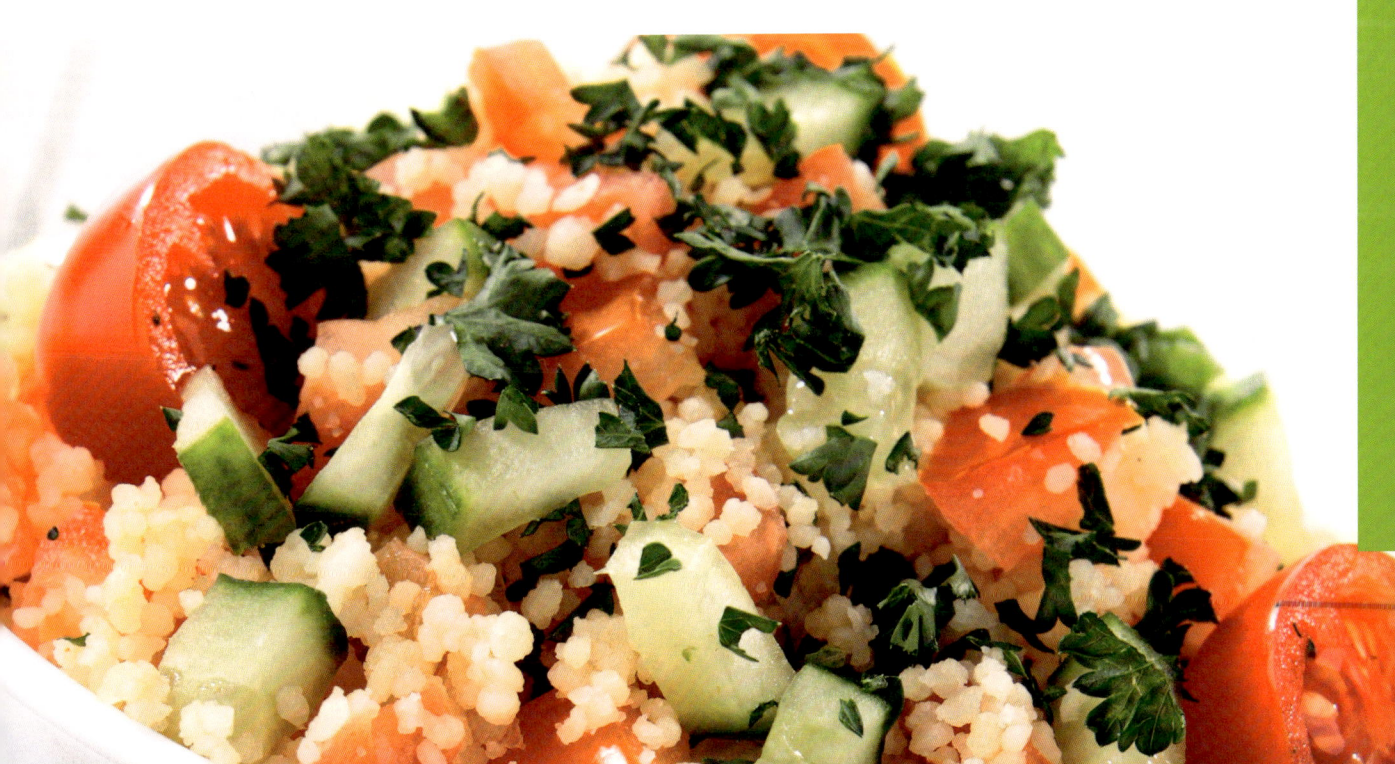

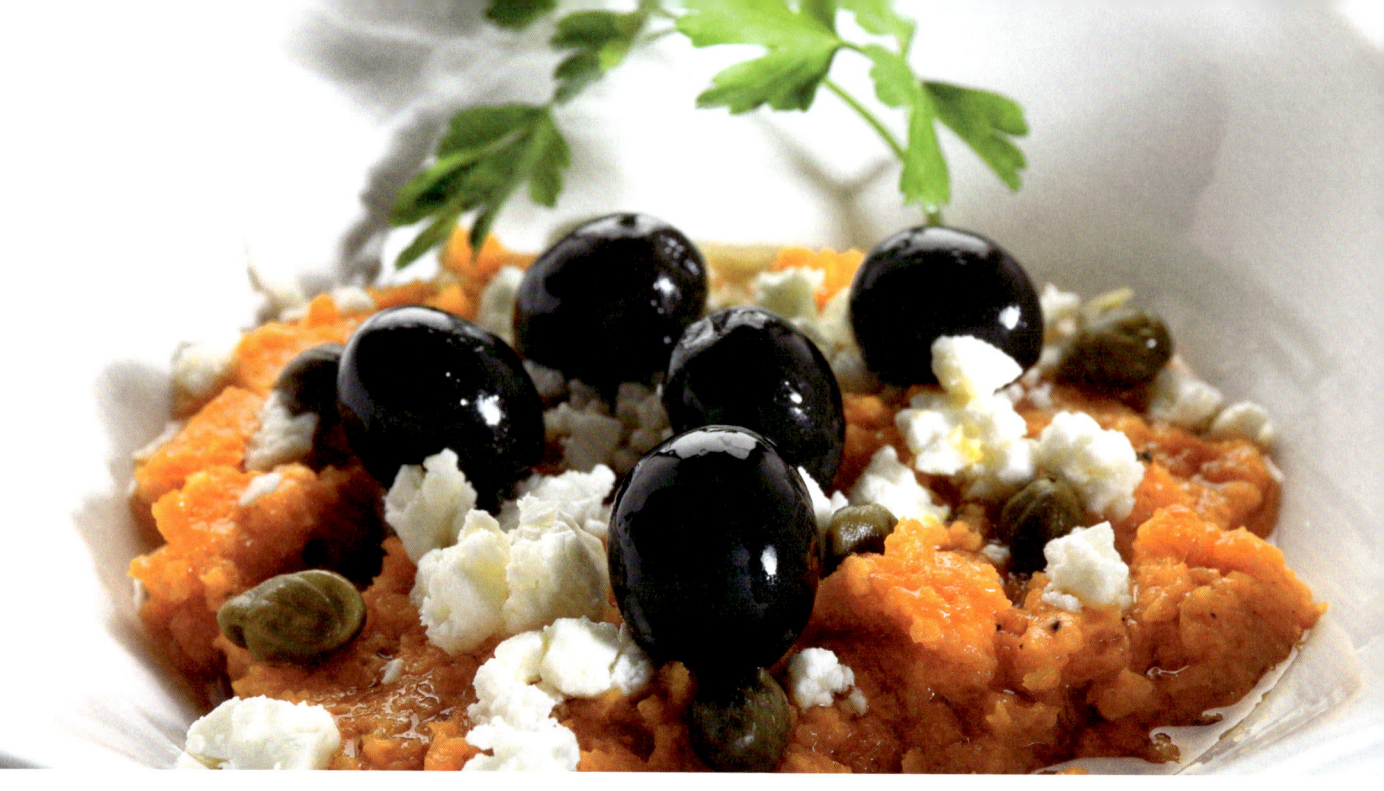

Karottenpüree mit Schafskäse

2 Portionen

ZUTATEN

250 g Karotten, geschält und in dünne Scheiben geschnitten

1 Knoblauchzehe, fein geschnitten

2 EL Olivenöl

1/2 TL Harissa (scharfe Chilipaste) oder Sambal Oelek

1 Prise gemahlener Koriander

1 Prise gemahlener Kreuzkümmel

35 g Fetakäse (griechischer Schafskäse)

1 TL eingelegte Kapern aus dem Glas

ein paar schwarze Oliven

Salz und Pfeffer

1 In einem Topf 1 Esslöffel Öl erhitzen und darin die Karotten und den Knoblauch andünsten. Harissa und 3 Esslöffel Wasser dazugeben und ca. 10 Minuten garen.

2 Danach die Karotten pürieren. Sollte das Püree zu trocken sein, etwas Wasser dazugeben und glatt rühren. Anschließend mit Koriander, Kreuzkümmel, Salz und Pfeffer würzen. Abkühlen lassen.

3 Das Karottenpüree in einem Schälchen anrichten, den zerbröckelten Schafskäse darauf verteilen. Restliches Olivenöl darüberträufeln und mit Kapern und den Oliven garnieren.

TIPP

Das Karottenpüree schmeckt als Teil der arabischen Vorspeisen oder auch als eigenständiges Gericht. Dazu passt gut knuspriges Fladenbrot, Rezept auf S. 72.

Lauwarmer Salat
mit Bulgur und Halloumi

2 Portionen

ZUTATEN

100 g Bulgur (verwenden Sie Qinoa,
wenn Sie unter einer Glutenunverträglichkeit leiden)

200 ml Gemüsebrühe

45 g Kichererbsen aus der Dose

1 kleine Aubergine, in Scheiben
geschnitten

1 große Fleischtomate, in Scheiben
geschnitten

1 mittelgroße rote Zwiebel, in Ringe
geschnitten

1 Knoblauchzehe, feingehackt

4 Scheiben Halloumi (Käse aus Schafsmilch), ersatzweise auch Fetakäse

Olivenöl

Salz und Pfeffer

Saft und abgeriebene Schale 1/2 Zitrone

Ein paar Zweige Minze (ersatzweise
glatte Petersilie)

1 Backofen auf 180°C (Umluft entsprechend weniger) vorheizen.

2 Auberginenscheiben mit Olivenöl beträufeln, salzen und pfeffern und
auf ein Backblech geben. Nach ca. 10 Minuten die geschnittene
Tomate, Zwiebel und Knoblauch dazugeben. Evtl. noch etwas Olivenöl
hinzufügen. Weitere 20 Minuten backen, dabei aufpassen, dass nichts
anbrennt, öfter umrühren.

3 In der Zwischenzeit Bulgur mit Gemüsebrühe laut Packungsanleitung
kochen. Kichererbsen abgießen und zum Bulgur geben. Abgeriebene
Zitronenschale und Zitronensaft dazugeben und die Hälfte der gehack-
ten Minze (oder Petersilie) unterrühren.

4 Die Halloumischeiben in etwas Olivenöl anbraten.

5 Bulgur auf zwei Teller anrichten, Auberginengemüse über den
Bulgur verteilen. Die Halloumischeiben darauf anrichten und mit
Minze bestreut servieren.

TIPP

Schmeckt köstlich! Kann auch kalt gegessen werden.

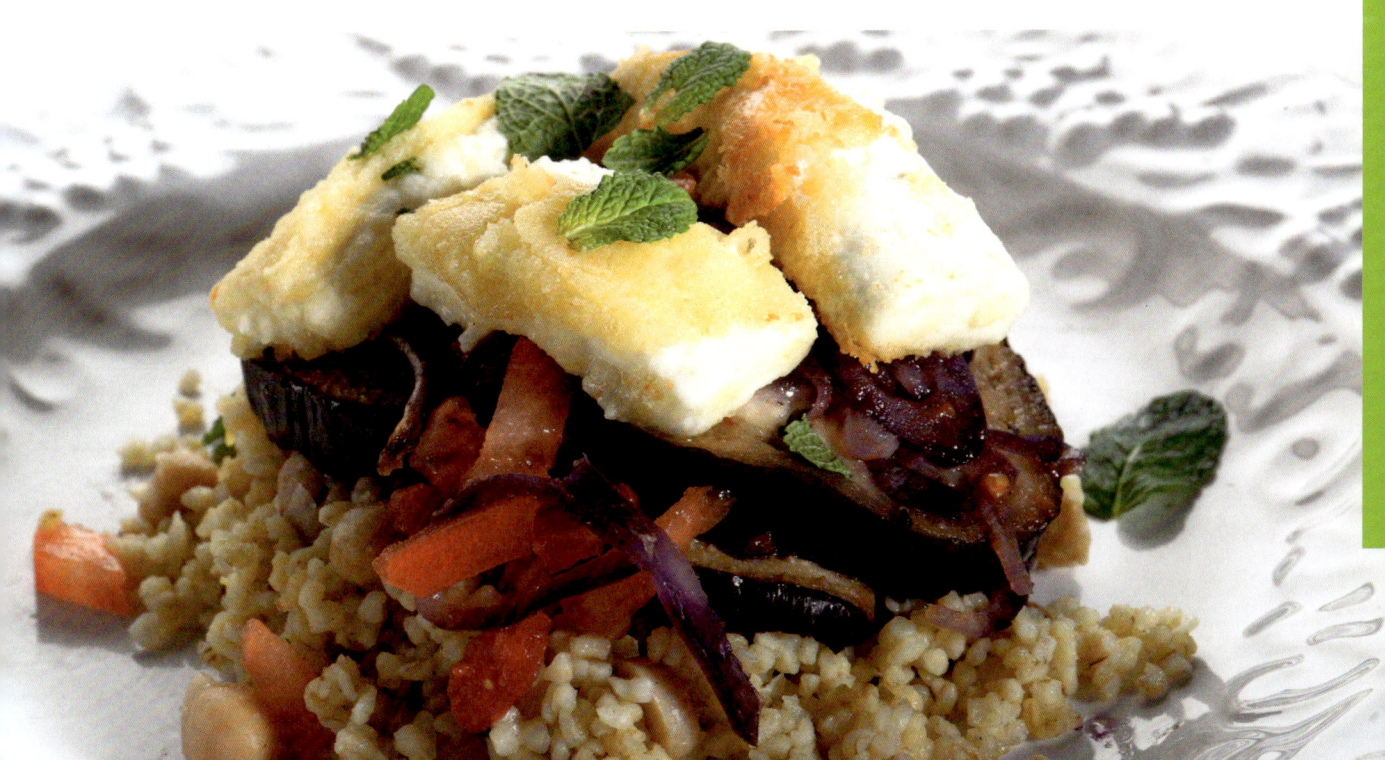

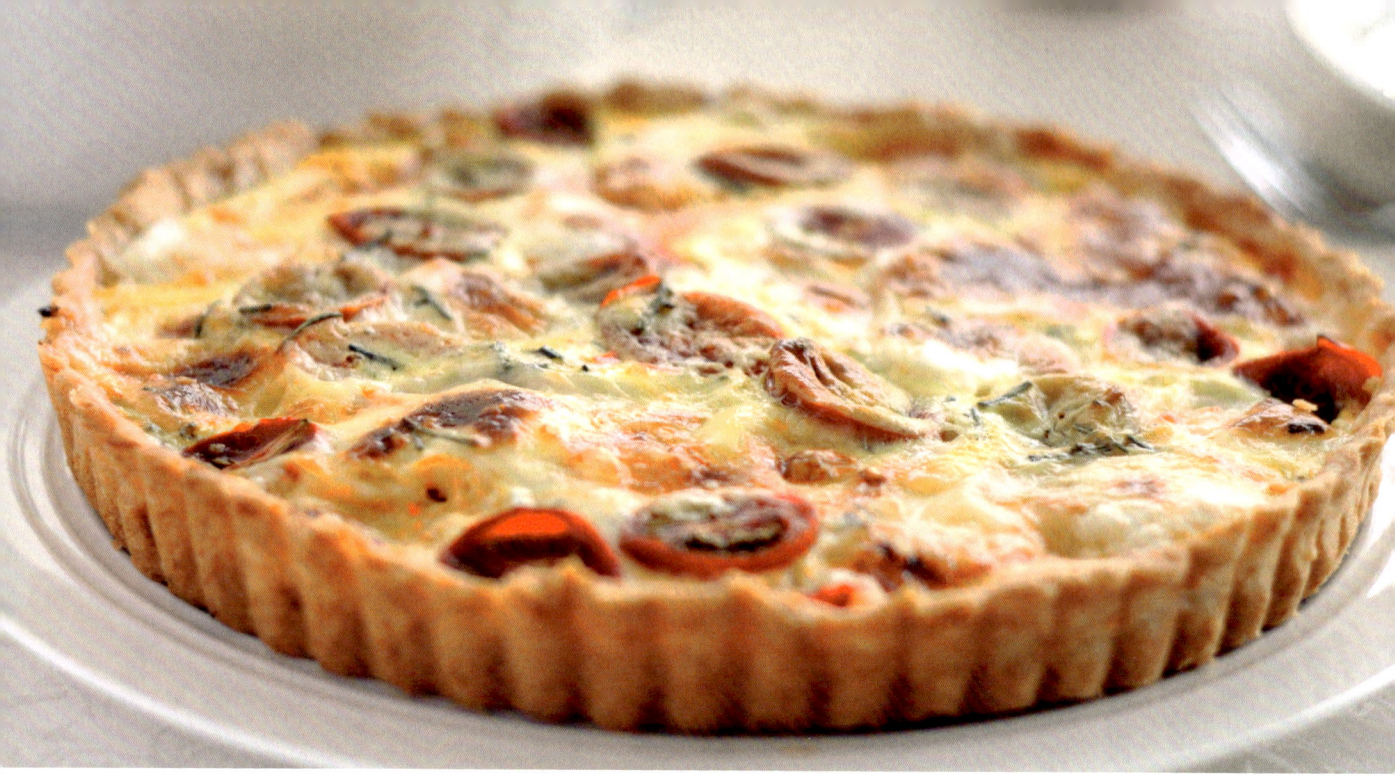

Sauerkraut-Fenchel-Tarte

12 Stücke

TEIG

200 g feines Dinkel- oder
Buchweizenmehl

1 TL Fenchelsaat

100 g Frischkäse

75 g Butter, zimmerwarm

1 Ei

FÜLLUNG

1 kleine Dose mildes Sauerkraut

1 Fenchelknolle, in feine Streifen
geschnitten

2 Schalotten oder 1 Zwiebel, fein
gehackt

80 g Bergkäse, gerieben

100 g Frischkäse

60 ml Sahne

40 ml Gemüsebrühe

3 Eier

100 g Kirschtomaten

Salz und Pfeffer

1 Backofen auf 200°C (Umluft 180°C) vorheizen.

2 Fenchelsaat in einem Mörser fein zerstoßen.

3 Mehl, Butter, Frischkäse und Ei zu einem glatten Teig kneten.
In Klarsichtfolie wickeln und für 1 Stunde in den Kühlschrank legen.

5 Sauerkraut im Sieb abtropfen lassen.

6 Sahne, Gemüsebrühe, Frischkäse, Käse, Schalotten, Salz und Pfeffer
mischen und mit dem Sauerkraut und dem Fenchel unterheben.

7 Teig auf einer bemehlten Arbeitsfläche ausrollen und in eine gefettete
Tarte-Form legen, Rand andrücken. Die Füllung auf dem Teig verteilen.
Die Tomaten auf die Tarte geben und ca. 50 Minuten auf der untersten
Schiene backen.

8 Tarte vor dem Servieren etwas abkühlen lassen.

TIPP

Zusätzlich können Sie die Tarte mit 100 g dünn geschnittenem
Schinken belegen.

Kürbis-Curry

2 Portionen

ZUTATEN

1 Dose Kichererbsen (400 g)

500 g Hokkaido-Kürbis, geschält, entkernt, in Würfel geschnitten

1 Bd. Frühlingszwiebeln, in feine Ringe geschnitten

2 Tomaten

1 1/2 EL Öl

1 TL scharfes Currypulver

400 ml Gemüsebrühe

Salz

1 EL zuckerfreie Aprikosenkonfitüre

1 EL Limettensaft

1 Die Kichererbsen durch ein Sieb abgießen und kalt abspülen.

2 Tomaten kurz heiß überbrühen und die Schale entfernen. Tomaten klein schneiden.

3 Öl in einem Topf erhitzen, Kürbis und Frühlingszwiebeln darin andünsten. Currypulver dazugeben und kurz mit dünsten.

4 Brühe, Tomaten und Kichererbsen zugeben, aufkochen und zugedeckt ca. 10 Minuten garen. Mit Salz, Aprikosenkonfitüre und Limettensaft abschmecken.

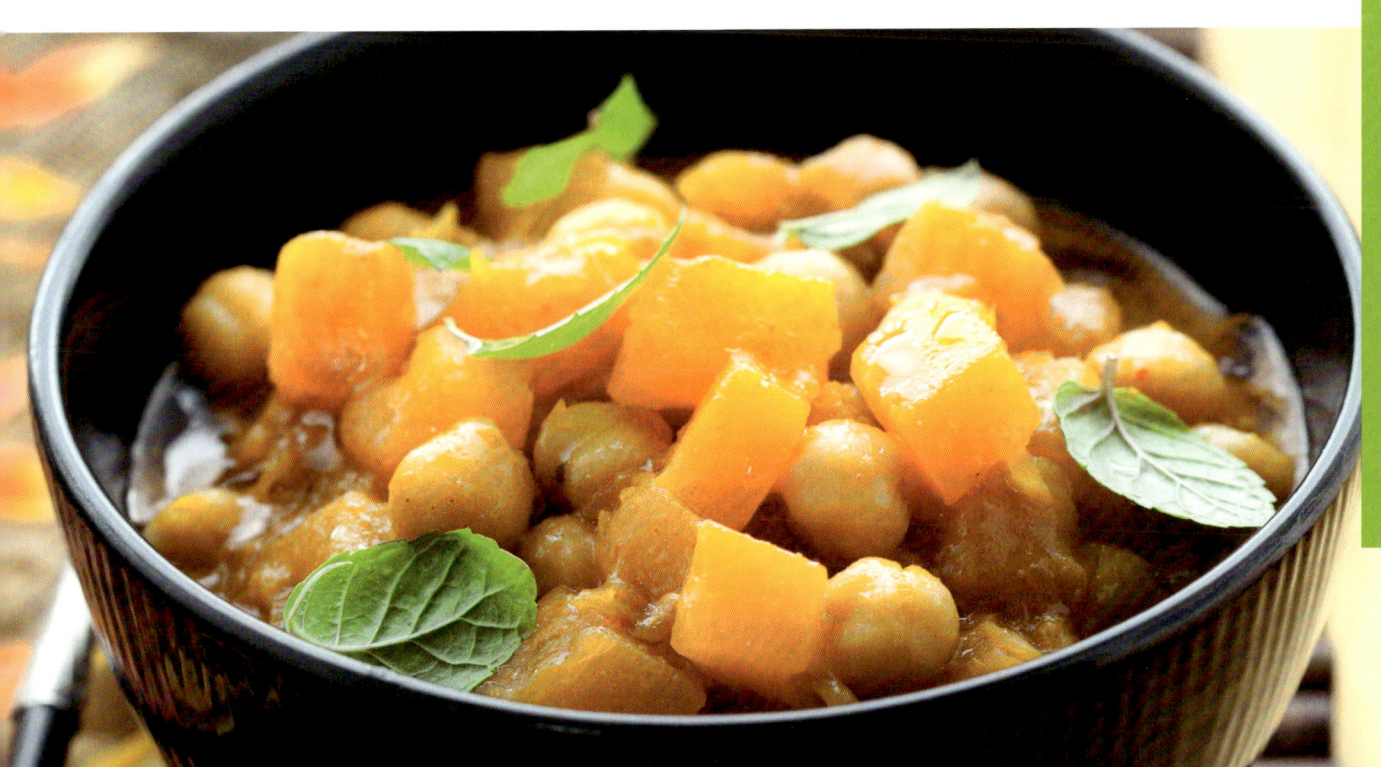

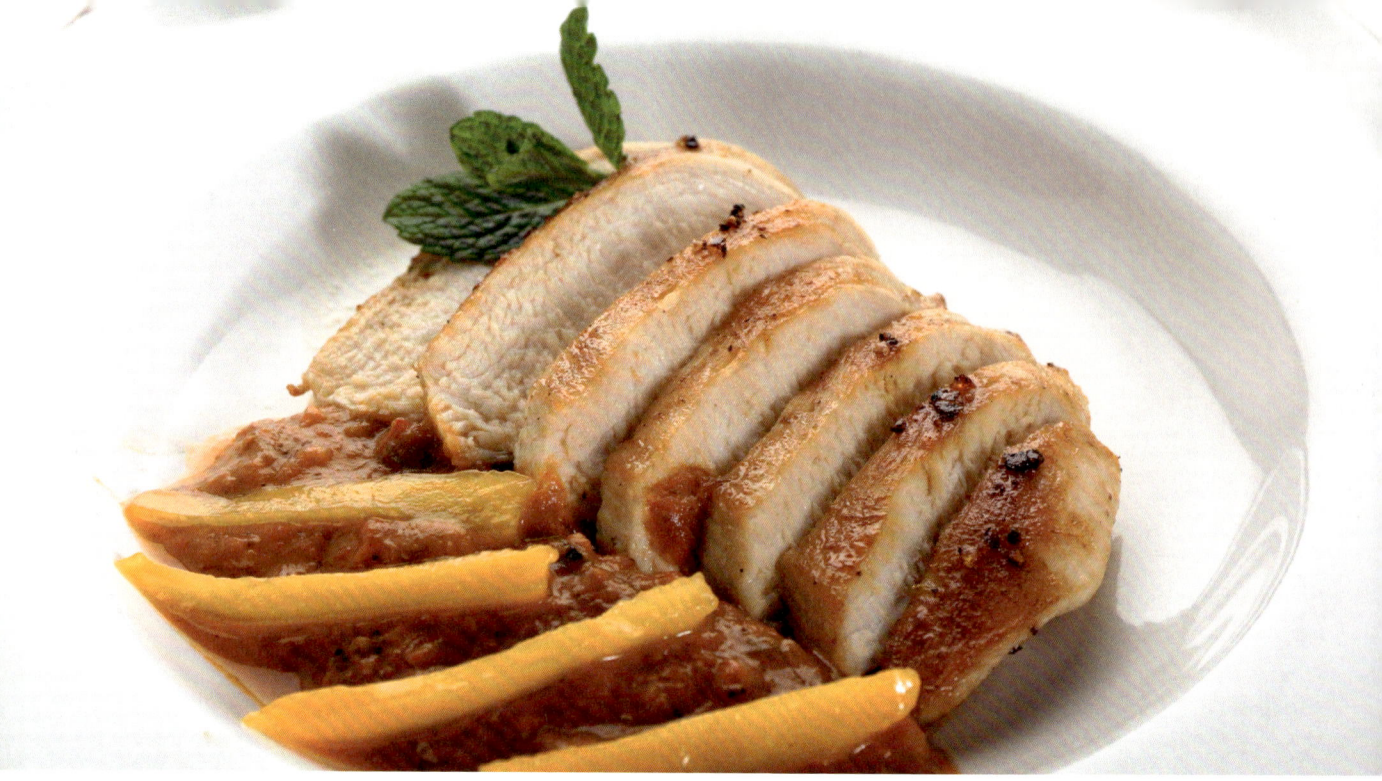

Hähnchenfilet mit Paprika-Mango-Salsa

4 Portionen

SALSA

2 mittelgroße gelbe Paprika, entkernt und gehackt

1 kleine Zwiebel, gehackt

2 mittelgroße gelbe Tomaten, gehäutet und halbiert

1 Knoblauchzehe, geschält und zerdrückt

1 kleine Mango, geschält und klein geschnitten

1 EL Sherryessig

2 EL brauner Zucker oder Erythritol

1 EL Olivenöl

1/2 rote Chili, fein gehackt

Salz & schwarzer Pfeffer

FILET

4 Hähnchenfilets

1 TL Salz

1 EL bunte Pfefferkörner, zerstoßen

3 EL Olivenöl

1 Olivenöl in einem mittelgroßen Topf erhitzen. Paprika und Zwiebel hinzufügen und vorsichtig anschwitzen, bis sie beginnen, weich zu werden.

2 Tomaten, Knoblauch, Mango, Chili, Zucker und Sherryessig dazugeben. Topf mit Deckel verschließen und auf der niedrigsten Stufe weitere 25 Minuten unter gelegentlichem Rühren köcheln lassen.

3 Mit dem Pürierstab pürieren, mit Salz und frisch gemahlenem Pfeffer würzen.

4 Hähnchenfilets auf beiden Seiten salzen und pfeffern.

5 Olivenöl in einer Pfanne erhitzen und das Fleisch von jeder Seite anbraten und je nach Größe garen. Zusammen mit der Paprika-Mango-Salsa servieren.

Feigen
mit Schinken

2 Portionen

ZUTATEN

2 reife Feigen, in Spalten aufgeschnitten

50 g Schinken (z.B. Serrano-Schinken,
Parmaschinken)

1 kleine Tomate, in Spalten geschnitten

1 St. Parmesan, gerieben

20 g Pinienkerne, in der Pfanne
kurz geröstet

6 Blättchen frisches Basilikum

1 EL Balsamico-Essig

frischer Pfeffer aus der Mühle

1 Feigen auf einem großen Teller anrichten, mit Schinken und
Tomaten garnieren.

2 Parmesan drüberstreuen, Balsamico-Essig drüberträufeln und
zusammen mit Pinienkernen und Basilikum servieren.

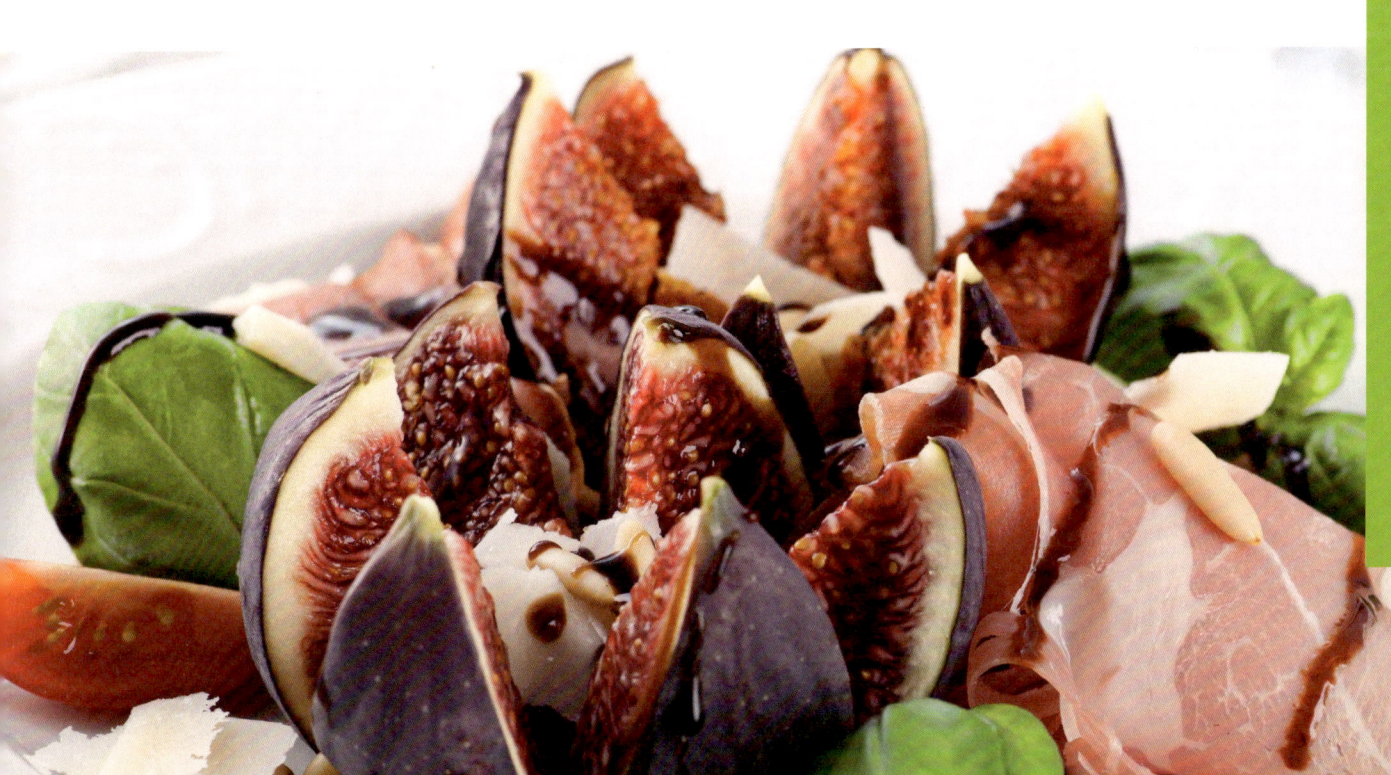

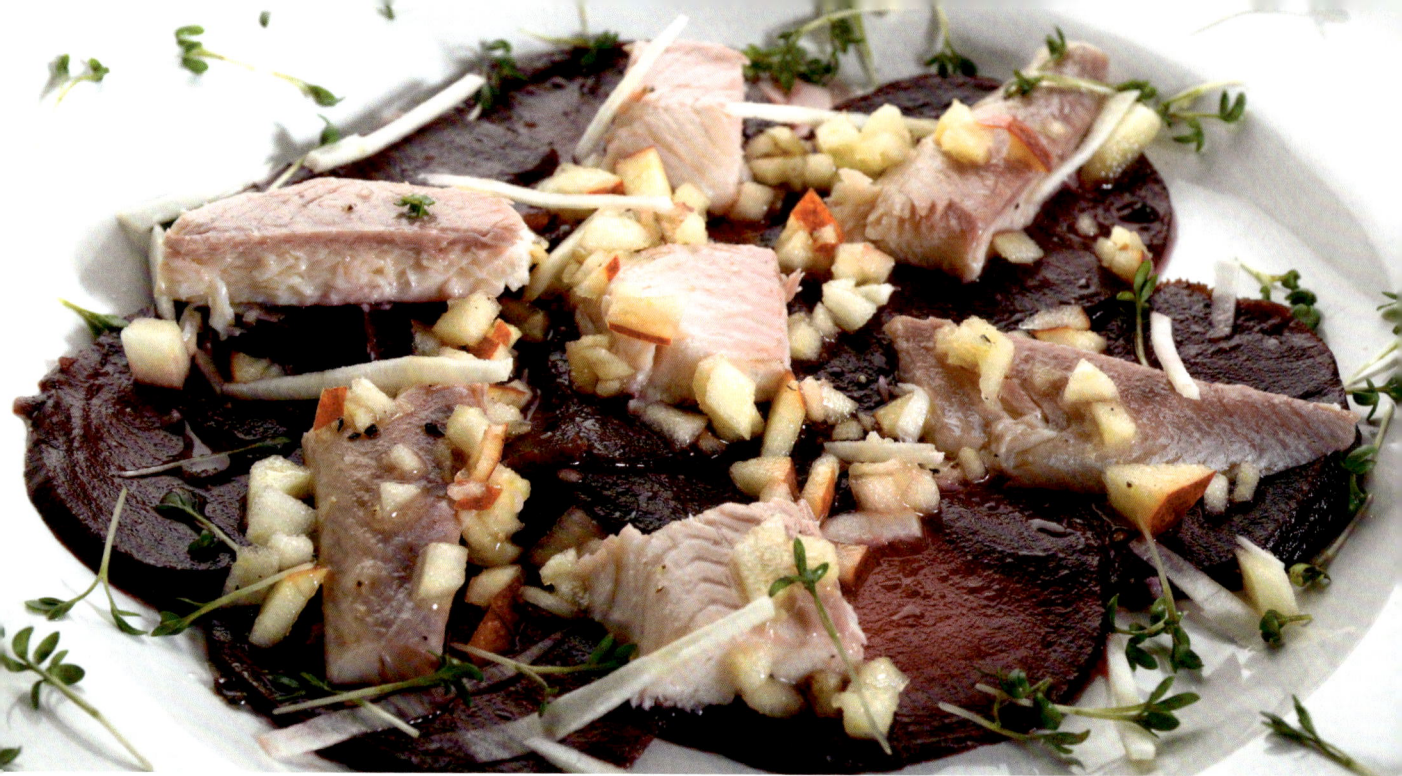

Forelle auf Rote-Bete-Salat

2 Portionen

ZUTATEN

2 geräucherte Forellenfilets, alternativ geräucherte Makrele

250 g Rote Bete (vakuumverpackt, vorgekocht)

1/2 roter Apfel, entkernt, fein gewürfelt

3 EL Apfelessig

1 EL Olivenöl

Bund Dill, fein gehackt

30 g frischer Meerrettich

Süßungsmittel

Salz und Pfeffer

1 Die Apfelwürfel sofort mit Apfelessig, Salz, Pfeffer, einer Prise Süßungsmittel und dem Olivenöl mischen, damit sie sich nicht braun färben.

2 Dill unterrühren.

3 Meerrettich schälen und in feine Streifen schneiden. Rote Bete in Scheiben schneiden und auf zwei Tellern anrichten. Forelle oder Makrele ggf. aus der Haut lösen, in mundgerechte Stücke teilen und auf die Rote Bete geben. Alles mit der Apfelvinaigrette beträufeln und mit dem Meerrettich bestreuen.

Fisch mit roter Mojo-Soße

4 Portionen

FISCH
4 Fischfilets
3 EL Olivenöl

MOJO-SOSSE
1 Aubergine (300 g), enthäutet
2 rote Paprikaschoten (ca. 300g)
100 g Tomaten
30 g Mandelblättchen
1/2 TL Kreuzkümmel
1 Knoblauchzehe, fein gehackt
8 Stiele Minze
Salz, Pfeffer, Zucker (alternativ Stevia oder Erythritol)
1 EL Limettensaft

1 Für die Mojo-Soße die Aubergine waschen, die Schale der Länge nach leicht einritzen und die Aubergine im vorgeheizten Backofen bei 180 °C (Gas 2–3, Umluft ca. 40 Minuten bei 170 °C) auf der 2. Schiene von unten 45 Minuten garen. Anschließend herausnehmen, längs halbieren und das Fruchtfleisch mit einem Löffel herauslösen.

2 Paprikaschoten putzen, vierteln und entkernen. Mit der Hautseite nach oben auf ein Backblech legen und im vorgeheizten Backofengrill 8–10 Minuten grillen, bis die Haut Blasen wirft. Herausnehmen, mit einem feuchten Geschirrtuch bedecken und 10 Minuten ausdämpfen lassen. Dann Paprika häuten und in grobe Stücke schneiden.

3 Tomaten waschen und den Strunk keilförmig herausschneiden. Tomaten vierteln, entkernen und grob schneiden. Minze waschen, Blätter abzupfen und grob schneiden.

4 Mandeln und Kreuzkümmel in einer Pfanne ohne Fett anrösten.

5 Auberginen, Paprika, Tomaten, Mandeln, Kreuzkümmel, Knoblauch und Minze mit dem Pürierstab pürieren und mit Salz, Pfeffer, 1 Prise Zucker und Limettensaft würzen.

TIPP
Der Aufwand lohnt! Rote Mojo-Soße passt auch sehr gut zu Fleisch.

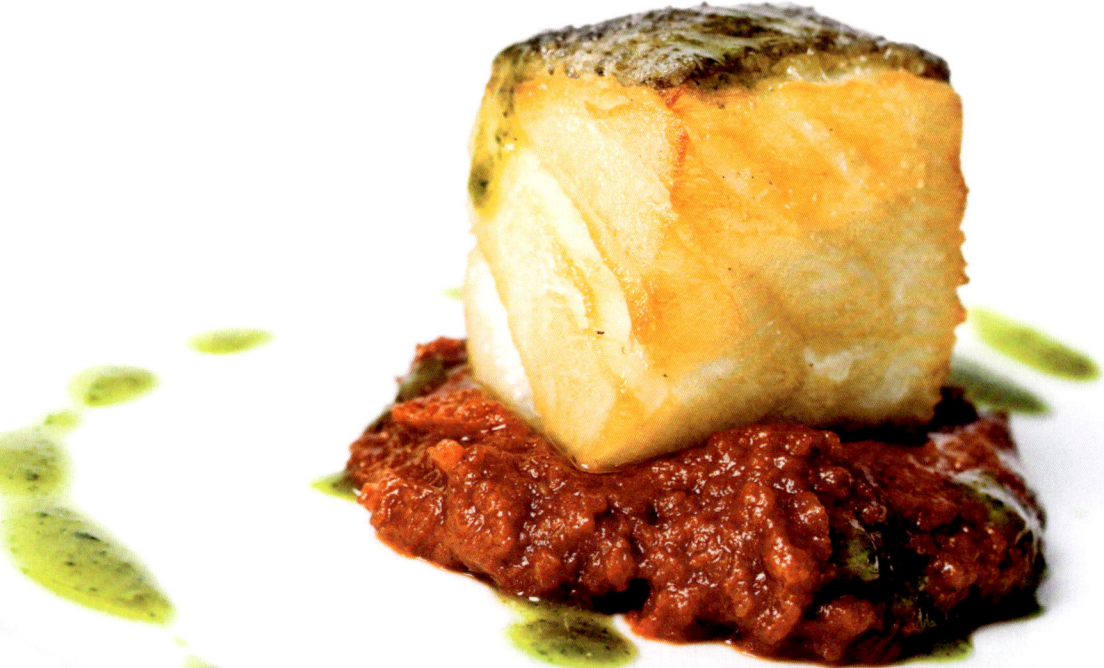

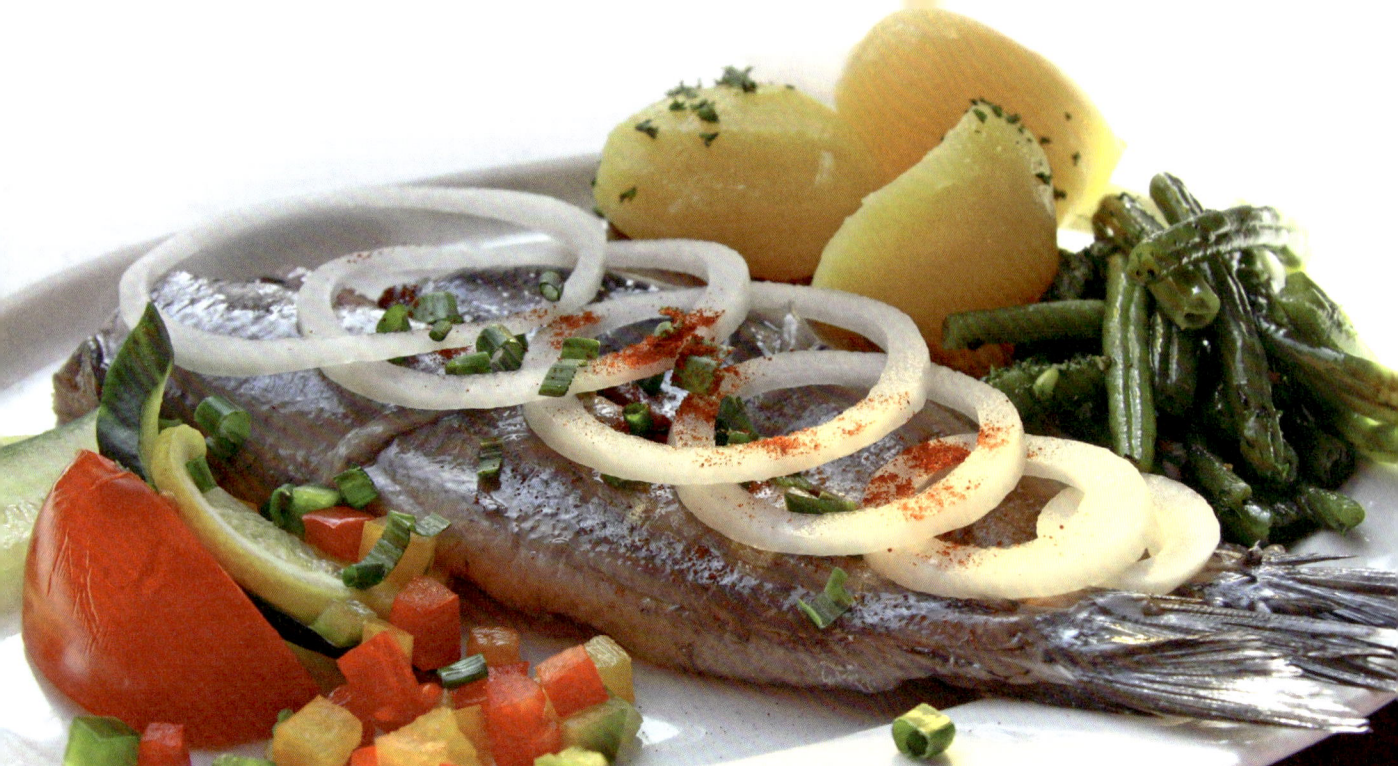

Matjes mit Bohnen und Kartoffeln

ZUTATEN

200 g Matjesfilets

500 g festkochende Kartoffeln

500 g grüne Bohnen

200 ml Gemüsebrühe

1 Bd. Schnittlauch, in feine Röllchen geschnitten

2 EL Weißweinessig

250 g Dickmilch oder Joghurt (1,5% Fett)

1 Apfel, in Scheiben geschnitten

Salz und Pfeffer

1 Kartoffeln waschen und in Salzwasser weich kochen.

2 In der Zwischenzeit Bohnen putzen, Enden abschneiden und einmal schräg in der Mitte durchschneiden. In der Gemüsebrühe 15–20 Minuten garen.

3 Kartoffeln abschrecken und pellen, in Scheiben schneiden und zusammen mit den Bohnen und der Hälfte der Brühe in eine Schüssel geben. Etwas abkühlen lassen.

4 Dickmilch, Äpfel, Essig und den größten Teil des Schnittlauchs zu den Kartoffeln geben. Mit Salz und Pfeffer würzen und gut durchmischen, durchziehen lassen.

5 Matjesfilets kurz abspülen, trocknen und in 2 cm breite Stücke schneiden.

6 Matjes auf den Salat geben und mit Schnittlauch belegen.

Japanischer Glasnudelsalat mit Shrimps

4 Portionen

ZUTATEN

250 g große Garnelen (wahlweise auch Hähnchengeschnetzeltes)

200 g Shirataki-Nudeln

2 EL feines Sesamöl

3 EL Gemüsebrühe

3 EL Fischsoße (Asialaden)

6 EL Limettensaft

1 EL Nam Prik Paw (geröstete Chilipaste aus dem Asialaden)

1 St. frischer Ingwer, sehr fein gehackt

2 Knoblauchzehen, durchgepresst

4 Frühlingszwiebeln, in feine Ringe geschnitten

1 große Karotte, fein gerieben

4 Stangen Thai Staudensellerie, fein gehackt (Asialaden), oder ersatzweise 2 Stangen Staudensellerie, in feine Stückchen geschnitten

1 Bd. frischer Koriander, fein gehackt

eventl. 2 EL geröstete Erdnüsse

1 Shirataki-Nudeln kurz in kaltes Wasser legen und dann in einem Sieb abtropfen lassen.

2 Sesamöl in einer Pfanne erhitzen, Frühlingszwiebel, Knoblauch und Shrimps anbraten, Ingwer dazugeben und mit der Brühe ablöschen.

3 Fischsoße, Limettensaft und Chilipaste verrühren und in die Pfanne geben, kurz aufkochen. Vom Herd nehmen und die Nudeln unterrühren.

4 Sellerie und Karotte dazugeben und mit Koriander und gerösteten Erdnüssen garnieren.

TIPP

Shirataki-Nudeln werden aus der Konjakwurzel hergestellt und sind weizenfrei. Ihre Anwendung ist sehr vielseitig und außerordentlich gesund, da ihr Kohlenhydratanteil sehr gering ist und den Blutzucker nicht erhöht. Es gibt sie auch mit Tofu versetzt, sie ähneln dann unseren bekannten Hartweizennudeln.

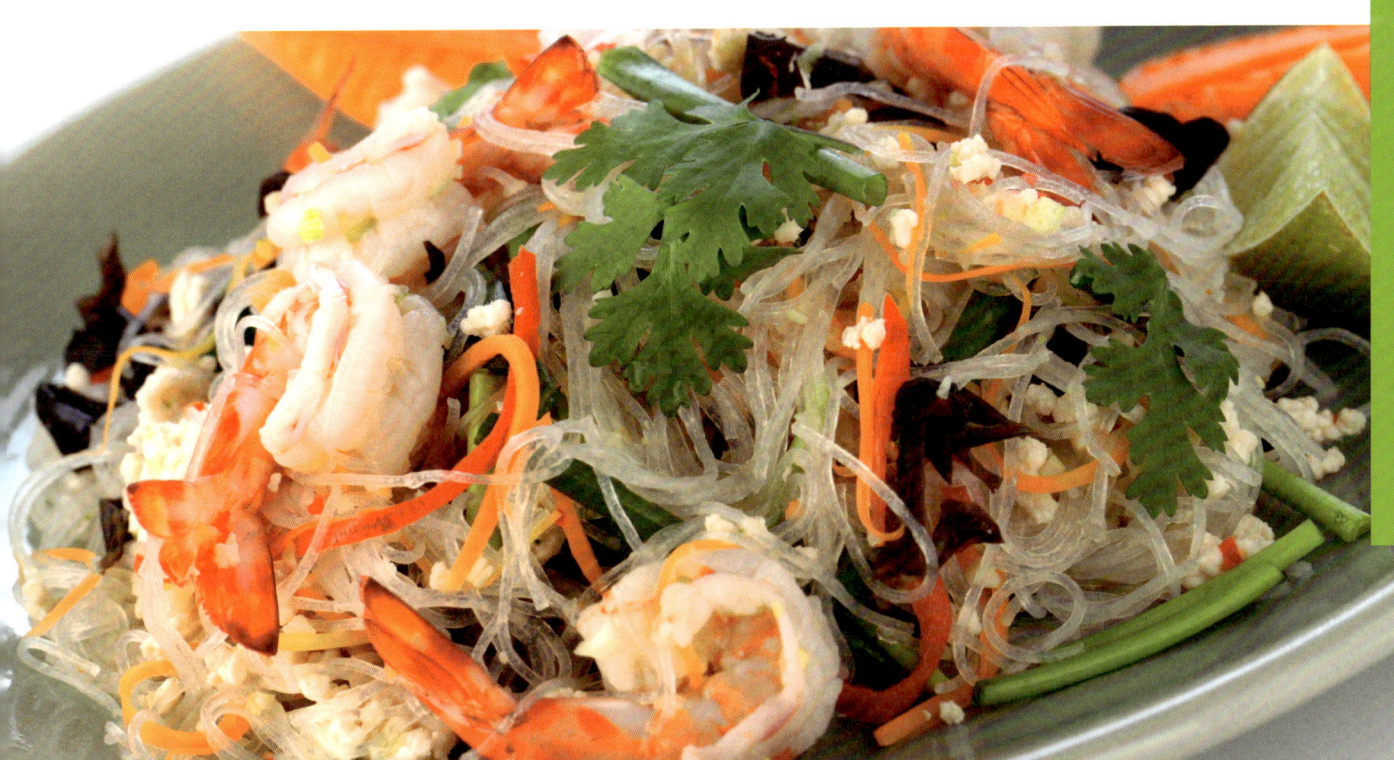

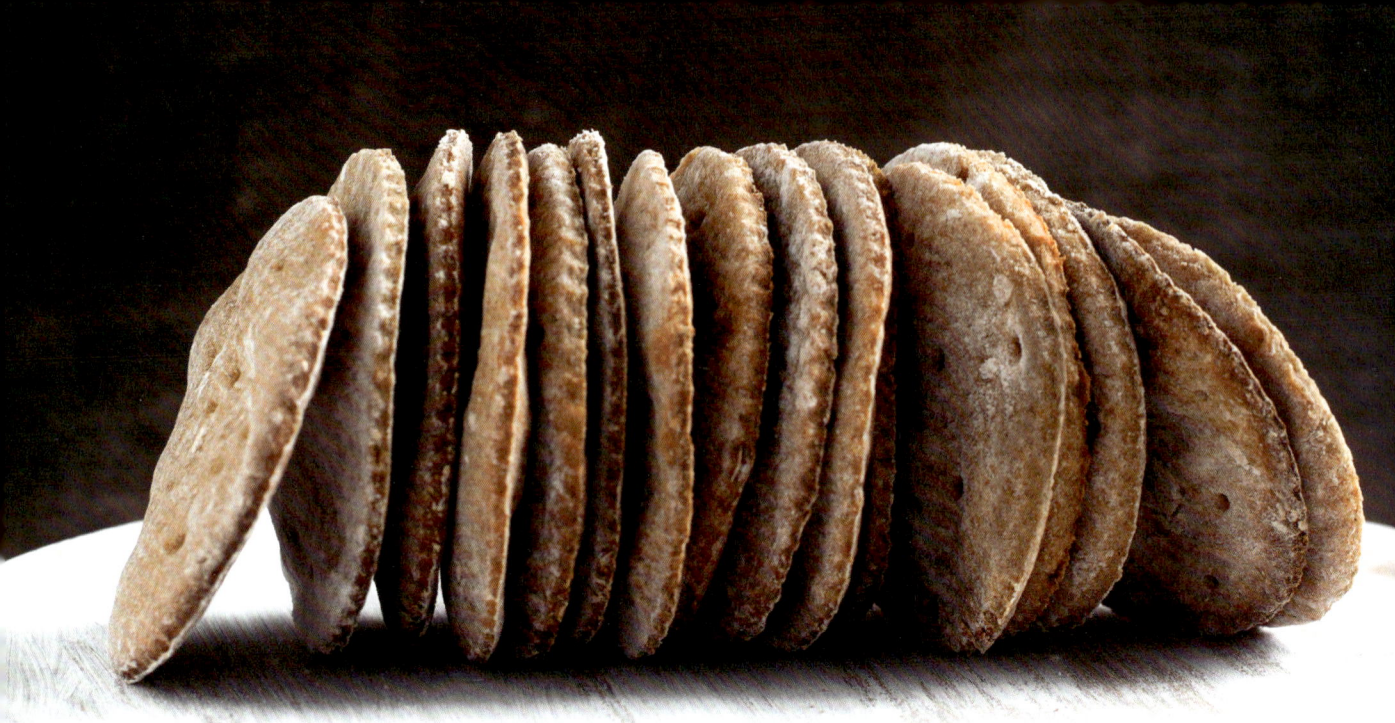

Knuspriges Fladenbrot

4–6 Portionen

ZUTATEN

250 g Kamutmehl

250 g Dinkelmehl

1 Würfel Hefe oder 1 Beutel

Trockenhefe

1 TL Honig

4 EL Olivenöl

1 TL Salz

1/2 TL Koriandersamen

1 Prise Kreuzkümmel

etwas Mehl zum Ausrollen

1 Backofen auf 220 °C vorheizen (Umluft 200 °C).

2 Koriander und Kreuzkümmel trocken in einer Pfanne rösten, bis sie zu duften beginnen.

3 Mehl, Hefe, Honig und Gewürze mit 300 ml kaltem Wasser gut verkneten. Olivenöl und Salz dazugeben und noch einmal durchkneten. Auf einer bemehlten Arbeitsfläche zu dünnen Fladen ausrollen und auf ein mit Backpapier belegtes Backblech geben.

4 5 Minuten gehen lassen und im vorgeheizten Backofen in 6 Minuten knusprig backen.

TIPP

Die knusprigen Fladen passen zu vielen Gerichten. Der Kamutteig (ohne Koriander und Kreuzkümmel) eignet sich auch als Pizzaboden oder für Focaccias. Die Backzeit beträgt dann 15 Minuten.

Eiweißbrot

Für eine Kastenform

ZUTATEN

250 g Weizengluten

1 gestr. EL Roggenmehl

360 ml lauwarmes Wasser

1 EL feine Haferflocken

2 EL Leinsamen

1 EL Sesam

1 Beutel Trockenhefe (ca. 5–7 Gramm)

1/2 TL Salz

1 Alle Zutaten gut verrühren, Wasser nach und nach hinzufügen und den Teig gut durchkneten.

2 Teig ca. 45 Minuten an einem warmen Ort gehen lassen.

3 Teig kurz durchkneten und in eine gefettete Kastenform geben.

4 Noch einmal kurz gehen lassen, danach das Brot 45 Minuten bei 170 °C backen.

5 Das Brot ist fertig, wenn beim Hineinstechen mit einem Holzspieß oder Zahnstocher kein Teig mehr hängenbleibt.

TIPP

Sollten Sie unter einer Glutenunverträglichkeit leiden, ist das Rezept für Sie nicht geeignet. Probieren Sie das Essener-Brot, welches aus gesprossenem Getreide hergestellt wird. Weizengluten bekommen Sie im Reformhaus oder übers Internet.

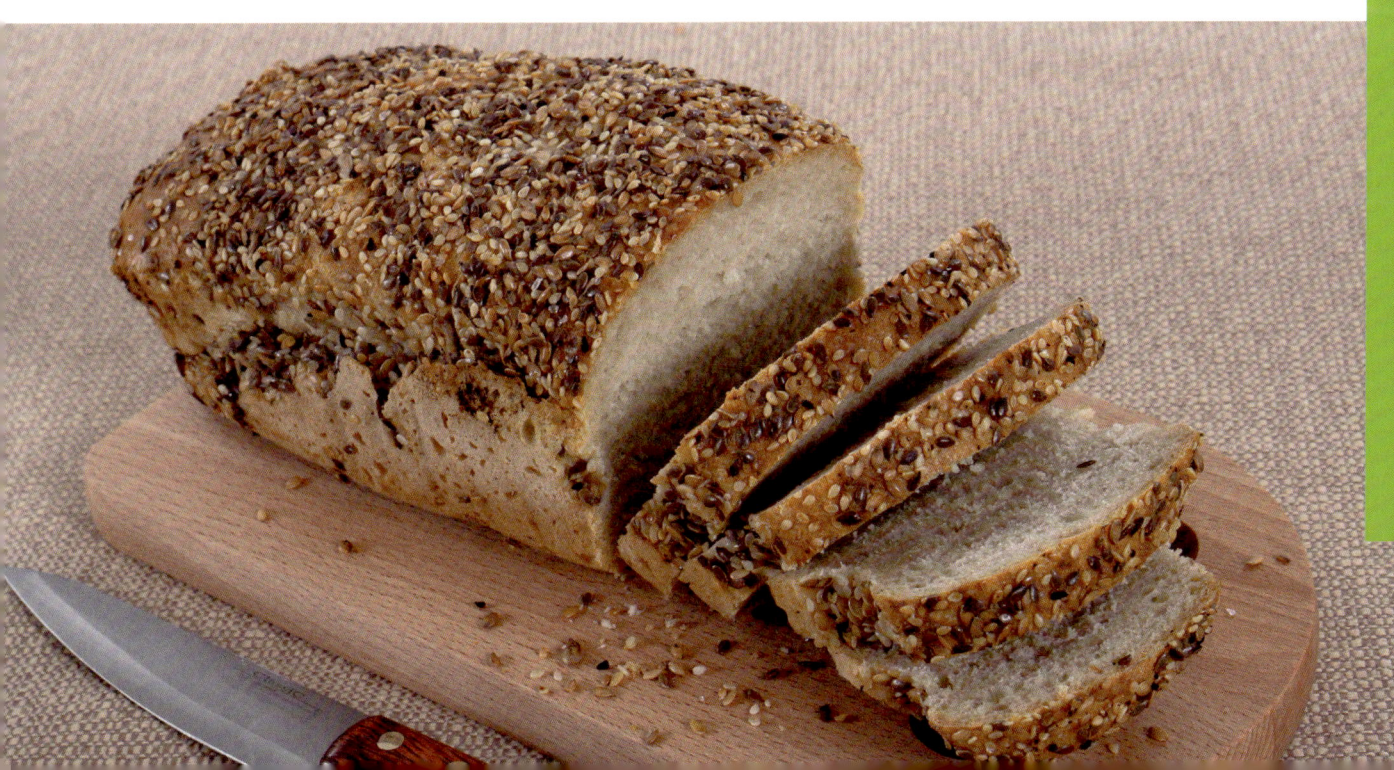

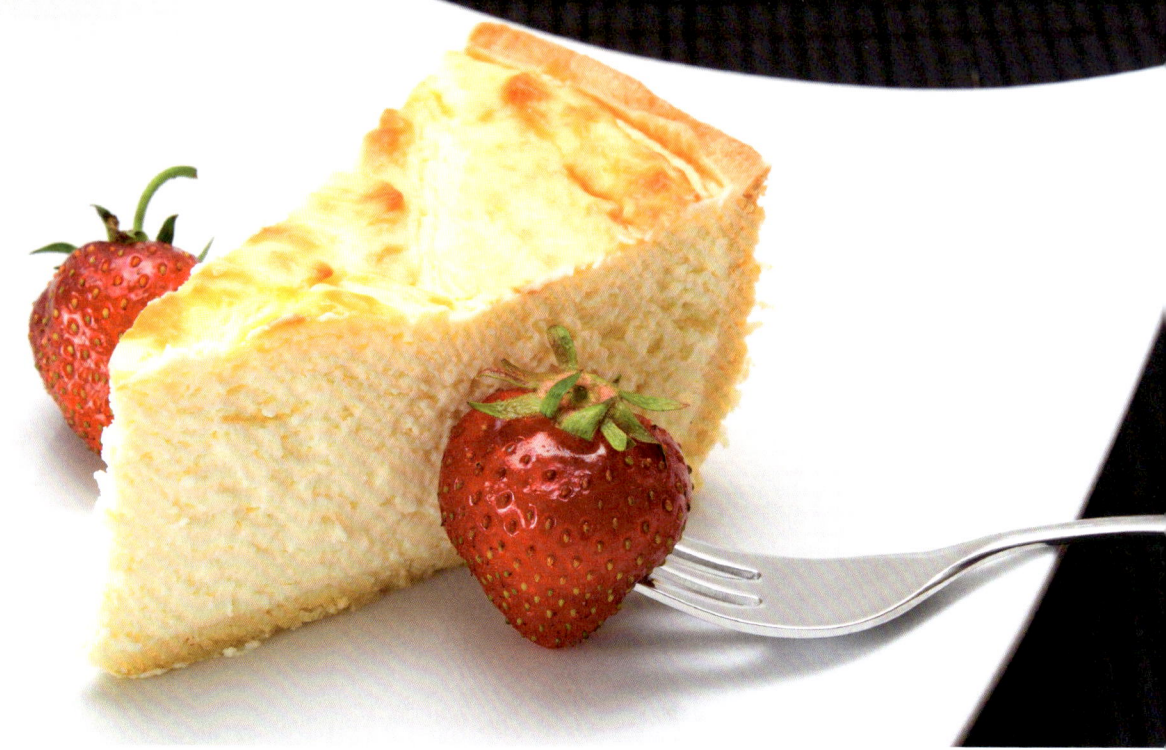

Käsekuchen ohne Teig

Für eine Springform (Durchmesser 24 cm), ergibt 12 Stücke

ZUTATEN

125 g weiche Butter

geriebene Schale 1 Limette

250 g Puderzucker (vorzugsweise Puderzucker aus Erythritol), etwas Puderzucker zum Bestäuben

1 Prise Salz

5 Eier mittlerer Größe

1 kg Magerquark

2 Pck. Sahne-Puddingpulver

150 g Schlagsahne

1 Ofen auf 175 °C vorheizen, Umluft 150 °C.

2 Butter, Limettenschale, Puderzucker und Salz schaumig rühren. Eier dazugeben, einige Minuten verrühren. Quark, Puddingpulver und Sahne dazugeben und gut verrühren. Form mit Backpapier auslegen und Masse hineinfüllen.

3 Normalerweise benötigt der Kuchen 120 Minuten bei 150 °C. Der Kuchen gelingt dann besonders gut, wenn man die Backzeit 4 Mal durch eine 10-minütige Ruhezeit unterbricht. Nach 30 Minuten holt man den Kuchen zum ersten Mal aus dem Ofen und läßt ihn 10 Minuten abkühlen. Wieder in den Ofen geben und 20 Minuten weiterbacken, dann wieder 10 Minuten Pause und so weiter. Das garantiert, dass der Käsekuchen nicht zusammenfällt und sich die Käsemasse gleichmäßig setzt. Die Gesamtzeit ergibt dann 2 Stunden und 40 Minuten. Nach dieser Zeit ist der Kuchen fertig.

4 Mit einem Messer den Rand lösen und ihn in der Form abkühlen lassen. Mit Puderzucker bestäuben.

Panna Cotta mit Beeren

4 Portionen

ZUTATEN

100 ml Schlagsahne
250 ml Buttermilch
3 Blatt weiße Gelatine
1 Vanilleschote
80 g Erythritol (oder 50 g Zucker oder Stevia)
1 Prise Salz
300 g verschiedene Beeren nach Wahl (z.B. Rote Johannisbeeren, Heidelbeeren, Himbeeren, Erdbeeren, Brombeeren)
1/2 TL Speisestärke

1 Gelatine in kaltem Wasser einweichen.

2 Vanilleschote halbieren und Mark herauskratzen. Buttermilch, Erythritol und Salz in einen kleinen Topf geben, Vanille dazugeben und einmal aufkochen lassen.

3 Ausgedrückte Gelatine dazugeben und mit dem Schneebesen gut verrühren.

4 Sahne steif schlagen und in die abgekühlte Buttermilch geben. Vorsichtig unterrühren. In eine Form füllen und kaltstellen.

5 Beeren vorsichtig waschen und in einem Sieb abtropfen lassen (Tiefgekühlte Beeren auftauen). Die Hälfte der Beeren in einen kleinen Topf mit Süßungsmittel geben und mit etwas Wasser ablöschen. 5 Minuten schwach köcheln lassen.

6 Speisestärke mit etwas kaltem Wasser anrühren und damit die heißen Beeren binden. Durch ein Sieb streichen.

7 Die Beerensauce zusammen mit der gestürzten Creme und dem Rest der Beeren servieren.

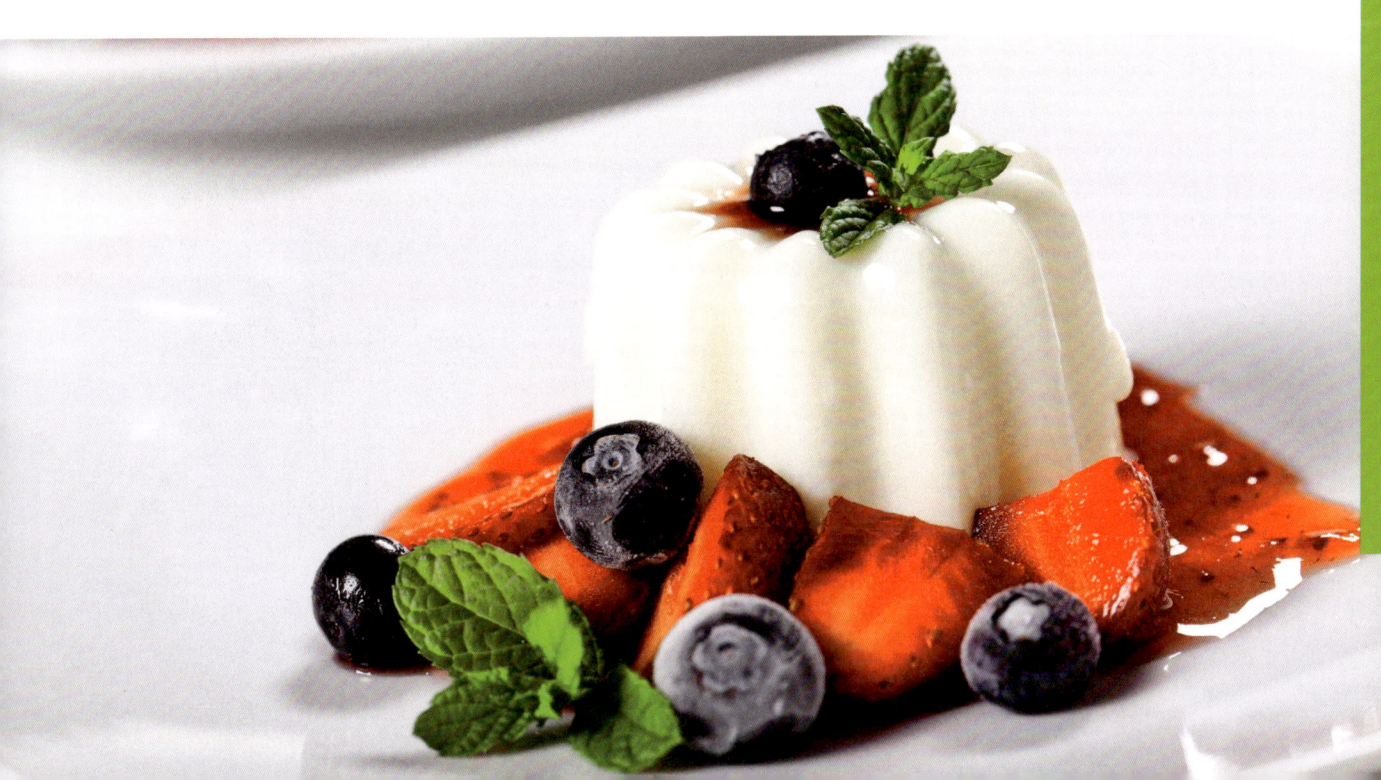

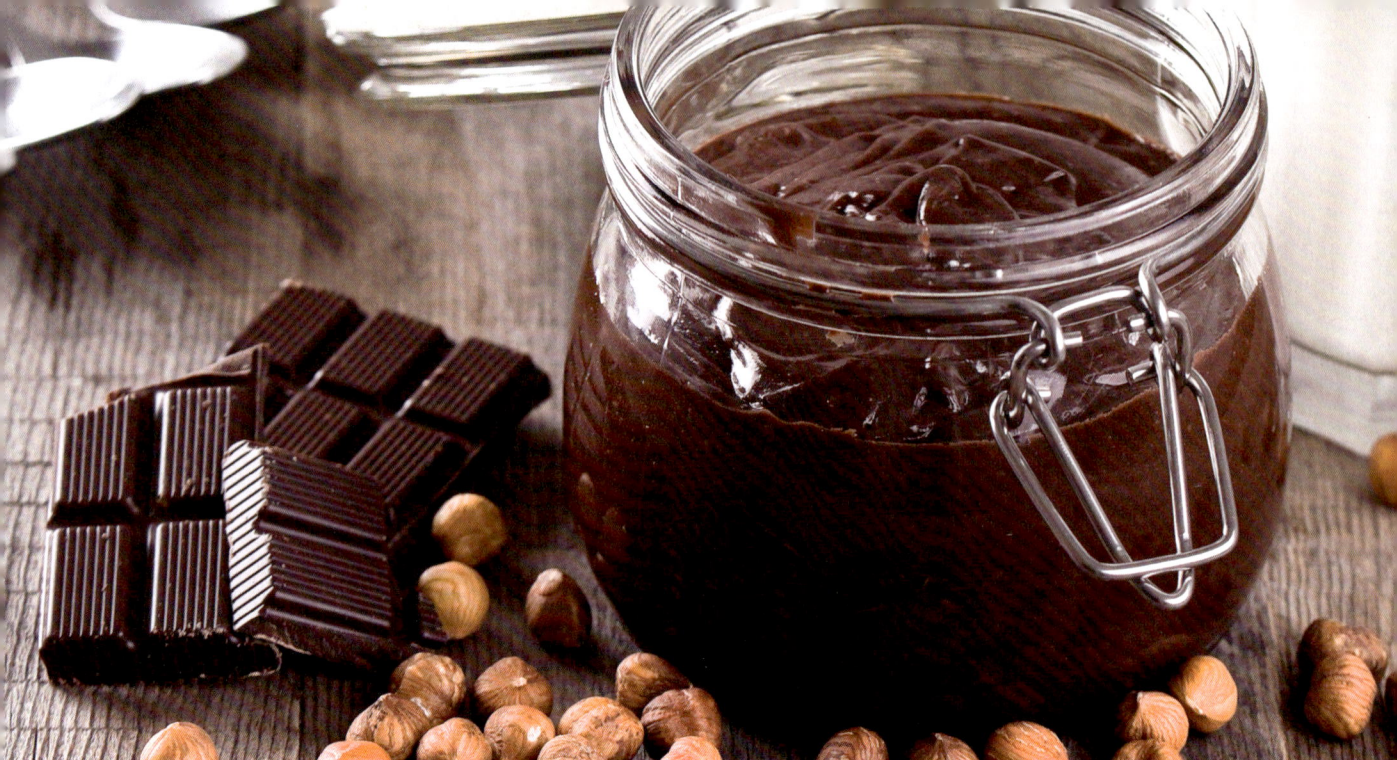

Schoko-
aufstrich

2 Gläser

ZUTATEN

200 g reines Kokosnussöl aus erster
Pressung. (Kokosnussöl enthält
im Unterschied zu anderen Fetten kein
Cholesterin.)

250 g dunkle Schokolade (mindestens
80%) oder Kuvertüre

200 g Haselnüsse, fein gemahlen

5 EL Erythritol (es eignen sich auch
Xylithol oder Stevia)

1 unbehandelte Orange

1 Vanilleschote

1 Schokolade oder Kuvertüre im Wasserbad schmelzen.

2 Schale einer halben Orange fein raspeln.

3 Vanilleschote aufschneiden und das Mark herauslösen.

4 Kokusnussöl, Orangenraspel, Haselnüsse und Vanillemark
mit der geschmolzenen Schokolade mischen.

5 In Gläser abfüllen und kalt werden lassen. Die kalte Masse
wird streichfähig.

6 Im Kühlschrank aufbewahren.

TIPP

Die Schokocreme können Sie vielseitig verwenden,
z.B. für Desserts oder Kuchen.

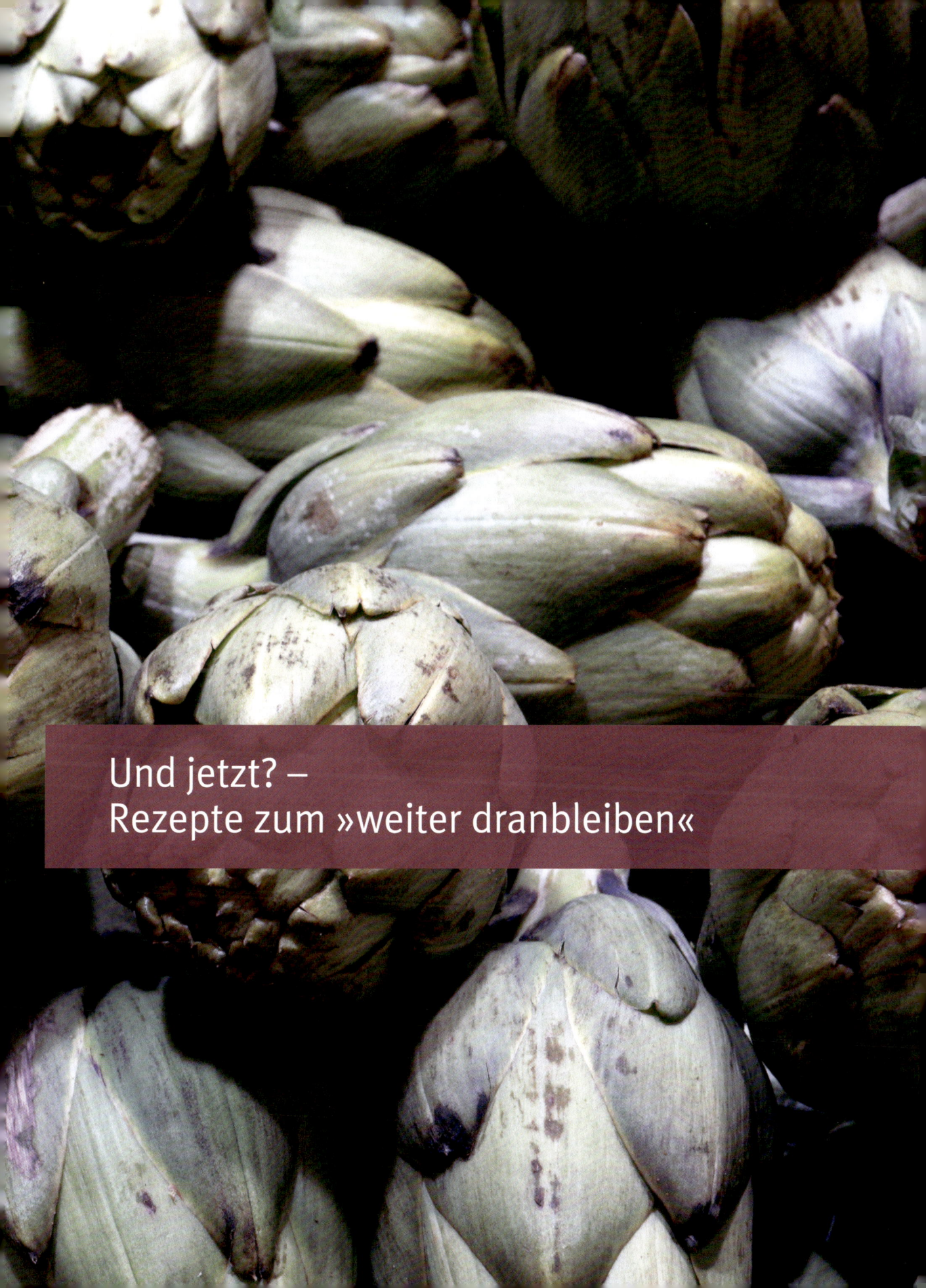

Und jetzt? –
Rezepte zum »weiter dranbleiben«

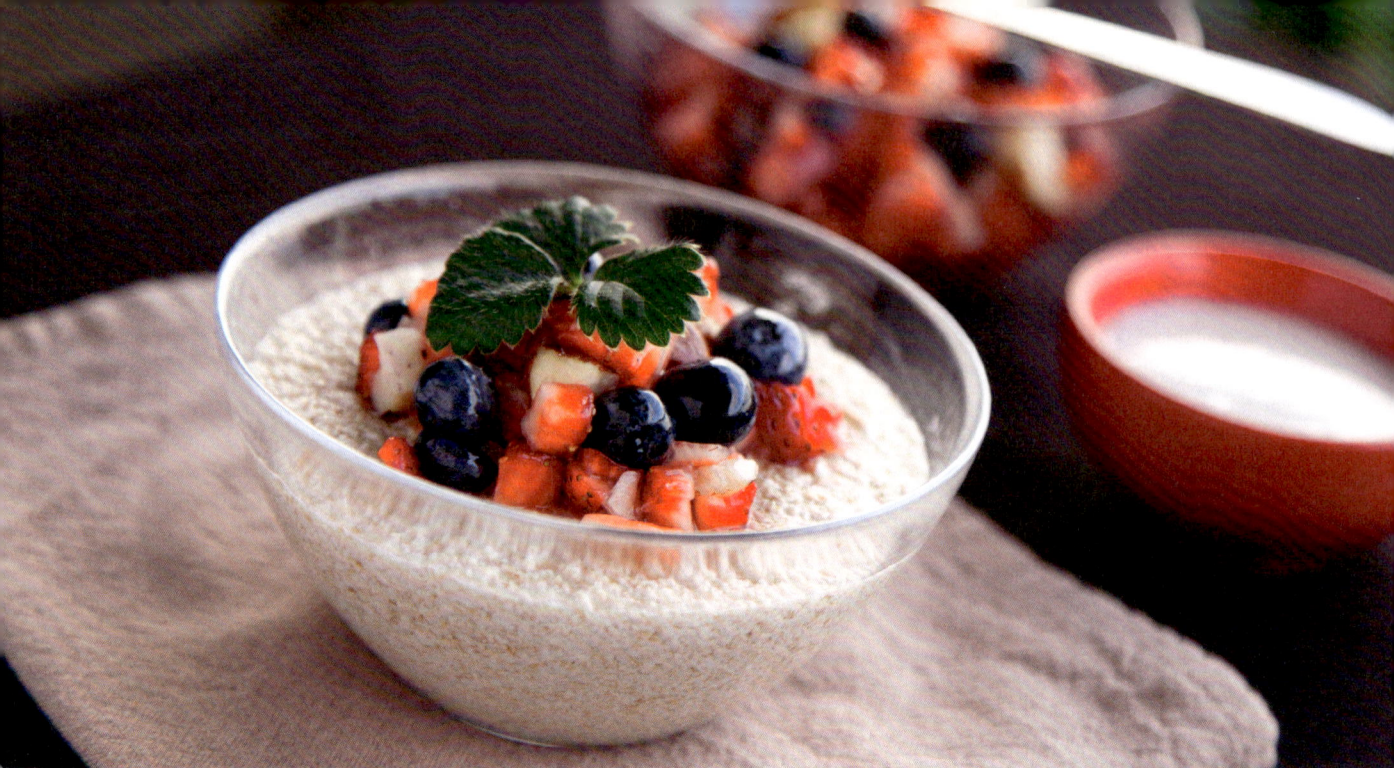

Bircher-Müsli
mit Früchten

2 Portionen

ZUTATEN

8 EL Haferflocken

etwas Wasser

4 EL Sahne oder Joghurt oder Bio-Kokosmilch

1–2 TL Agavendicksaft oder Erythritol

ein paar Tropfen Weizenkeimöl oder Leinöl

Zimt

Nüsse oder Kokosflocken zum Drüberstreuen

Auswahl frischer Früchte

1 Am Vorabend Haferflocken in kaltem Wasser einweichen.

2 Haferflocken mit Sahne und Agavendicksaft oder Erythritol verrühren. In 2 Gläser geben. Ein paar Tropfen Weizenkeimöl oder Leinöl mit etwas Zimt runden das Ganze ab. Die Nüsse oder Kokosflocken über das Müsli streuen.

3 Früchte waschen und klein schneiden und auf 2 Tellern hübsch anrichten.

TIPP

An Obst und Nüssen kann man so ziemlich alles in das Bircher Müsli geben, was das Herz begehrt. Hafer enthält Betaglukan und gehört zu den gesündesten Nahrungsmitteln. Die Flocken binden Flüssigkeiten und enthalten jede Menge Ballaststoffe. Der glykämische Index bleibt dabei konstant niedrig.

Power-Frühstücks-Smoothie

2 Portionen

ZUTATEN

3 EL Haferflocken

1 Stück Ingwer, geschält und gepresst

ein wenig Kurkumapulver

1 Avocado, halbiert, Kern entfernt, geschält und in Stücke geschnitten

Obst

150 ml ungesüßte Mandel- oder Kokosmilch

200 ml Wasser

2 cl Aloesaft

2 Meßbecher, ca. 4 EL eines hochwertigen Proteinshakes ohne Soja, Molke, Zucker (Bezugsquellen im Anhang)

1 Haferflocken am Vorabend in etwas Wasser einweichen.

2 Alle Zutaten bis auf das Wasser, den Aloesaft und den Proteinshake in den Mixer geben und pürieren. Restliche Zutaten zufügen und nur noch ganz kurz einmal durchmixen.

3 Ggf. mit Wasser verdünnen.

TIPP

Besonders gut eignen sich frische Beeren wie Blaubeeren, Himbeeren, Erdbeeren (geht auch tiefgekühlt). Aber auch Papaya, Kiwi, Mango, Ananas oder jedes andere Obst Ihrer Wahl können Sie verwenden.

Wenn Sie diesen Smoothie jeden Morgen trinken, brauchen Sie sich um Ihre Vitalstoffbilanz keine Gedanken machen. Dieser Smoothie hat alles, was Sie für einen guten Start in den Tag brauchen. Wenn Sie mal auf das Abendessen verzichten möchten, trinken Sie stattdessen diesen Smoothie. Lassen Sie die Haferflocken weg und nehmen die doppelte Menge des Proteinshakes. Besonders abends sind hochwertige Aminosäuren wertvoll für die Zellneubildung.

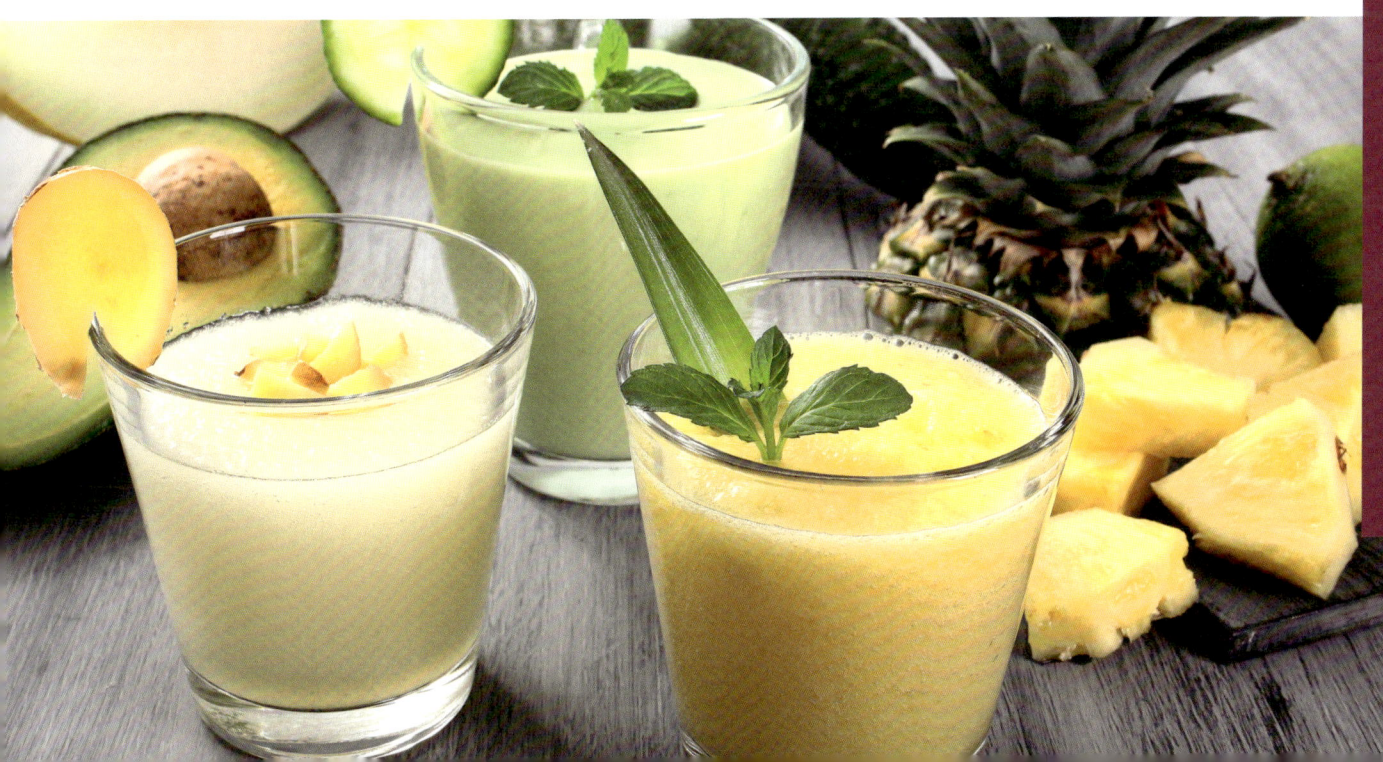

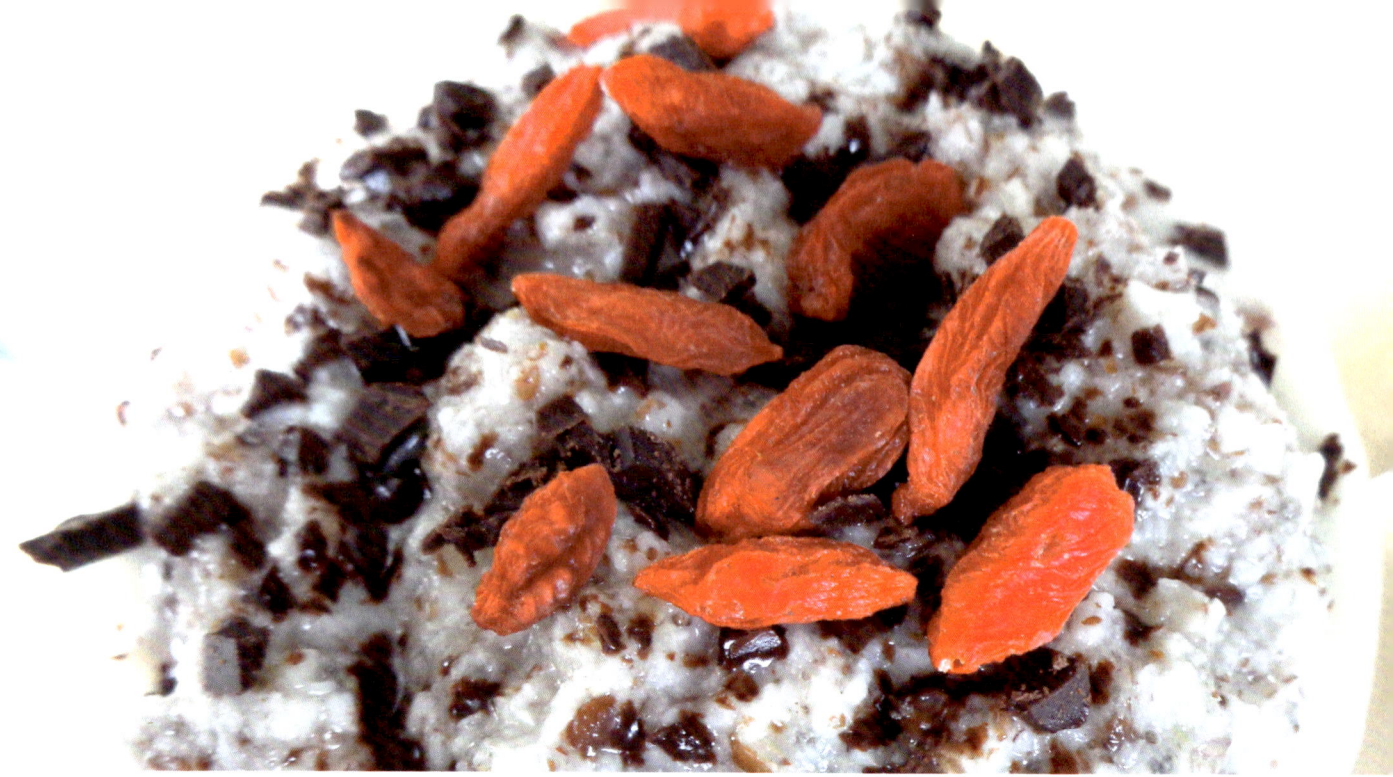

Schoko-Frühstücksmüsli mit Gojibeeren

2 Portionen

ZUTATEN

5 EL Mandelmehl

1 Esslöffel geschrotete Leinsamen

1/2 TL Chiasamen

3 EL Kokosraspeln oder Kokosflocken

1 TL Kakaopulver

100 ml kochendes Wasser

1 1/2 EL Agavendicksaft oder Süßmittel Ihrer Wahl

50 ml Mandelmilch, ersatzweise etwas süße Sahne

1 EL Schokoladenraspeln

1 Esslöffel Goji-Beeren

1 Mandelmehl, Leinsamen, Chia-Samen, Kokosraspeln oder -flocken und Kakaopulver in eine Schüssel geben und mischen. Kochendes Wasser dazugeben und verrühren.

2 Agavendicksaft und Mandelmilch dazugeben und gut verrühren.

3 Mit Schokoladenraspeln und Gojibeeren garnieren.

TIPP

Schmeckt solo auch mit Früchten, z.B. Bananen oder allen Arten von Beeren.

Gemüsesuppe für den Entschlackungstag

4 Portionen

ZUTATEN

1 EL Olivenöl

2 Knoblauchzehen, fein gehackt

2 cm Ingwerwurzel, geschält und fein gehackt

1 Zwiebel, fein geschnitten

1 Kopf Brokkoli, in Röschen schneiden

1 Fenchel, gewaschen, halbiert, Strunk herausgeschnitten und in Stücke geschnitten

150 g frischer Spinat

2 Stangen Sellerie, in Stücke geschnitten

1 Bund Kräuter nach Wahl wie Petersilie, Koriander, Kerbel, grob gehackt

1 Lorbeerblatt

1 TL Kurkuma

Ggf. ein wenig frisches Chili

ca. 1 Liter Gemüsebrühe

etwas Zitronensaft

Salz und Pfeffer

etwas Muskat

1 Olivenöl in einem größeren Topf erhitzen, Knoblauch, Ingwer und Zwiebeln darin andünsten.

2 Brokkoli, Fenchel, Spinat, Sellerie, Kräuter und Gewürze dazugeben und kurz mitdünsten. Wer mag, kann ein wenig frischen Chili halbieren, Kerne entfernen, sehr fein hacken und in die Suppe geben.

3 Mit der Gemüsebrühe aufgießen und für ca. 15 Minuten bei geschlossenem Topf leise köcheln lassen bis das Gemüse gar ist.

4 Mit einem Stabmixer pürieren. Suppe mit ein paar Spritzern Zitronensaft, Salz, Pfeffer und Muskat abschmecken.

TIPP

Die Suppe kann mit etwas Kokosmilch verfeinert werden.

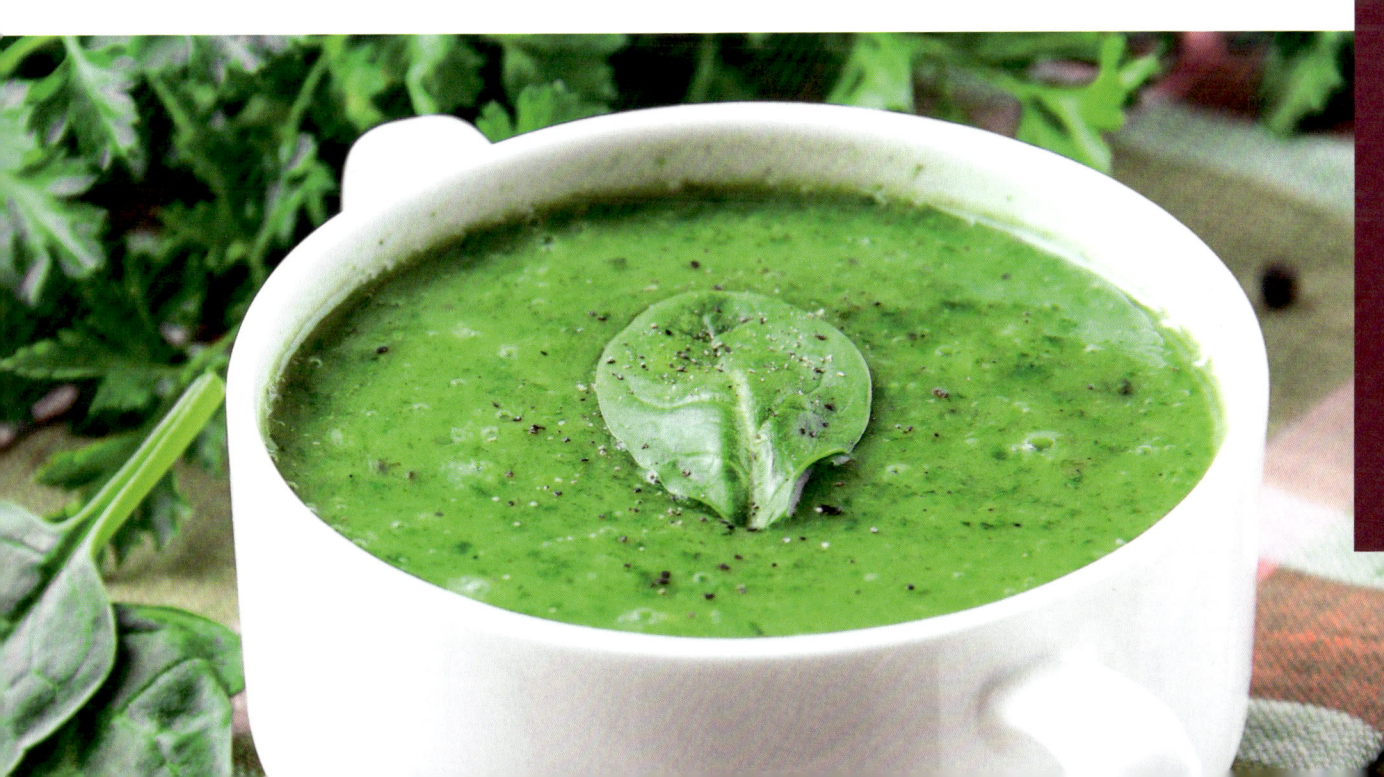

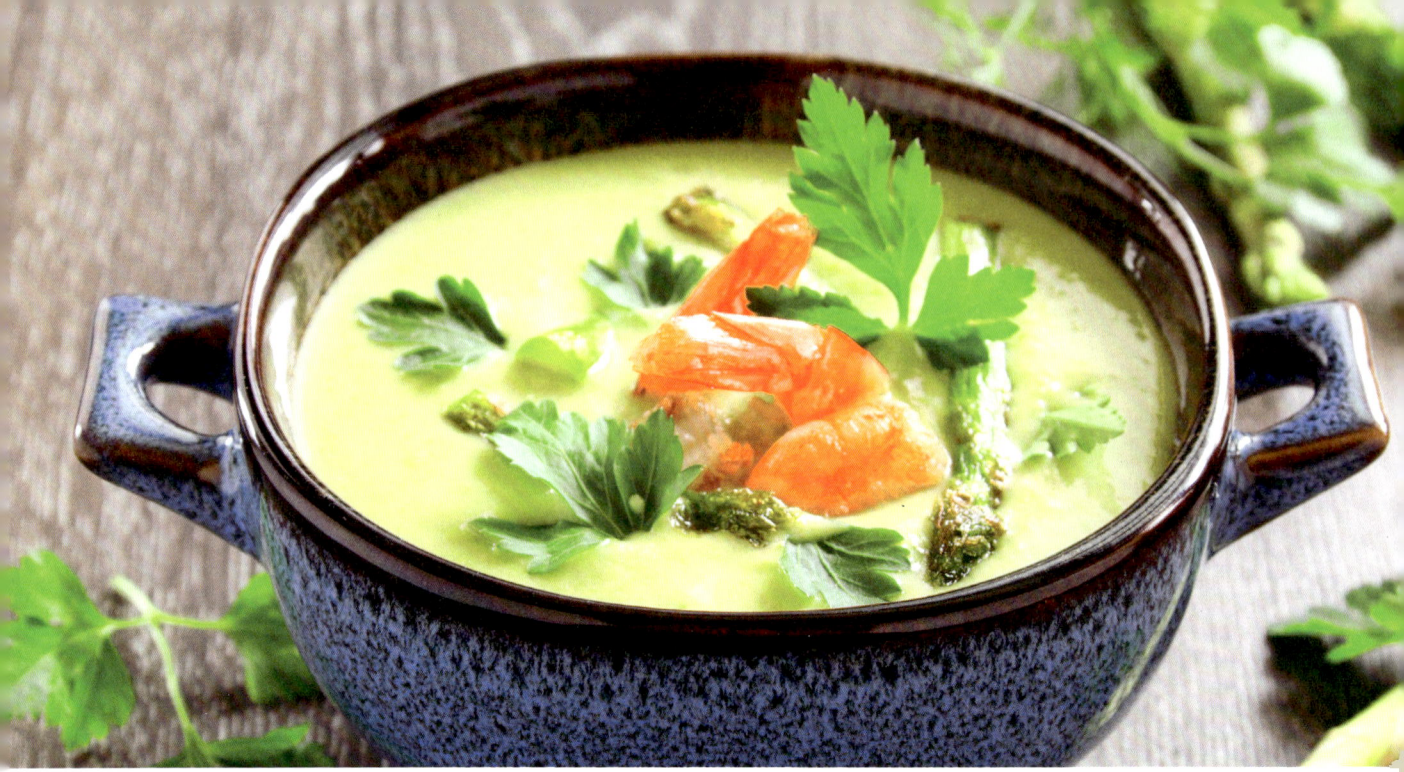

Grüne Spargel-Petersilien-Suppe

4 Portionen

ZUTATEN

1 Zwiebel, geschält und gewürfelt

3 EL Olivenöl

500 g grüner Spargel, geschält und in Stücke geschnitten

2 Kartoffeln, geschält und gewürfelt

1 l Hühnerbrühe

1 Bd. frische glatte Petersilie, grob gehackt

150 ml Mandel-oder Kokosmilch

Salz und Pfeffer

1 Zwiebeln in einem Topf mit Olivenöl glasig dünsten. Spargel und Kartoffeln dazugeben und mit der Hühnerbrühe auffüllen.

2 Ca. 20 Minuten bei mittlerer Hitze köcheln. Petersilie, Milch, Salz und Pfeffer dazugeben und alles fein mit einem Pürierstab pürieren. Suppe durch ein Sieb geben und servieren.

TIPP

Als Suppeneinlage eignen sich gut Garnelen.

Tomaten-Curry-Suppe mit Frischkäse

2 Portionen

ZUTATEN

1 kleine Zwiebel, geschält und in feine Würfel geschnitten

1 1/2 EL Olivenöl

1 EL Currypulver

1 Dose geschälte Tomaten (ca. 850 ml) zerkleinert

1 unbehandelte Zitrone, Haut abgerieben und Saft ausgepresst

Salz und Pfeffer

1 EL Erythritol

50 g Frischkäse

etwas frische Kräuter, z.B. Koriander oder Thymian, Blättchen abgezupft und gehackt

1 Zwiebel in Olivenöl andünsten, Curry dazugeben und kurz weiterdünsten.

2 Tomaten mit dem Saft dazugeben. Mit Tomaten zugedeckt für 15 Minuten köcheln lassen.

3 Zitronenschale und -saft hinzufügen. Mit Salz, Pfeffer und Süßmittel abschmecken.

4 Frischkäse unter die Suppe rühren und mit Kräutern garniert, servieren.

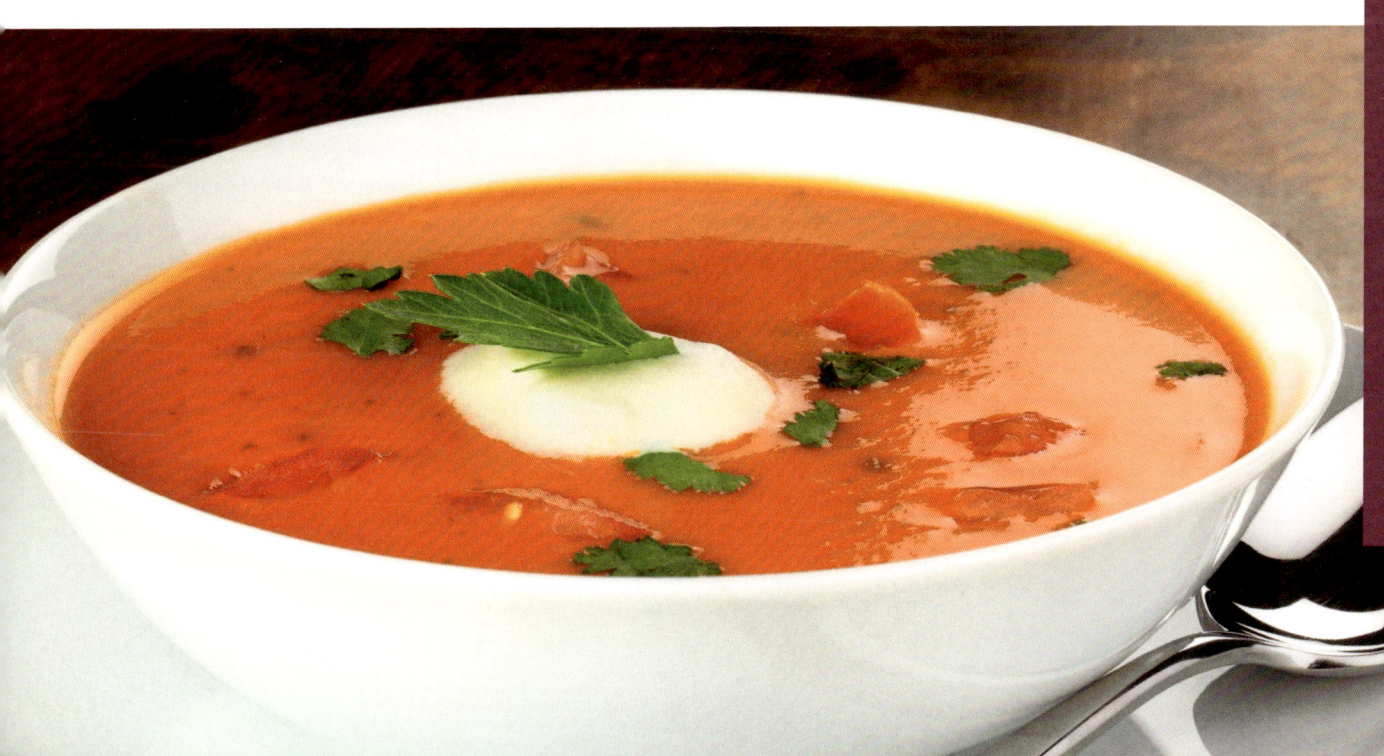

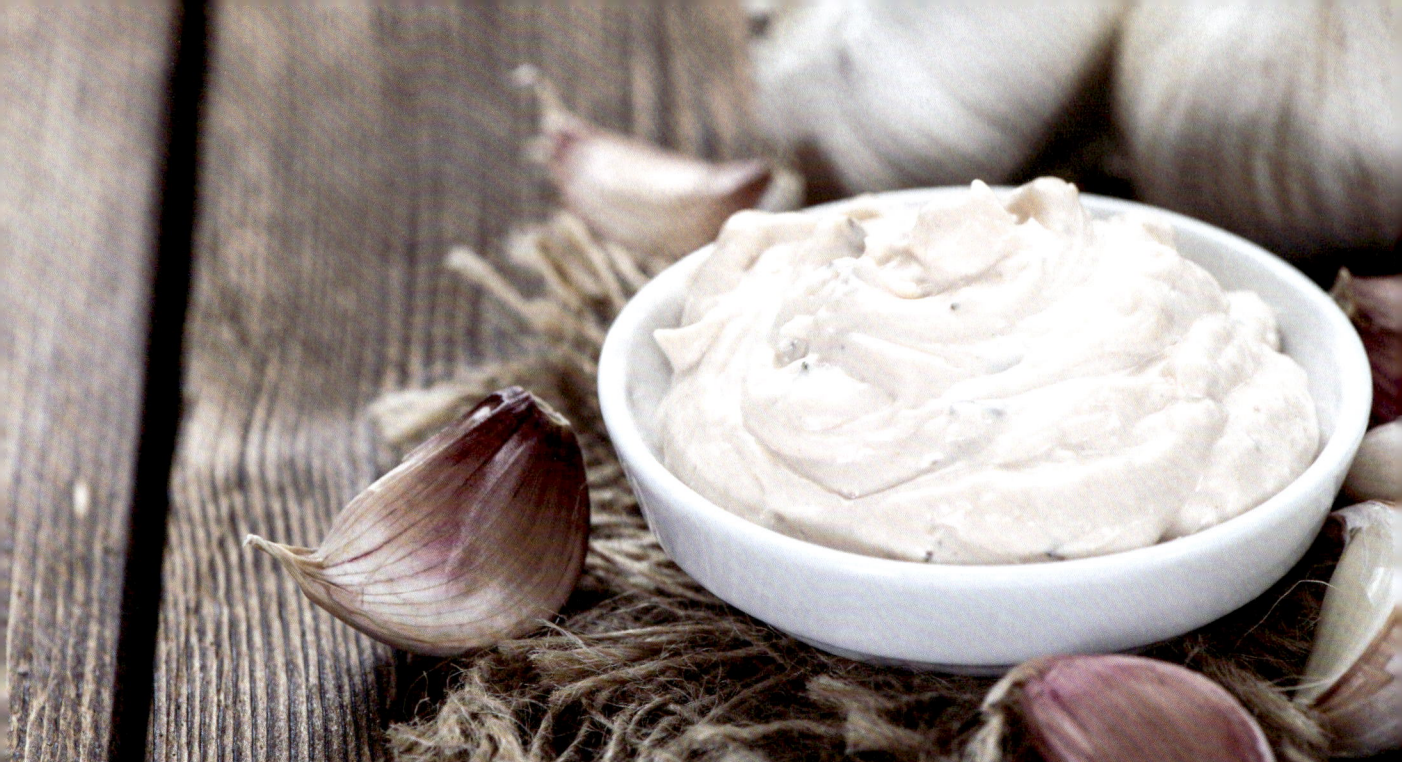

Aioli mit Mandelmilch

Rezept von Jens F. Kruse | 4–6 Portionen

ZUTATEN

100 g ganze, geschälte Mandeln

150 ml Wasser

Salz, weisser Pfeffer aus der Mühle

2 Knoblauchzehen, geschält und fein gehackt

Saft einer Zitrone

150 ml geschmacksneutrales Öl (z.b. Sonnenblumenöl)

50 ml Olivenöl

50 ml Mandelöl

1 Die Mandeln mit dem Wasser so fein wie möglich mixen (z.B. mit dem Pürierstab oder Thermomix) und durch ein feines Sieb passieren. Mandelmilch salzen, pfeffern. Knoblauch und Zitronensaft dazugeben und noch einmal durchmixen.

2 Sehr langsam das Sonnenblumenöl einfließen lassen, dabei gleichzeitig den Pürierstab langsam nach oben und wieder nach unten ziehen, bis eine gute Konsistenz entsteht, ähnlich einer Mayonnaise

3 Zum Schluss das Oliven- und Mandelöl dazugeben und noch einmal mit Salz, Pfeffer und Zitrone abschmecken.

TIPP

Statt Mandelmilch können Sie auch Erdnussmilch, Walnussmilch, Reismilch und auch Kuhmilch verwenden.

Die Mandelmasse, die im Sieb übrig bleibt, können Sie für ein Hautpeeling verwenden. Oder sie machen aus der Mandelmasse Marzipan, in dem Sie etwas Puderzucker und Rosenwasser dazugeben und mischen.

Ghee

geklärte Butter, Butterschmalz

ZUTATEN

250 ml Butter (ungesalzen)

1 Butter in einen Topf geben und langsam erhitzen.

2 Es bildet sich weißer Schaum, der nach und nach abgeschöpft wird. Übrig bleibt das goldgelbe klare Butterfett.

3 Durch ein feines Sieb in ein Schraubglas füllen.

4 Nach dem Abkühlen wird die Ghee fest.

TIPP

Ghee eignet sich als Butterersatz, zum Braten oder Frittieren, da es sehr hoch erhitzt werden kann.

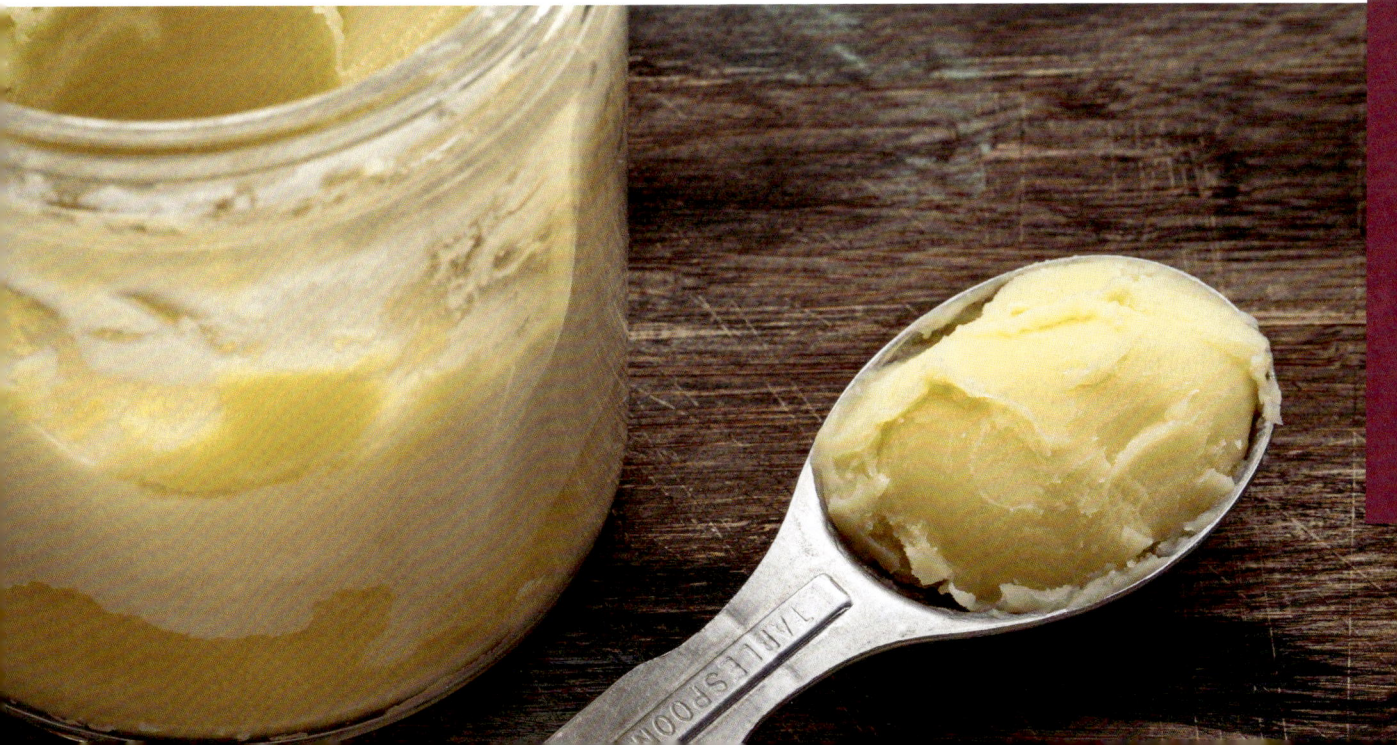

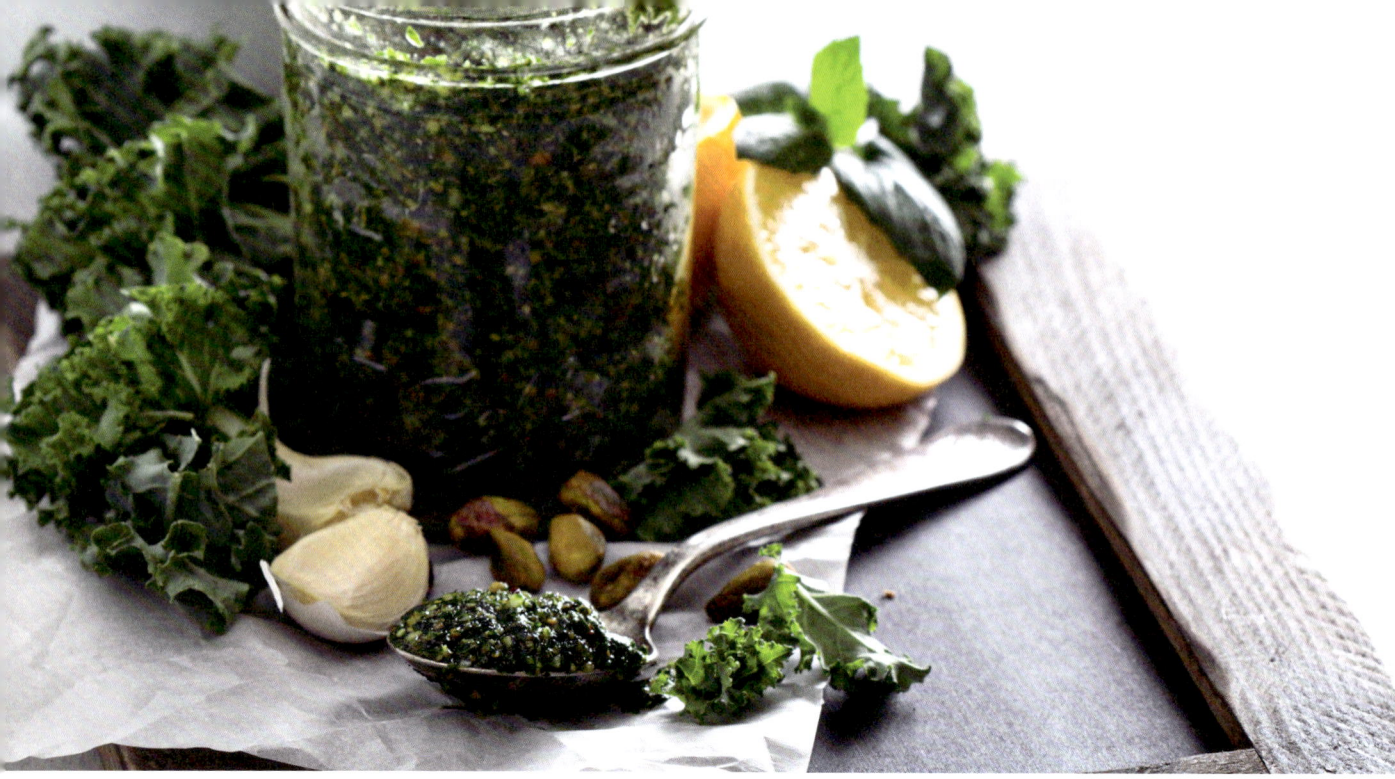

Grünkohl-Walnuss-Pesto

Rezept von Kurt Timmermans | 2 Gläser

ZUTATEN

600 g Grünkohl-Blätter, ohne Strünke

100 g frische Basilikumblätter

1 TL Meersalz

100 ml Olivenöl

150 g Walnuss-Kerne, fein gehackt

4 Koblauchzehen, fein gehackt

100 g Parmesan Käse, frisch gerieben

1 Grünkohlblätter, Basilikum und Meersalz in einen Küchenmixer geben und 10 bis 12 mal durchmixen, bis alle Grünkohlblätter fein gehackt sind.

2 Olivenöl in die Masse einträufeln und erneut durchmixen.

3 Nacheinander Walnüsse und Knoblauch dazugeben und kurz mixen.

4 Zum Schluss den Parmesan dazugeben und noch einmal glatt durchmixen.

TIPP

Passt gut als Dip zu frischem Gemüse oder zu allen Arten von Pasta.

Couscous Salat

Rezept von Paul Ivic | 3–4 Portionen

ZUTATEN

80 g Couscous

500 ml Gemüsefond

40 g Paprikawürfel rot

40 g Paprikawürfel gelb

40 g Kirschtomaten

40 g entkernte Gurken

1 TL Ras el-Hanout

Sesamöl (kalt gepresst)

Chardonnay Essig

Meersalz

frische Kräuter wie Rosmarin,
Thymian, Kerbel und Koriander

1 Den Couscous in ein feines Sieb geben und für einen kurzen Moment (1 Minute) in den kochenden Fond halten, so bleibt der Couscous knackig.

2 Sieb aus dem Fond herausnehmen und dann den Couscous in einer Schüssel auskühlen lassen. Um die Lockerheit des Couscous zu erhalten, sofort mit ein paar Tropfen Sesamöl vermengen.

3 Wenn der Couscous leicht abgekühlt ist, können die restlichen Zutaten untergemischt und nach Belieben abgeschmeckt werden. Für einen pikanteren Geschmack kann noch etwas Chili beigefügt werden.

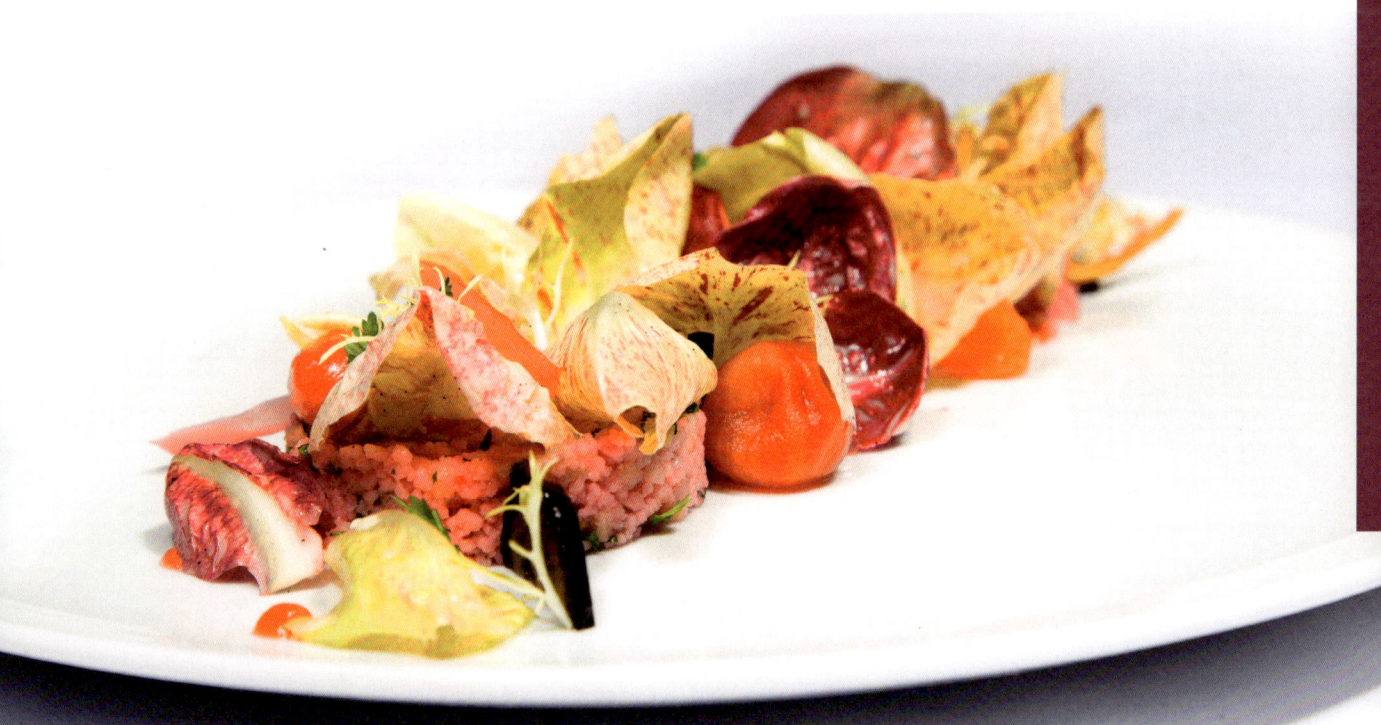

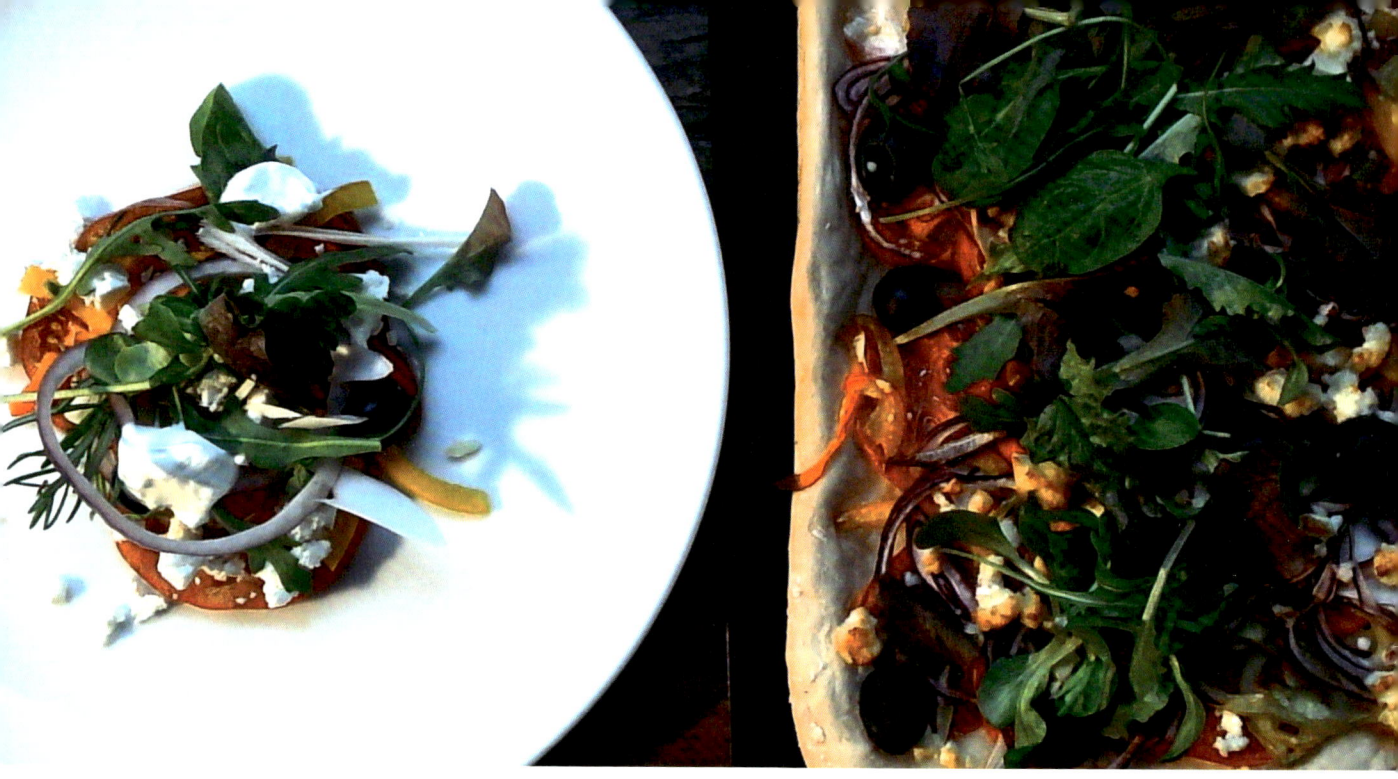

1/2 l handwarmes Wasser

25 g frische Hefe

2 EL Olivenöl

Meersalz, frischer Pfeffer

500 g Dinkelmehl

1 kg frische Tomaten, in Scheiben geschnitten

1 grosse rote Paprika, gewaschen, halbiert, entkernt und in Ringe geschnitten

1 grosse grüne Paprika, gewaschen, halbiert, entkernt und in Ringe geschnitten

1 rote Gemüsezwiebel, geschält, in Ringe geschnitten (ersatzweise andere Zwiebel)

5 Knoblauchzehen (nach Geschmack), in dünne Scheiben geschnitten

100 g schwarze Oliven, entkernt

200 g fettarmer Fetakäse, zerbröselt

Saft einer Zitrone

Etwas Olivenöl für das Blech

Eine Handvoll Rucola und Feldsalat, gewaschen und trockengeschleudert

Griechischer Joghurt ohne Zucker

Griechischer Salat ...mal anders

Rezept von Jens F. Kruse | 1 Backblech

1 Hefe zerbröseln und im gesalzenen und gepfefferten Wasser und Olivenöl auflösen, das Mehl hinzugeben und zu einem Teig kneten. An einem warmen Ort (ohne Zugluft) gehen lassen, bis sich das Teigvolumen verdoppelt hat.

2 In der Zwischenzeit alle Zutaten vorbereiten. Den Teig nochmals durchkneten, dünn ausrollen und auf ein eingefettetes Backblech geben. Teig noch einmal gehen lassen.

3 Backofen auf 180°C vorheizen.

4 Tomaten kräftig salzen und pfeffern und den Teig damit belegen.

5 Paprika, Zwiebel, Knoblauch, Oliven und Fetakäse darauf verteilen.

6 Mit Zitrone und Olivenöl beträufeln, ca. 20 min. knusprig backen.

7 Aus dem Ofen nehmen, mit Salat belegen und griechischen Joghurt darauf verteilen.

TIPP

Wenn der Salat auf einem Gitter ausgekühlt, bleibt der Teig knusprig. Probieren Sie verschiedene Varianten aus. z.B. mit Tabasco, grünen Oliven, Ziegenkäse, Zucchini, Auberginen, Koriander.

Salat mit Avocado und Süßkartoffeln

4 Portionen

ZUTATEN

500 g Süßkartoffeln, geschält und in fingerdicke Stücke geschnitten

40 g Ghee oder Butterschmalz

1 Avocado halbiert, Kern entfernt und Fruchtfleisch in längliche Spalten geschnitten und mit 1 EL Limettensaft beträufelt

1/2 Bd. Petersilie, gewaschen und fein gehackt, einige Blätter für die Garnitur zurückbehalten

1/2 Bd. frischer Koriander, fein gehackt

1 grüne Chileschote, halbiert, entkernt und in sehr feine Ringlein geschnitten

3 EL Limettensaft

1/2 Orange, ausgepresst

3 EL Olivenöl

Salz und Pfeffer

2 Frühlingszwiebeln, gewaschen, längs halbiert und in Stücke geschnitten

1 Süßkartoffeln in gesalzenem Wasser für ca. 4 Minuten kochen, Wasser abgießen und etwas abkühlen lassen.

2 Ghee in einer Pfanne erhitzen und die trockengetupften Süßkartoffelscheiben bei mittlerer Hitze goldbraun knusprig braten. Auf Küchenpapier abtropfen lassen.

3 Für das Dressing 1 Avocadospalte, Petersilie, Koriander, Chili, 2 EL Limette, Orangensaft, Olivenöl, Salz und Pfeffer verrühren und pürieren.

4 Restliche Avocado, Frühlingszwiebel und die lauwarmen Süßkartoffelscheiben anrichten. Das Dressing darauf verteilen. Mit Koriander oder Petersilie garniert, servieren.

TIPP

Probieren Sie den Salat mal mit Feta-Käse. Mit Makrele oder Thunfisch schmeckt er auch köstlich.

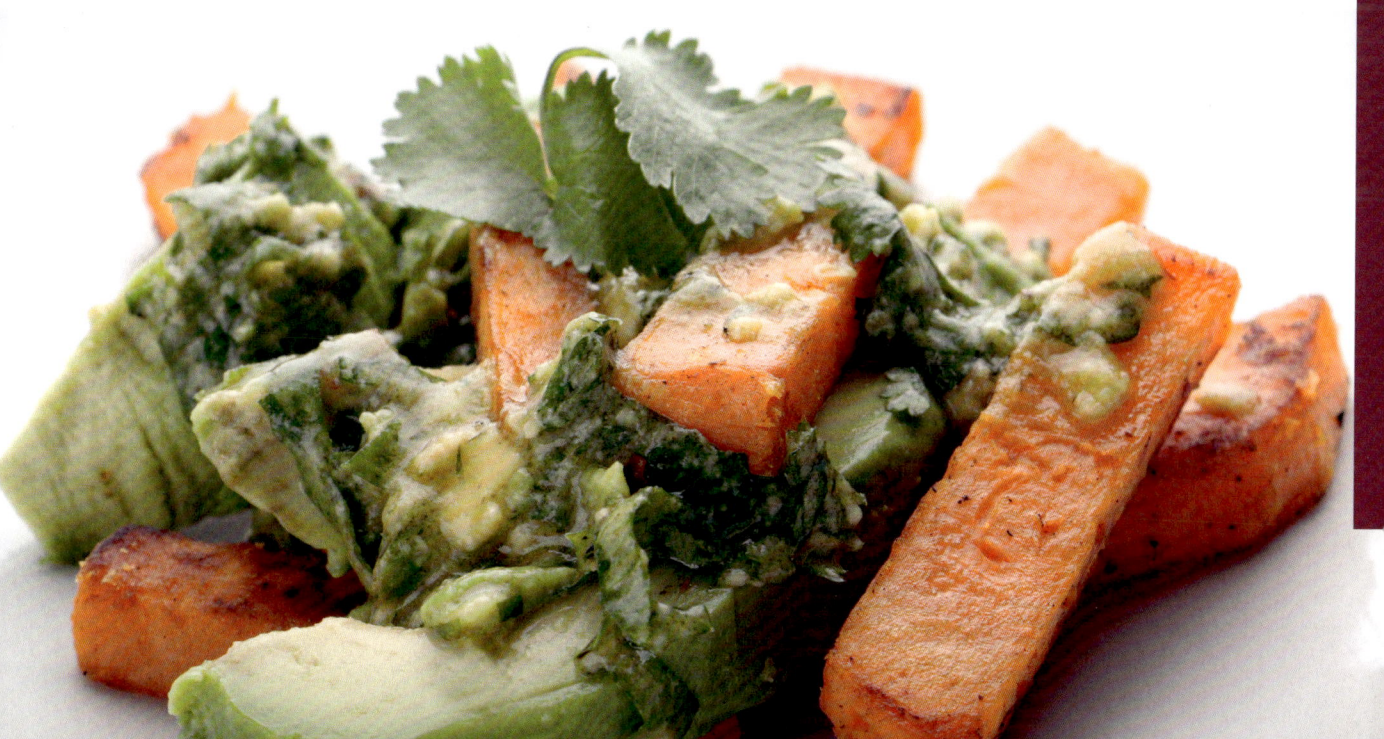

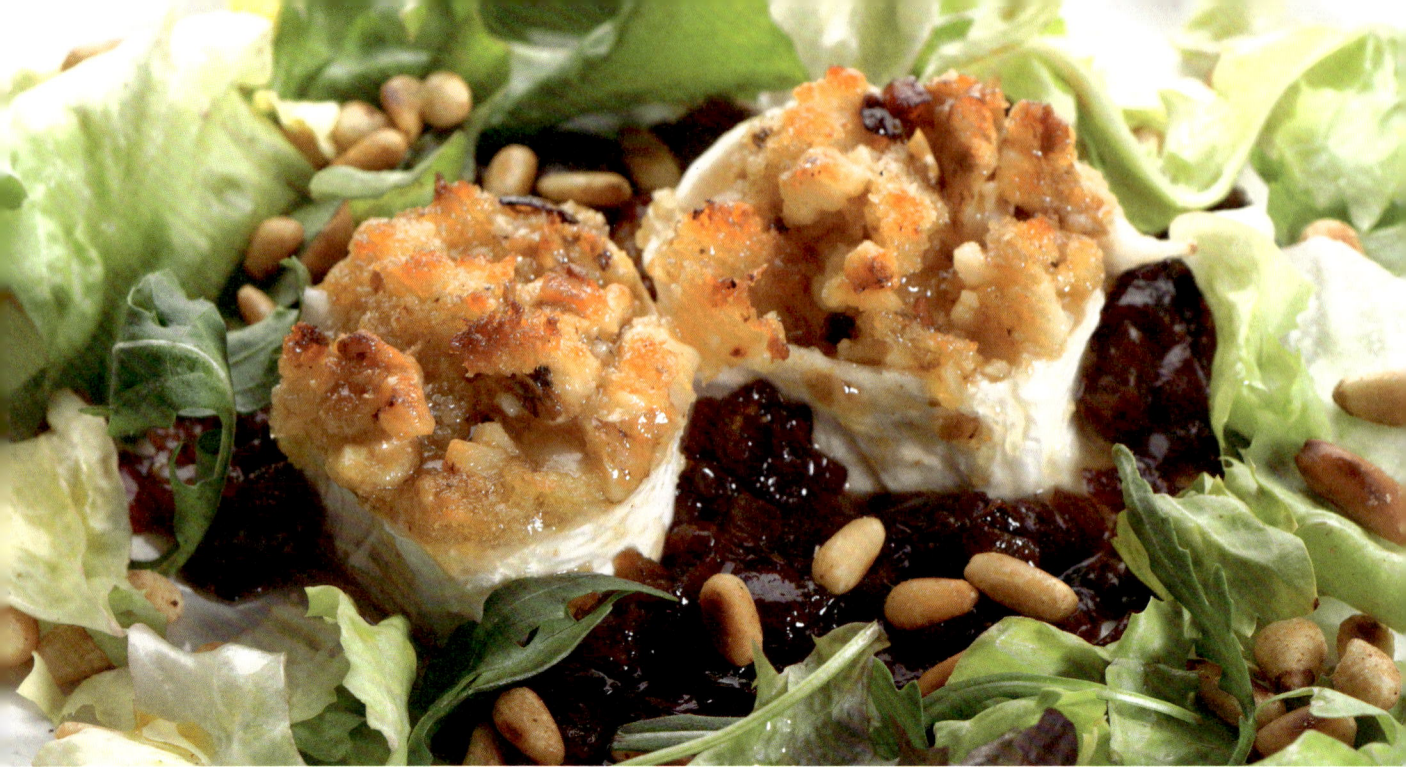

Überbackener Ziegenkäse mit süßer Walnuss

2 Portionen

ZUTATEN

1 kleine rote Zwiebel, geschält und fein gewürfelt

2 EL Olivenöl

1 EL Balsamicoessig weiß

1/2 TL Dijonsenf

1 Prise Süßmittel (z.B. Erythritol)

Salz und Pfeffer

1 EL Agavendicksaft oder Honig

25 g weiche Butter

25 g Walnüsse, gemahlen

2 Taler von Ziegenkäse, zusammen ca. 80 g

3 Pflaumen oder Feigen, gewaschen, halbiert und in Scheiben geschnitten

1 Handvoll Rucola-Salat, gewaschen und trockengeschüttelt

25 g Pinienkerne

1 Zwiebel in 1 EL Olivenöl glasig dünsten und vom Herd nehmen. Balsamico, 1 EL Olivenöl und Senf dazugeben und verrühren. Mit Salz, Pfeffer und Süßmittel würzen.

2 Pinienkerne in einer Pfanne ohne Fett unter Rühren rösten.

3 Agavendicksaft mit der Butter cremig rühren, die gemahlenen Walnüsse dazugeben. Die Masse auf die beiden Ziegenkäsetaler streichen.

4 Im Backofen den Grill einschalten.

5 Pflaumen und Rucola auf zwei Tellern anrichten, Pinienkerne und etwas von dem Dressing darübergeben.

6 Ziegenkäse für etwa 2 Minuten überbacken, bis er goldbraun ist. Auf den Pflaumen-Rucolabett anrichten und sofort servieren.

Caponata

4 Portionen

ZUTATEN

3 Auberginen, kleingeschnitten

4 EL Olivenöl

2 Knoblauchzehen, geschält und gehackt

200 g Tomaten, kurz in kochendem Wasser blanchiert, Haut entfernt und gewürfelt

1 Zwiebel, geschält und gehackt

2 Stangen Sellerie, in kleine Stücke geschnitten

1 gelbe Paprika, geputzt und in kleine Würfel geschnitten

80 g grüne Oliven

4 EL Weißweinessig

Süßmittel, z.B. 2 EL Erythritol

Salz, Pfeffer

Für die Garnitur etwas Basilikum oder andere Kräuter

1 Auberginen kräftig salzen und mindestens 45 Minuten ziehen lassen.

2 Anschließend trockentupfen und in Olivenöl scharf anbraten.

3 In einem kleinen Topf Knoblauch andünsten und die Tomaten dazugeben. Für ca. 15 Minuten köcheln lassen. Mit Salz und Pfeffer würzen und beiseite stellen.

4 Zwiebel, Sellerie und Paprika in einer Pfanne mit etwas Olivenöl anbraten.

5 Auberginen, Tomatensauce und Oliven dazugeben. Mit Essig und Süßmittel noch einmal für 10 Minuten köcheln.

TIPP

Die Caponata schmeckt sowohl warm als auch lauwarm. Im Sommer kann man sie auch kalt essen.

Caponata ist ein Gemüsegericht aus der sizilianischen Küche. Die Zutaten und die Zubereitung der Caponata variieren je nach Region. Hauptbestandteile sind Auberginen und Tomaten, meist auch Paprikaschoten, Sellerie oder Fenchel.

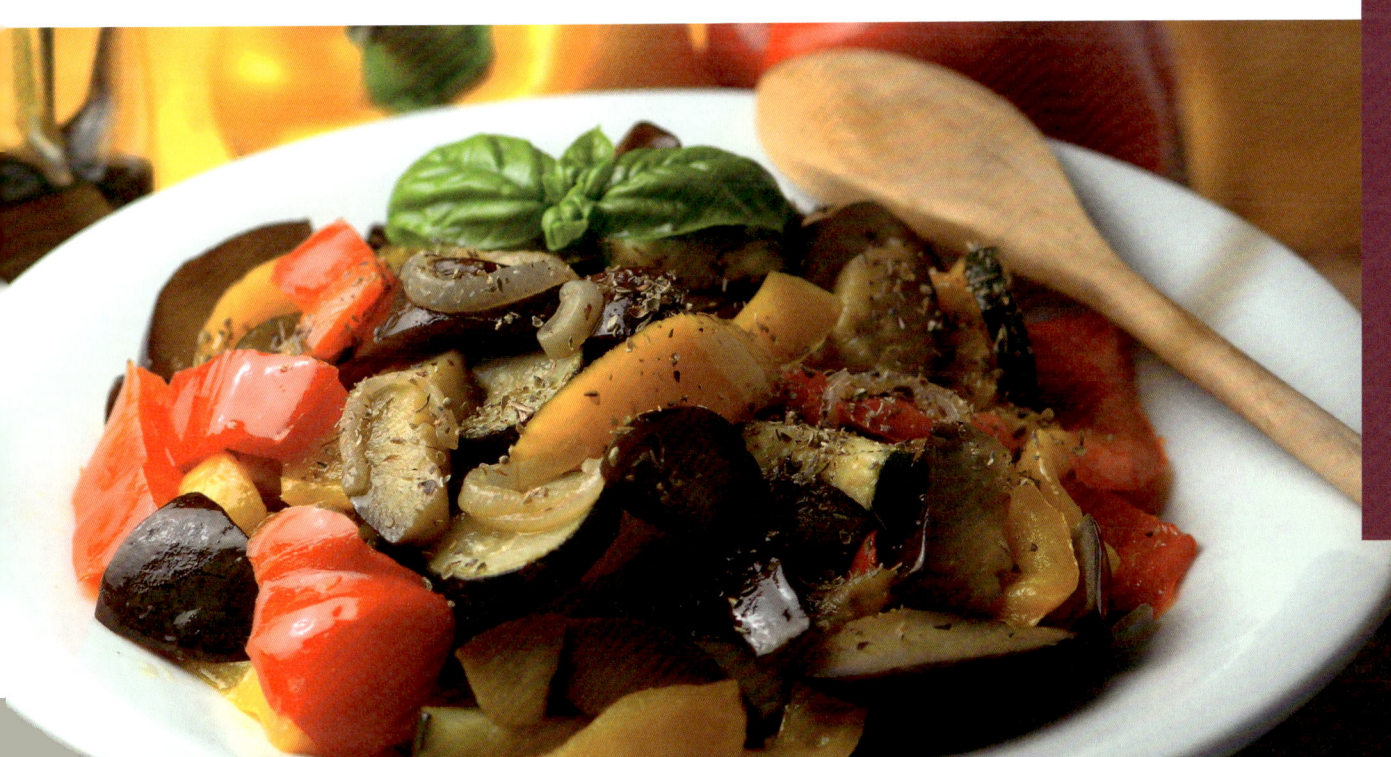

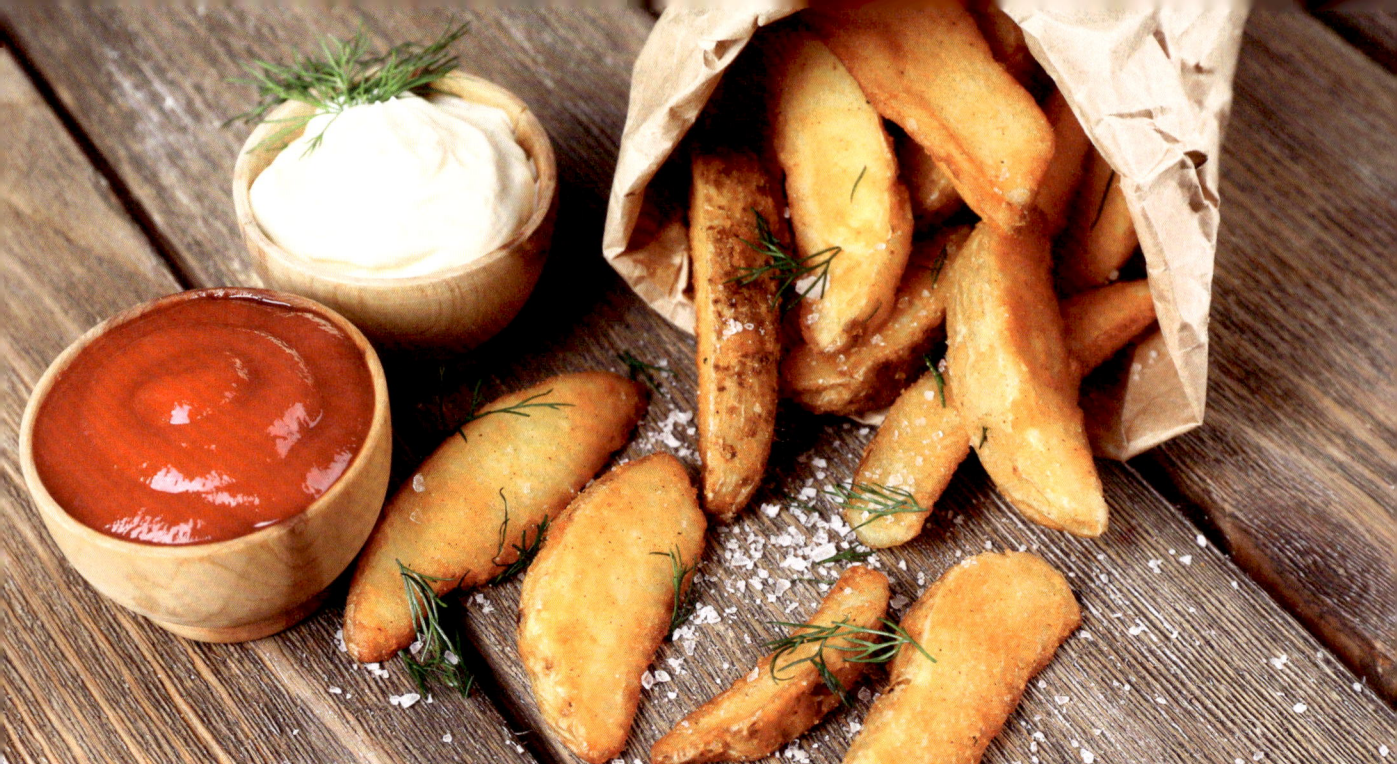

Gebackene Süßkartoffeln mit Aioli-Dip

4 Portionen

ZUTATEN

500 g Süßkartoffeln, geschält und
in fingerdicke Stücke (Wedges)
geschnitten
3 EL Olivenöl
evtl. etwas Rosmarin
Salz und Pfeffer

FÜR DIE AIOLI (KNOBLAUCHDIP)

4 Knoblauchzehen, fein gehackt
2 Eigelb
Salz und Pfeffer
200 ml Olivenöl
Saft von einer Zitrone

1 Backofen auf 180°C Ober- und Unterhitze vorheizen.

2 Süßkartoffeln mit Olivenöl, Rosmarin, Salz und Pfeffer mischen.

3 Backfolie auf ein Blech geben und die Wedges gleichmäßig darauf verteilen.

4 Für 35 bis 40 Minuten im Backofen backen. Nach der halben Garzeit wenden.

5 Für den Aioli-Dip: Knoblauch, Eigelb und Salz zu einer feinen Paste verrühren. Dann langsam mit einem Handrührgerät oder Schneebesen das Olivenöl in feinem Strahl und unter ständigem Rühren dazugeben, bis die Sauce eindickt. Zitronensaft und evtl. einige Tropfen Wasser dazugeben und mit Salz und Pfeffer würzen.

TIPP

Aioli schmeckt zu vielen Gerichten, zu Gemüse, Fisch, Fleisch und kann als Saucengrundlage für andere Saucen dienen. Eine vegane Variante für eine Aioli finden Sie auf Seite 84.

Das zuckerfreie Ketchup-Rezept gibt es auf Seite 36.

ZUTATEN

2 EL Olivenöl

250 g Hähnchenbrustfilets, geschnetzelt

1 durchgepresste Knoblauchzehe

1 TL Curry

Salz und Pfeffer

200 g geschälte und gegarte Shrimps

1 Eisbergsalat, in Streifen geschnitten

1 Salatgurke, geschält, in feine Stifte geschnitten

1 rote Paprika, ausgehöhlt und in feine Stifte geschnitten

4 Frühlingszwiebeln, äußere Schicht entfernt, in feine Ringlein geschnitten

2 Karotten, geschält, in feine Stifte geschnitten

50 g Soja- oder Mungobohnensprossen

12 Blatt Reispapier, 22 cm Durchmesser

1 Bd. frischer Koriander

FÜR DEN DIP

Sojasauce nach Belieben

1/2 TL Wasabipaste

2 Frühlingszwiebeln, äußere Schicht entfernt, in feine Ringlein geschnitten

Vietnamesische Reisrollen

2 Portionen als Hauptgericht, als Vorspeise 4 Portionen

1 Hähnchenfleisch in Olivenöl scharf von allen Seiten anbraten. Knoblauch und Curry dazugeben, kurz mitbraten. Salzen, pfeffern.

2 Shrimps je nach Größe einige Minuten in Salzwasser kochen, Wasser abschütten.

3 Fleisch und Shrimps jeweils in eine kleine Schüssel geben.

4 Geschnittenes Gemüse, Salat und Kräuter auf einer größeren Platte anrichten und zusammen mit dem Hühnchen und Shrimps auf den Tisch stellen.

5 Wasser zum Kochen bringen, in eine größere Schüssel geben und ebenfalls auf den Tisch stellen. Reisblätter einzeln kurz durch das heiße Wasser ziehen, sodass das ganze Blatt nass ist. Auf den Teller geben, mit den gewünschten Zutaten belegen und zu einem Päckchen formen.

6 Für den Dip Sojasauce mit Frühlingszwiebeln und Wasabipaste mischen.

TIPP

Variante für Vegetarier und Veganer: Fleisch/Shrimps durch Tofu (Räuchertofu), in Streifen geschnitten ersetzen.

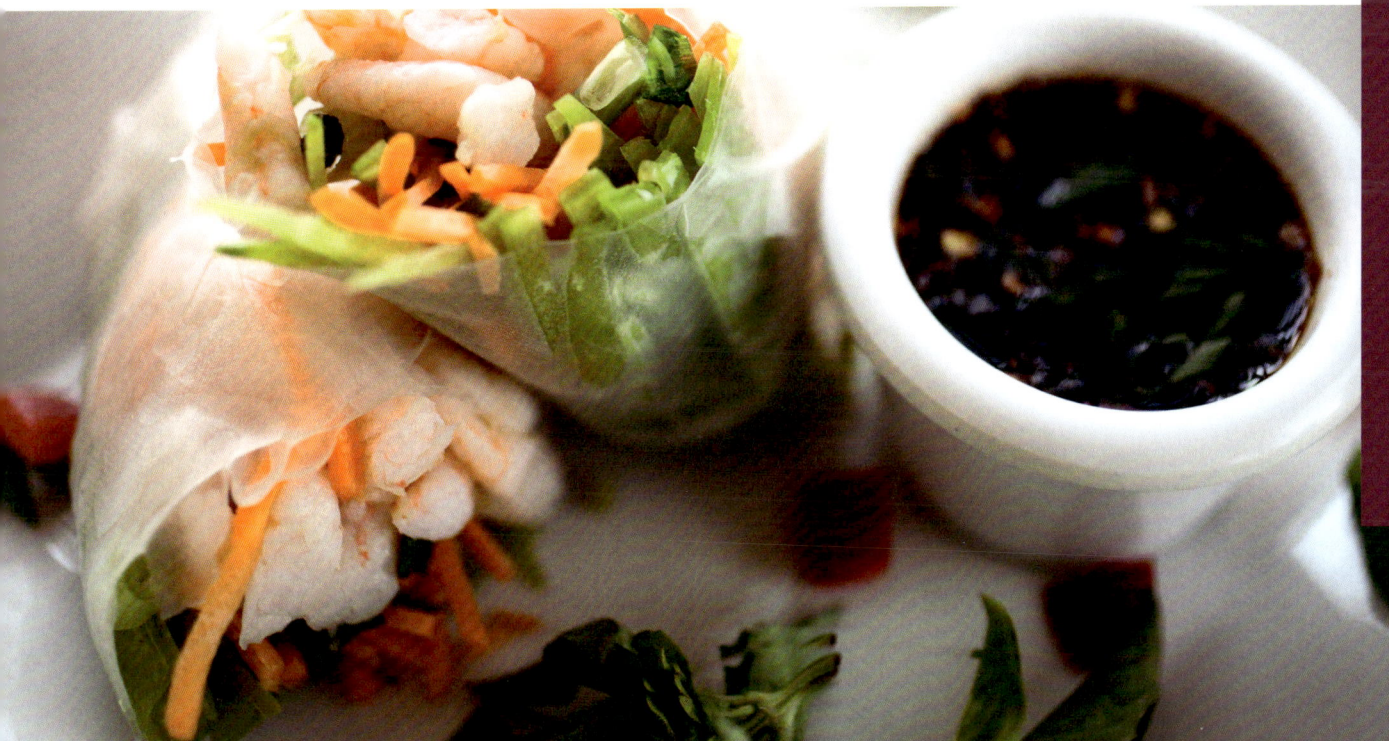

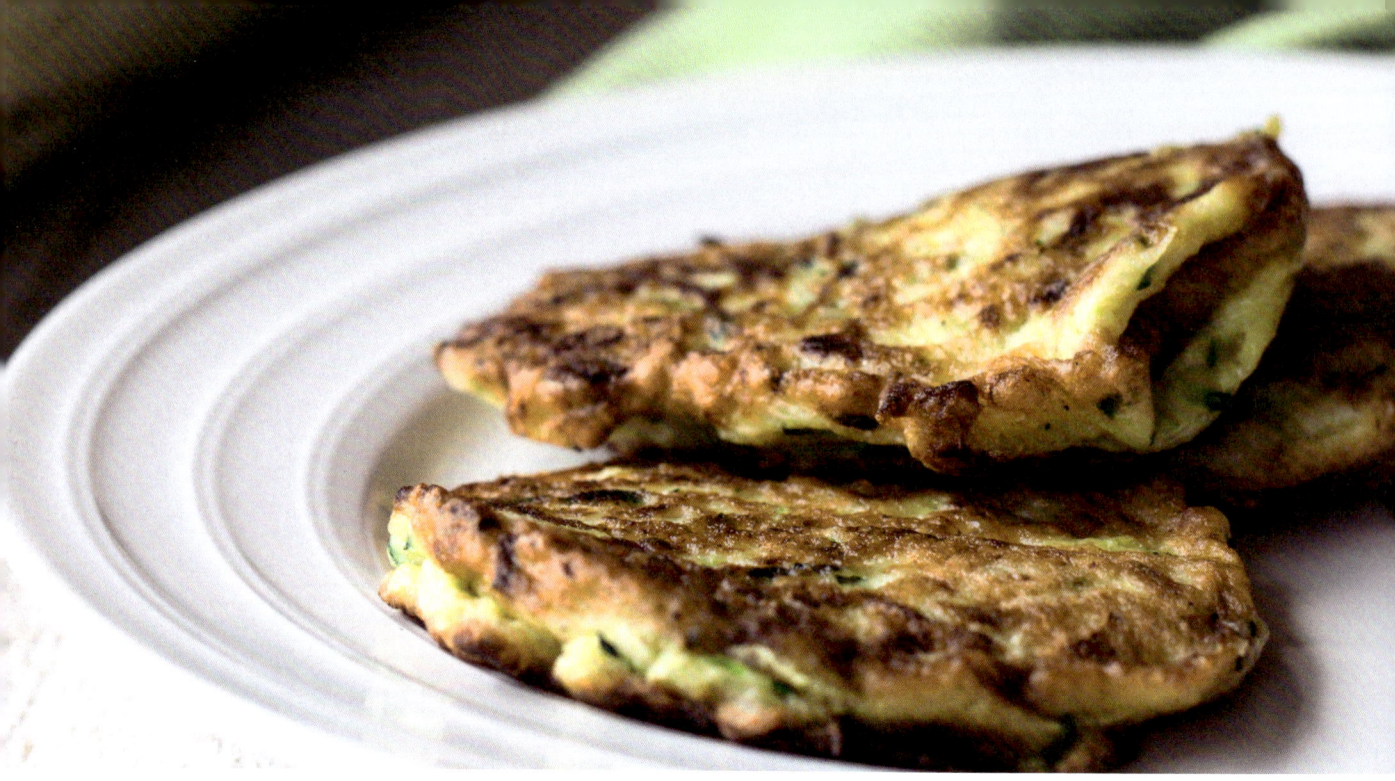

Zucchinipuffer mit Joghurt-Limetten-Sauce

4 Portionen

ZUTATEN

4 Zucchini, gewaschen und
mittelfein gerieben

4 Knoblauchzehen, geschält und
gepresst

100 g Mandelmehl

2 Eier

1 Bd. glatte Petersilie, gewaschen
und fein gehackt

Salz und Pfeffer

6 EL Olivenöl

FÜR DIE SOSSE

120 g Joghurt

60 g Creme fraiche

3–4 EL Limettensaft

1 Prise Süßmittel Ihrer Wahl
(z.B. Erythritol)

1 Alle Zutaten bis auf das Olivenöl in einer Schüssel gut durchmischen.

2 2 EL Olivenöl in einer beschichteten Pfanne erhitzen und die Puffer
(je Puffer ca. 1 1/2 EL der Masse) in 2 oder 3 Durchgängen, je 3 Minuten
auf jeder Seite braten.

3 Kurz auf Küchenpapier geben.

4 Joghurt und Creme fraiche mit dem Limettensaft, ein wenig Salz und
1 Prise Süßmittel verrühren.

5 Mit den Zucchinipuffern servieren.

Aromatisches Lammcurry

4 Portionen

1 Alle Gewürze mischen.

2 Fleisch nacheinander rundherum in Ghee/Butterschmalz anbraten.

3 Zwiebel und Knoblauch dazugeben und kurz mitbraten.

4 Gewürzmischung dazugeben und kurz einige Minuten mitdünsten.

5 Tomaten und Kokosmilch dazugeben und einrühren. Deckel auf die Pfanne geben und für ca. 1 1/2 Stunden köcheln lassen.

6 Mit dem Koriander servieren.

TIPP

Dazu passen Bulgur oder Reis.

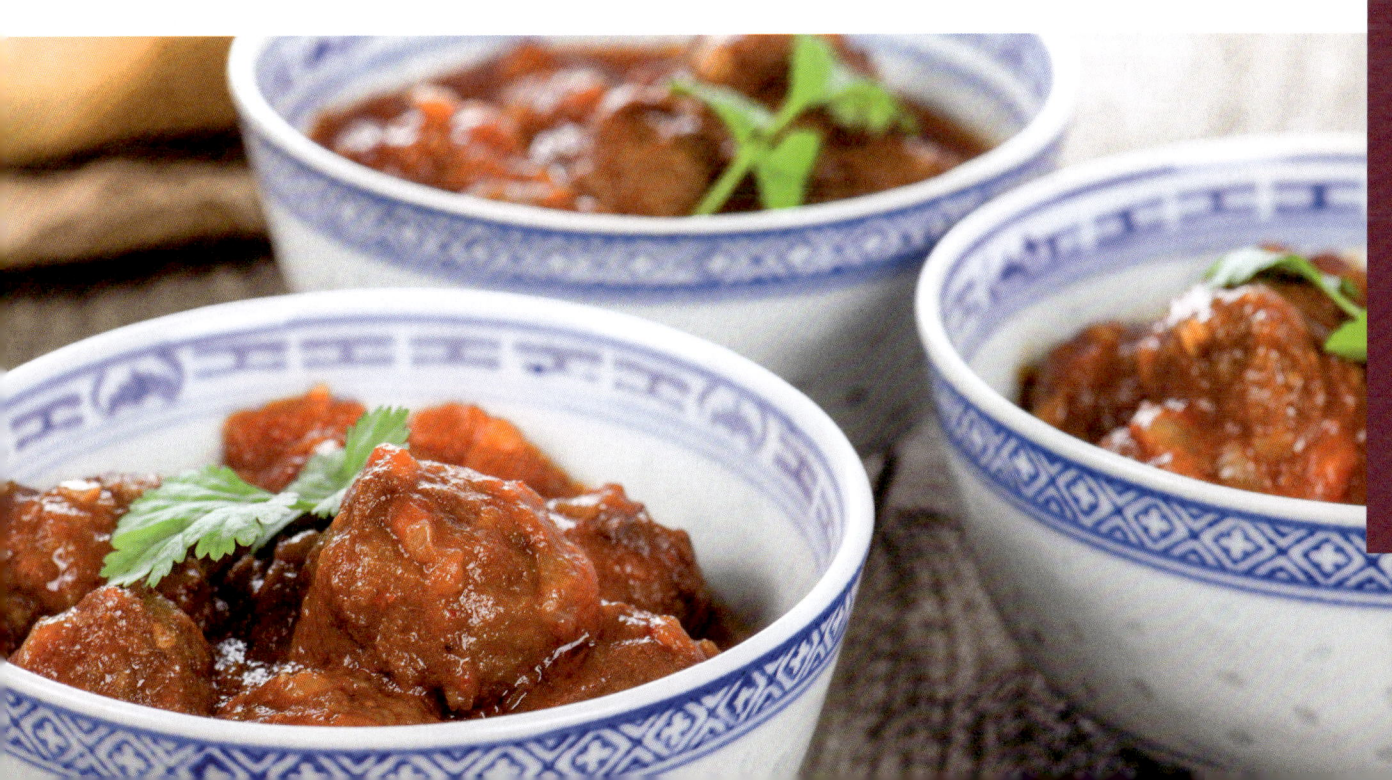

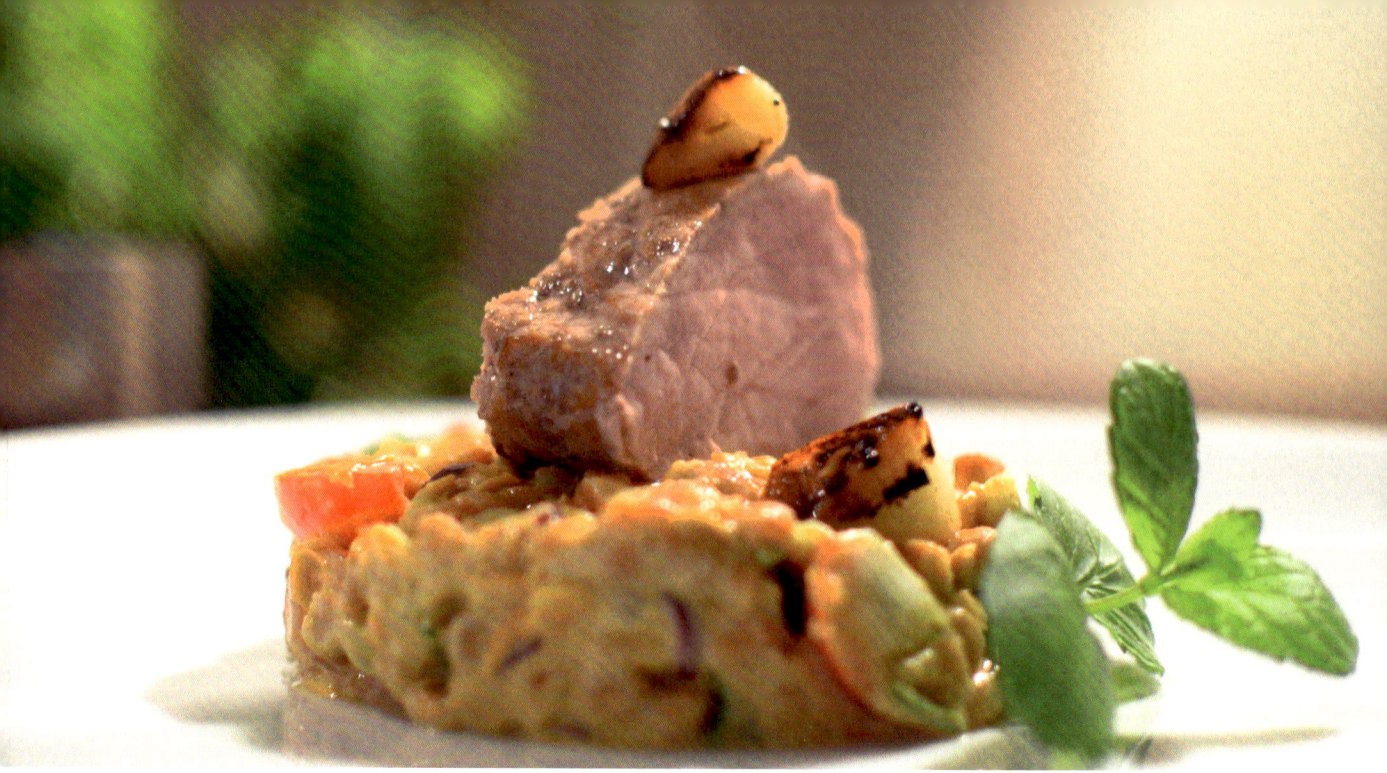

Marokkanischer Linsensalat mit Filet

Rezept von Jens F. Kruse | 2 Portionen

600 g küchenfertige Linsen (aus dem Glas)

6 Knoblauchzehen, grob gehackt

2 TL Salz

1 mittelgroße Salatgurke, geschält und klein gewürfelt

je 1 gelbe und rote mittelgrosse Paprika, halbiert, entkernt und klein gewürfelt

1 rote Gemüsezwiebel, (ersatzweise andere), fein gehackt

2 Frühlingszwiebeln (ersatzweise Lauch), in feine Ringlein geschnitten

15 Cherrytomaten, gewaschen und geviertelt

300 g griechischer Joghurt ungesüsst

1 EL Currypulver

4 EL Kumin (Kreuzkümmel gemahlen)

10 Minzeblätter, feingeschnitten

Saft von 3 Limonen

Salz und Pfeffer aus der Mühle

1 Bd. Koriander, gewaschen und trockengeschüttelt, Blättchen abgezupft

2 gebratene Medaillons

1   Linsen abtropfen lassen und in eine Schüssel geben. Knoblauch mit 2 TL Salz mit einem Messerrücken oder im Mörser zerdrücken, bis eine Paste entsteht.

2   Gurke schälen, entkernen und mit Paprika, Zwiebeln, Frühlingszwiebeln sowie den Cherrytomaten zu den Linsen geben und gut vermengen.

3   Den Joghurt mit den Gewürzen und der Minze gut vermengen und unter den Linsensalat geben. Mit Salz, Pfeffer und Zitrone abschmecken.

4   Zum Schluss mit etwas Koriandergrün servieren.

TIPP

Dazu passt fast jedes Fleisch: Hier mit einem gebratenen Medaillon vom Iberico-Schwein. Es schmeckt aber auch mit Roastbeef, gebratenem Fisch oder gebratenen oder gegrillten Lammkoteletts.

Steak japanisch

2 Portionen

ZUTATEN

2 EL Olivenöl

800–900 g Filet aus der Lende, es geht auch ein zartes Rumpsteak oder Entrecôte, in 3 cm große Würfel geschnitten

Frischer Pfeffer, wenig Salz

20 g Ingwer, geschält und sehr fein gehackt

100 ml Gemüsefond

1 guter Schuss Sojasauce

2 Stangen Sellerie, gewaschen und feingehackt

1 Bd. Schnittlauch, in feine Röllchen geschnitten

1/2 Bd. Frühlinszwiebeln, geschält und fein in Ringe geschnitten

1 Öl in einer Pfanne erhitzen und die Fleischwürfel von allen Seiten scharf anbraten. Salzen und pfeffern. Fleisch herausnehmen und abdecken. Ingwer in die Pfanne geben und kurz andünsten. Mit Gemüsefond und Sojasauce ablöschen.

2 Sellerie mit Schnittlauch und Frühlingszwiebeln in einer Schüssel gut durchmischen.

3 Steak in eine Servierschüssel geben. Ausgetretenen Fleischsaft zur Sauce geben. Das Gemüse über dem Fleisch verteilen und die Sauce drübergeben.

TIPP

Als Kräuter können Sie auch frischen Koriander, Petersilie oder Kresse verwenden. Als Beilage eignet sich Reis oder Quinoa.

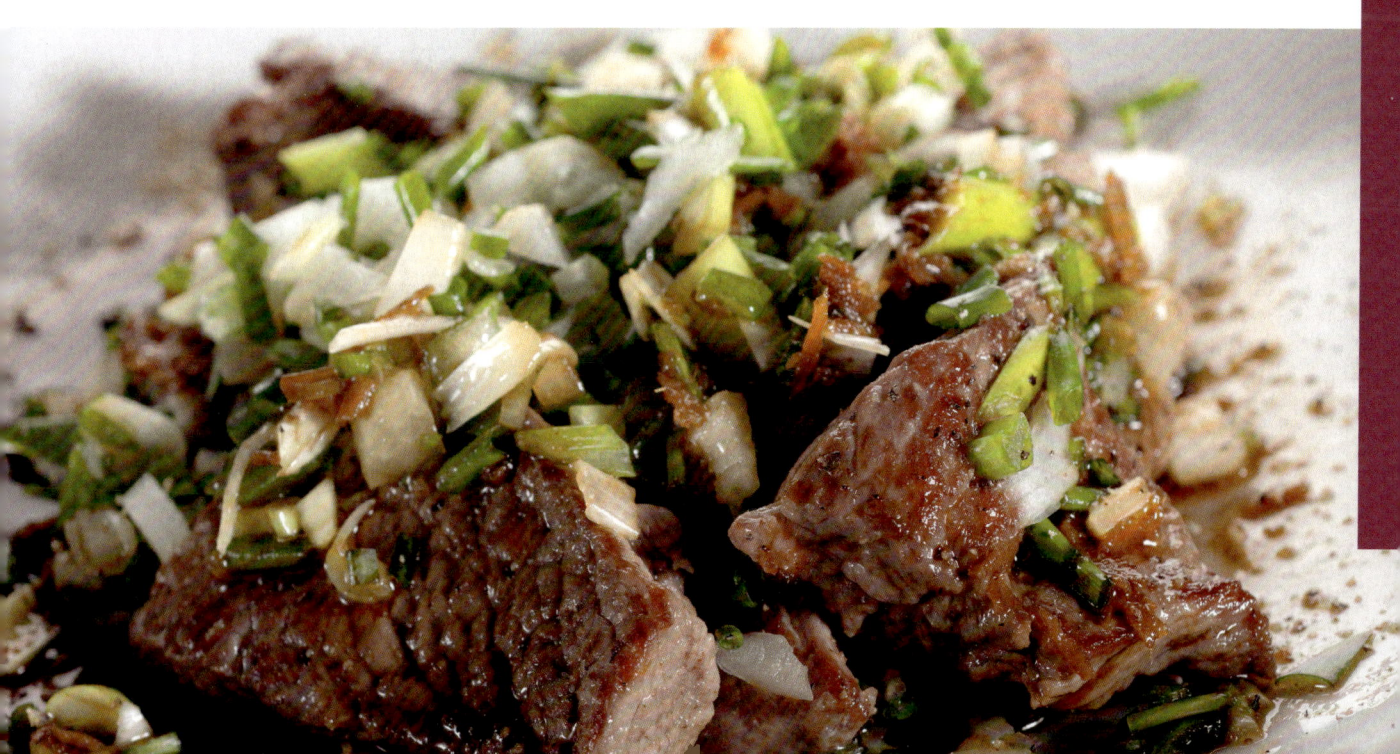

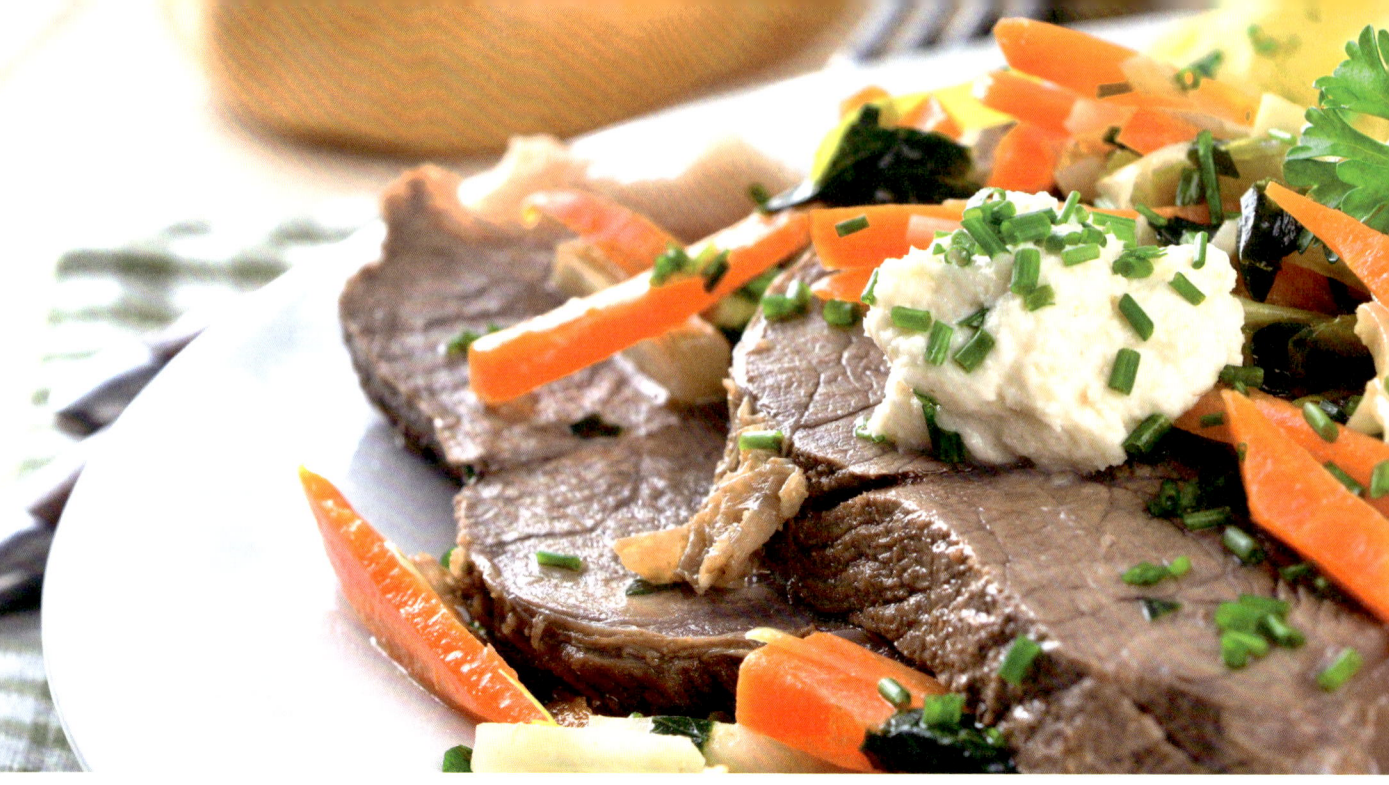

ZUTATEN

1 große Zwiebel, halbiert

2 Ltr. Wasser

Salz und Pfeffer

2 Lorbeerblätter

3 Knoblauchzehen, geschält und geviertelt

2 Nelken

2 Wacholderbeeren

1 Schuss Weinessig

10 Pfefferkörner

120 g Karotten, geschält und in feine Streifen geschnitten

120 g Knollensellerie, geschält und in feine Streifen geschnitten

600–700 g Tafelspitz oder Bio-Schweineschulter

1/2 Bd. glatte Petersilie

APFELKREN

4 säuerliche Äpfel, geschält, entkernt

2–3 EL Zitronensaft

3–4 EL frischen Kren (Meerrettich), gerieben

3 EL Creme frâiche

1 Prise Salz

1 EL Erythrotol / Süßmittel Ihrer Wahl

Wiener Tafelspitz mit Apfelmeerrettich

4 Portionen

1 Zwiebel in einem großen Topf ohne Fett an den Schnittflächen dunkelbraun rösten. Ca. 2 Liter Wasser dazugeben und mit Salz, Lorbeerblättern, Knoblauch, Nelken, Wacholderbeeren, Essig und Pfefferkörnern zum Kochen bringen. Wurzelgemüse dazugeben und einige Minuten kochen, herausnehmen und beiseitestellen.

2 Fleisch in den kochenden Sud geben für ca. 1 1/2 Stunden leise köcheln oder ziehen lassen. Nicht kochen! Herausnehmen und Fleisch gegen die Faser in Scheiben schneiden und das Fleisch und Wurzel-gemüse bis zum Servieren in den Sud geben.

3 Äpfel mit dem Zitronensaft, Meerrettich, Creme frâiche, Salz und Süßmittel vermischen.

4 Fleisch mit Sud, Gemüse und Schnittlauch auf die Teller geben und mit Apfelkren servieren.

Bonito auf Zucchinibett

Rezept von Emilio Castrejon | 1 Portion

ZUTATEN

1 EL Olivenöl

1 Knoblauchzehe, geschält und gerieben

2 EL Petersilie, fein gehackt

eine Zucchini, in ganz feine Streifen geschnitten

Saft einer viertel Zitrone

1/4 Kaffeelöffel Dashi (japanische Fischsoße)

Salz, schwarzer Pfeffer

2 EL gemahlene Mandeln

150 g Bonito (kleine Thunfischart), ersatzweise Thunfisch in Sushi-Qualität

eine Prise Thymian

1/2 EL grobes Meersalz

1 Das Olivenöl in der Pfanne erhitzen, den geriebenen Knoblauch zugeben, etwas goldbraun anbraten, Petersilie und Zucchini hinzugeben und kurz in der Pfanne schwenken. Dann Zitronensaft, Dashi und Salz zugeben. Sobald sich etwas Sud gebildet hat, die Mandeln zufügen und alles kurz unterheben. Das Gemüse ist in kürzester Zeit fertig.

2 Für den Bonito, Olivenöl in die Pfanne geben, das grobe Salz auf dem Pfannenboden verteilen.

3 Bonito mit Thymian würzen. Sobald das Öl heiss ist, auf allen Seiten ca 8 Sekunden! anbraten. Bonito aus der Pfanne nehmen und in dünne Scheiben schneiden. Fisch auf das Zucchinibett legen. Evtl. mit etwas Olivenöl und Salz abschmecken. Guten Appetit!

TIPP

Dashi heißt auf japanisch Brühe oder Fond und bildet die Basis vieler japanischer Suppen. Keine Misosuppe wird ohne Dashi hergestellt. Dashi wird meist aus getrockneten Bonitoflocken (Thunfisch) gewonnen. Man kann sie im Asialaden kaufen oder im Internet bestellen.

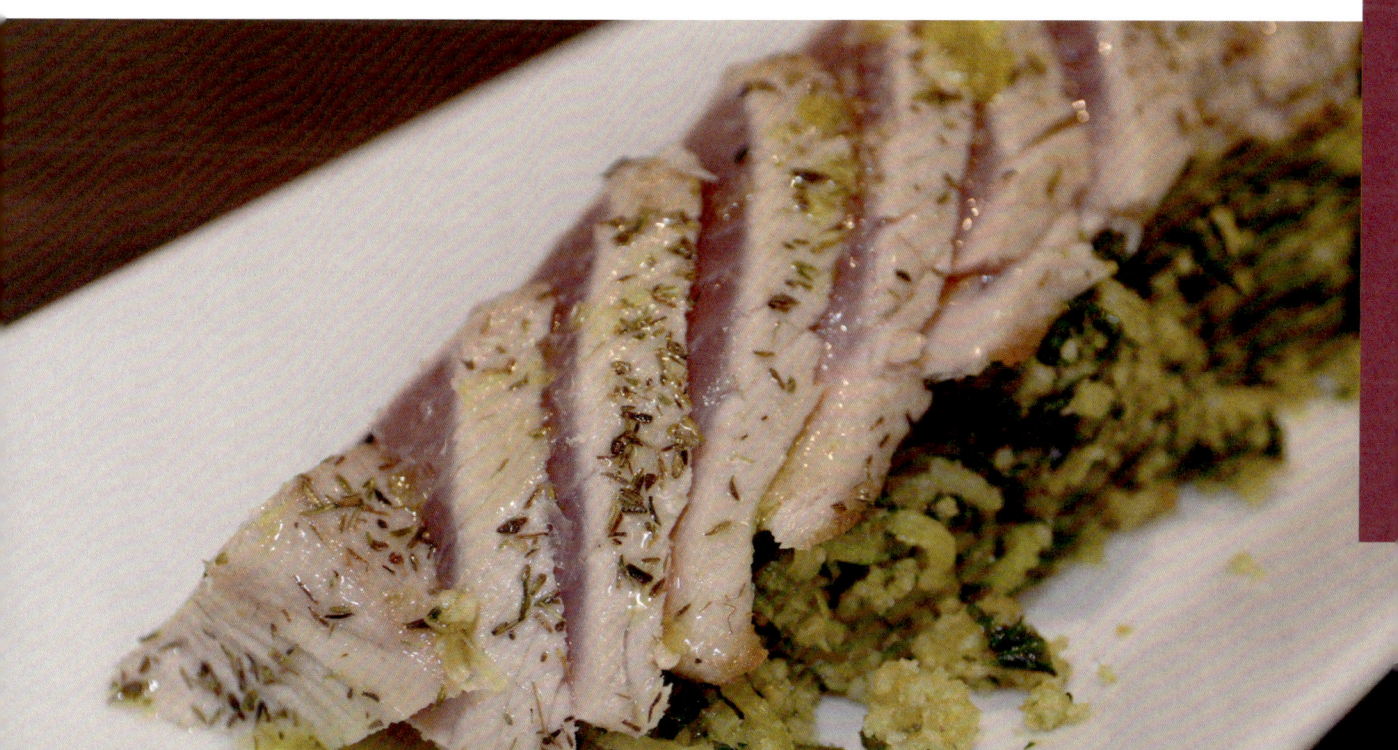

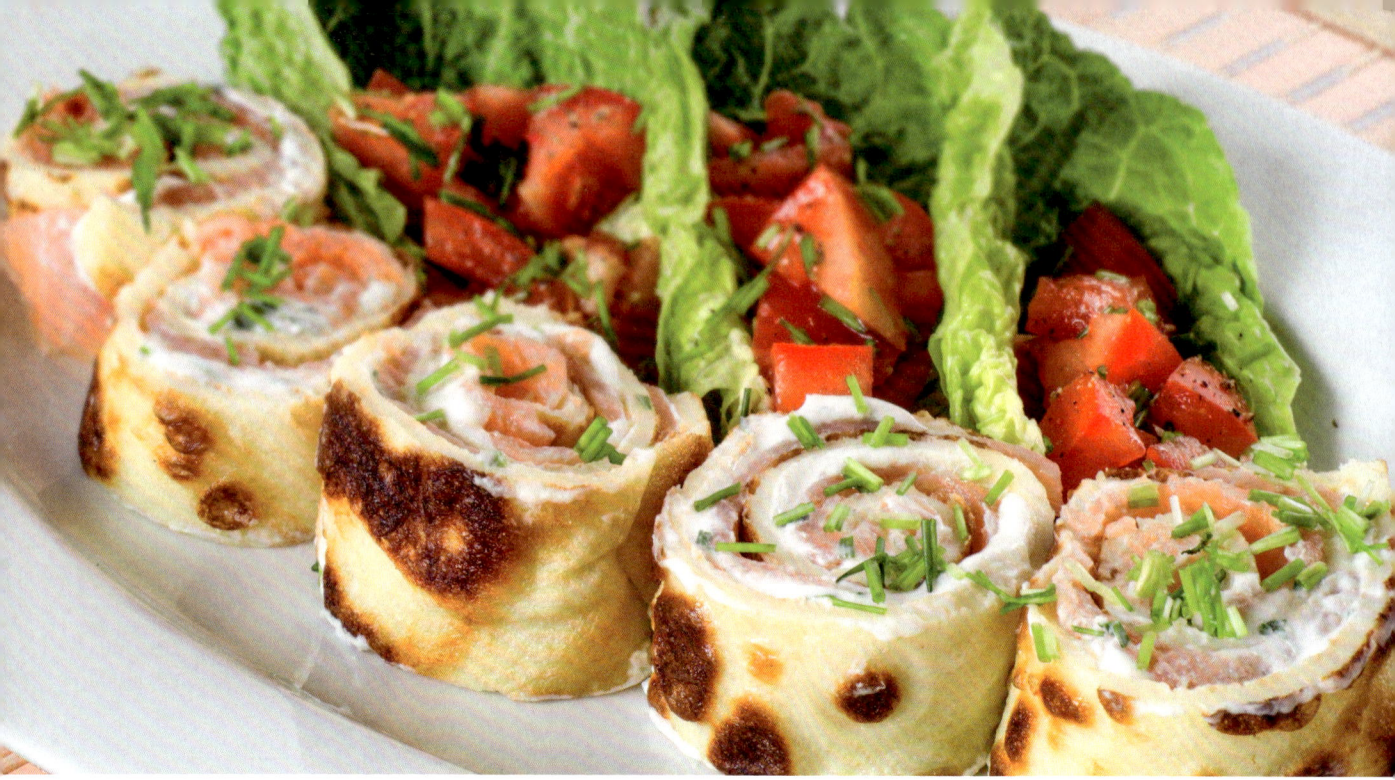

Lachs-Palatschinken

4 Portionen

ZUTATEN

120 g Frischkäse

3 Eier

Salz und Pfeffer

wenn verfügbar 1 Prise Johannisbrot-
kernöl (es geht auch ohne)

2 EL Olivenöl

150 g Frischkäse

1 haselnussgroßes Stück Wasabi
(japanischer Meerrettich)

1 Bd. Schnittlauch, fein geschnitten

300 g Räucherlachs in Scheiben

1 Mit einem Handrührgerät die ersten vier Zutaten für die Palatschinken mixen.

2 Olivenöl in einer Pfanne erhitzen und die Pfannkuchen nacheinander
von beiden Seiten backen. Etwas abkühlen lassen.

3 Frischkäse mit dem Wasabi und Schnittlauch glatt rühren und mit
Salz und Pfeffer würzen. Ein wenig Schnittlauch für die Garnitur zurückbehalten.

4 Frischkäse auf die Palatschinken streichen. Den Räucherlachs darauf
verteilen und das Ganze vorsichtig aufrollen.

5 Mit einem scharfen Messer ca. 3 cm dicke Stücke schneiden und
servieren.

TIPP

Kann als Vorspeise oder als Teil eines Buffets gegessen werden. Zusammen mit einem Salat ist es ein leckeres Hauptgericht.

Roter Matjessalat, dänische Art

4 Portionen

ZUTATEN

2 Knollen rote Beete, vorgegart, würfelig geschnitten

2 Äpfel, gewaschen, geviertelt, entkernt. 1 Apfel würfelig geschnitten, 1 Apfel in Spalten geschnitten

1 milde rote Zwiebel, in feine Ringe geschnitten

2 TL Erythritol oder Süßmittel nach Wahl

1 EL Apfelessig

1 EL Olivenöl

200 g griechischer Joghurt, Vollfettstufe

Salz und Pfeffer

5 Matjesfilets, in mundgerechte Stücke geschnitten

3 Dillstiele, gewaschen und Spitzen abgezupft

1 Rote Beete mit den Äpfeln, Zwiebeln, Essig, Öl, Erythritol und dem Joghurt mischen. Für eine halbe Stunde durchziehen lassen. Mit Salz und Pfeffer abschmecken.

2 Matjesfilets dazugeben und vorsichtig mischen. Auf Teller anrichten und nach Wunsch mit Dill oder Petersilie garniert servieren.

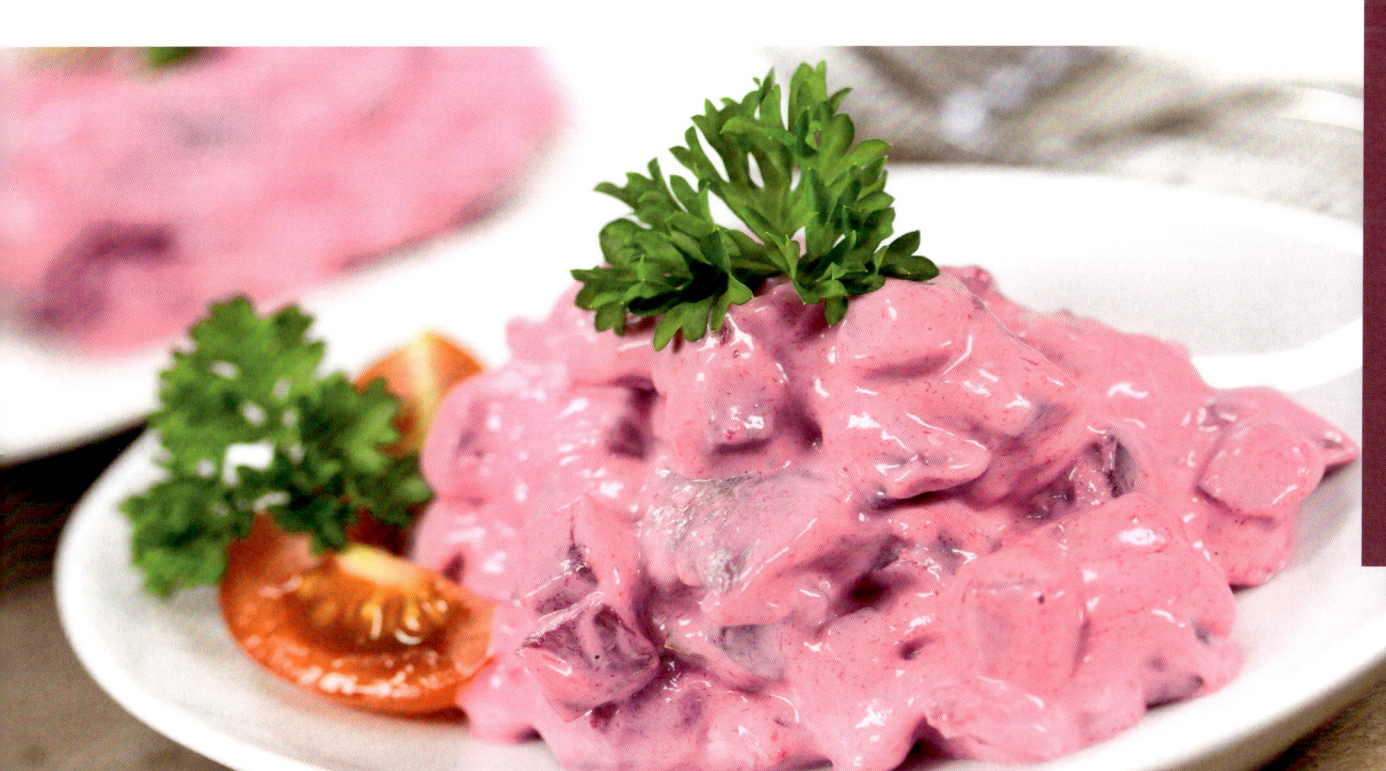

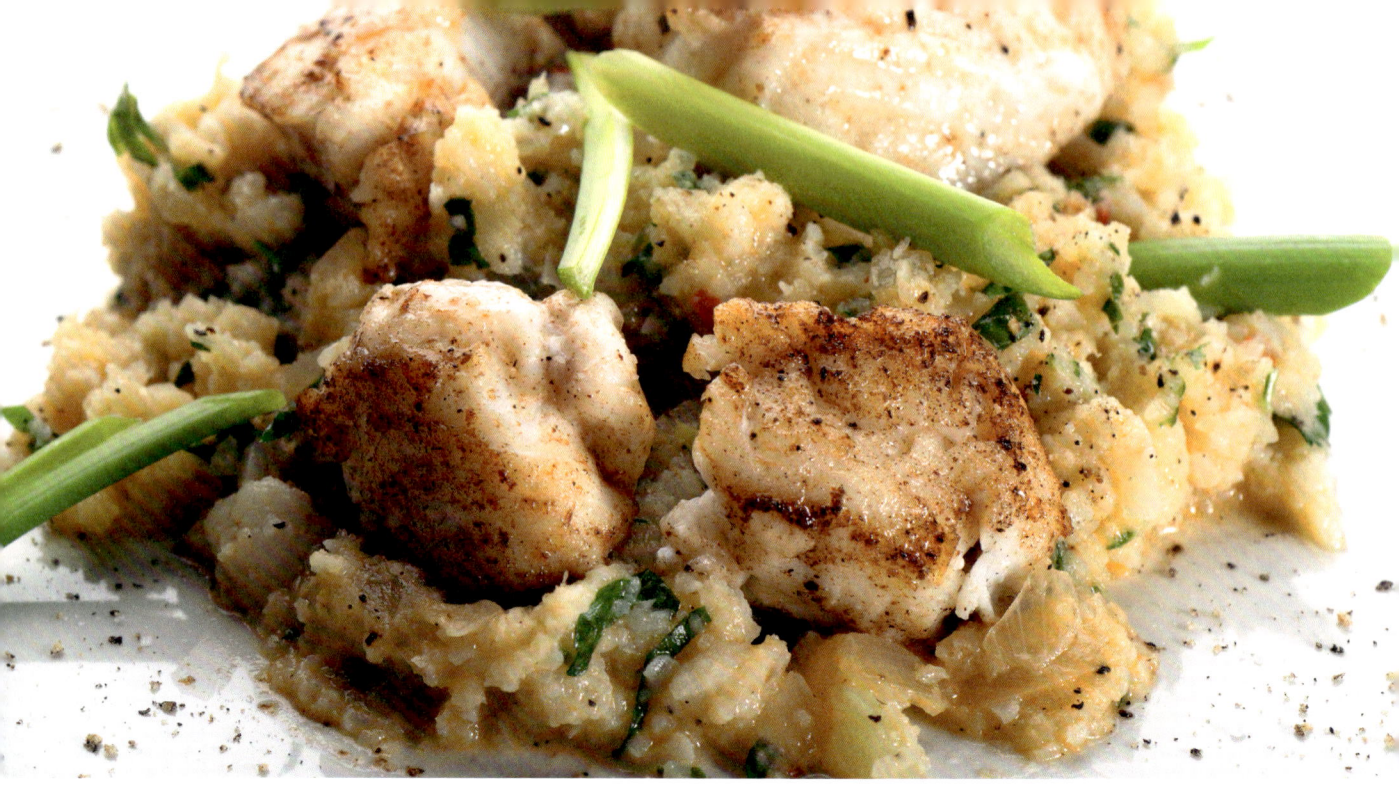

Schnelles Blumenkohl-Risotto mit Seeteufel

1 großer Blumenkohl, ohne Strunk und in Röschen geteilt

1/2 Bd. glatte Petersilie, feingehackt

Salz und Pfeffer

3 EL Olivenöl

1 Zwiebel, feingehackt

100 ml Kokosmilch, ungesüsst

100 ml Hühnerfond

1 Stange Zitronengras, äußere Schicht entfernt, in Stücke geschnitten

1–1/2 TL Sambal Oelek

2 Zitronen, ausgepresst

800 g Seeteufelfilet, vom Händler enthäuten lassen und in ca. 3 cm große Stücke geschnitten

5 Frühlingszwiebeln, äußere Schicht entfernt, die hellgrünen und weißen Teile in schräge Stücke geschnitten

1 Stich Butter

1 Bd. Koriander gewaschen und trockengeschüttelt, Blättchen abgezupft und grob gehackt

4 Portionen

1 Blumenkohl in kochendem Salzwasser ca. 5 Minuten kochen und danach kalt abschrecken.

2 Mit dem Stabmixer so zerkleinern, dass er ca. Reisgröße hat. Mit Salz, Pfeffer und der feingehackten Petersilie mischen.

3 Zwiebel in Öl glasig dünsten. Kokosmilch, Hühnerfond und Zitronen-gras dazugeben und einkochen lassen. Blumenkohl, Salz, Sambal Oelek und Zitronensaft dazugeben und etwas quellen lassen.

4 Seeteufel salzen und pfeffern und in heißem Öl 4–5 Minuten goldbraun braten.

5 Frühlingszwiebeln, Butter, Koriander und Seeteufel vorsichtig unter das Risotto heben.

TIPP

Sie können das Risotto auch herkömmlich mit Risottoreis machen. Dazu benötigen Sie: 400 g Risottoreis, 200 ml Kokosmilch, 800 ml Hühnerbrühe. Zubereitung: Reis mit Zwiebeln und Zitronengras in der Butter glasig dünsten. Kokosmilch dazugeben und einkochen lassen. Nacheinander den heißen Hühnerfonds einrühren und bei niedriger Temperatur so lange köcheln, bis der Reis fertig ist. Würzen und weiter vorgehen, wie oben beschrieben.

Himbeer-Tiramisu

4–6 Portionen

ZUTATEN

300 g Himbeeren (frisch oder TK)

2 EL Eierlikör

2 Eier, Eiweiß vom Eigelb trennen

100 g Erythritol-Staubzucker

1/2 TL gemahlene Vanille

200 g Mascarpone

300 g Quark (20%)

60 g Erythritol oder Agavendicksaft

200 g Löffelbiskuit (es gibt sie auch glutenfrei)

60 ml Eierlikör (wer es alkoholfrei mag, kann Fruchtsaft-oder verdünnten Fruchtsirup verwenden)

140 ml Wasser

1/2 Bd. Minzeblättchen, gewaschen, trockengeschüttelt und Blättchen abgezupft

1 Himbeeren, falls tiefgekühlt, auftauen. Für die Garnitur einen Teil beiseitelegen.

2 Eigelb mit Staubzucker, Vanille und Eierlikör schaumig aufschlagen.

3 Vorsichtig Mascarpone, Quark und Süßmittel einrühren.

4 Eiweiß zu festem Schnee schlagen und unter die Mascarponemasse heben.

5 Löffelbiskuit in die Eierlikör-Wasser-Mischung tränken und den Boden einer rechteckigen Form damit auslegen.

6 Eine Schicht Mascarponemasse darauf streichen.

7 Himbeeren darauf verteilen und wieder eine Schicht Mascarpone darauf geben.

8 Eine weitere Schicht getränkten Löffelbiskuit darüber geben und mit Mascarponecreme abschließen. Glattstreichen.

9 Für etwa 3 Stunden in den Kühlschrank geben.

10 Mit Himbeeren und Minzeblättchen garniert servieren.

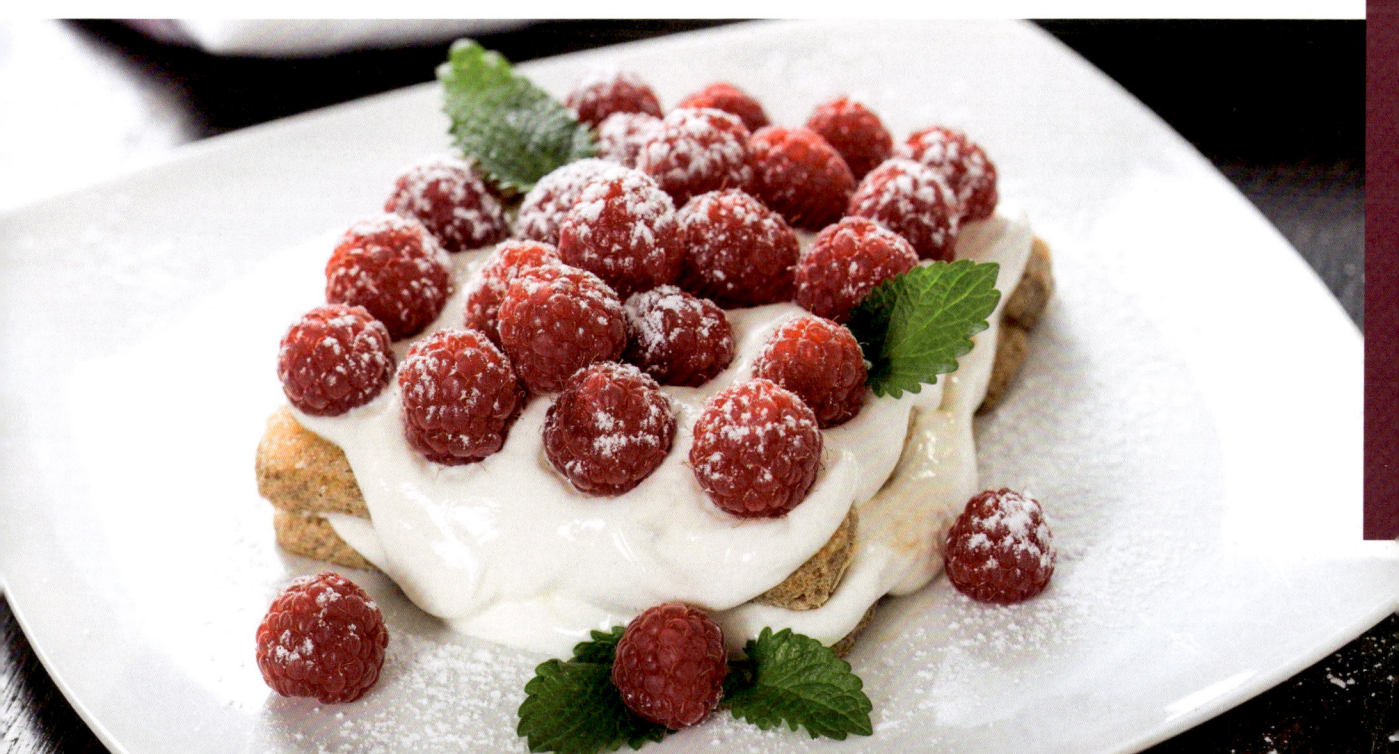

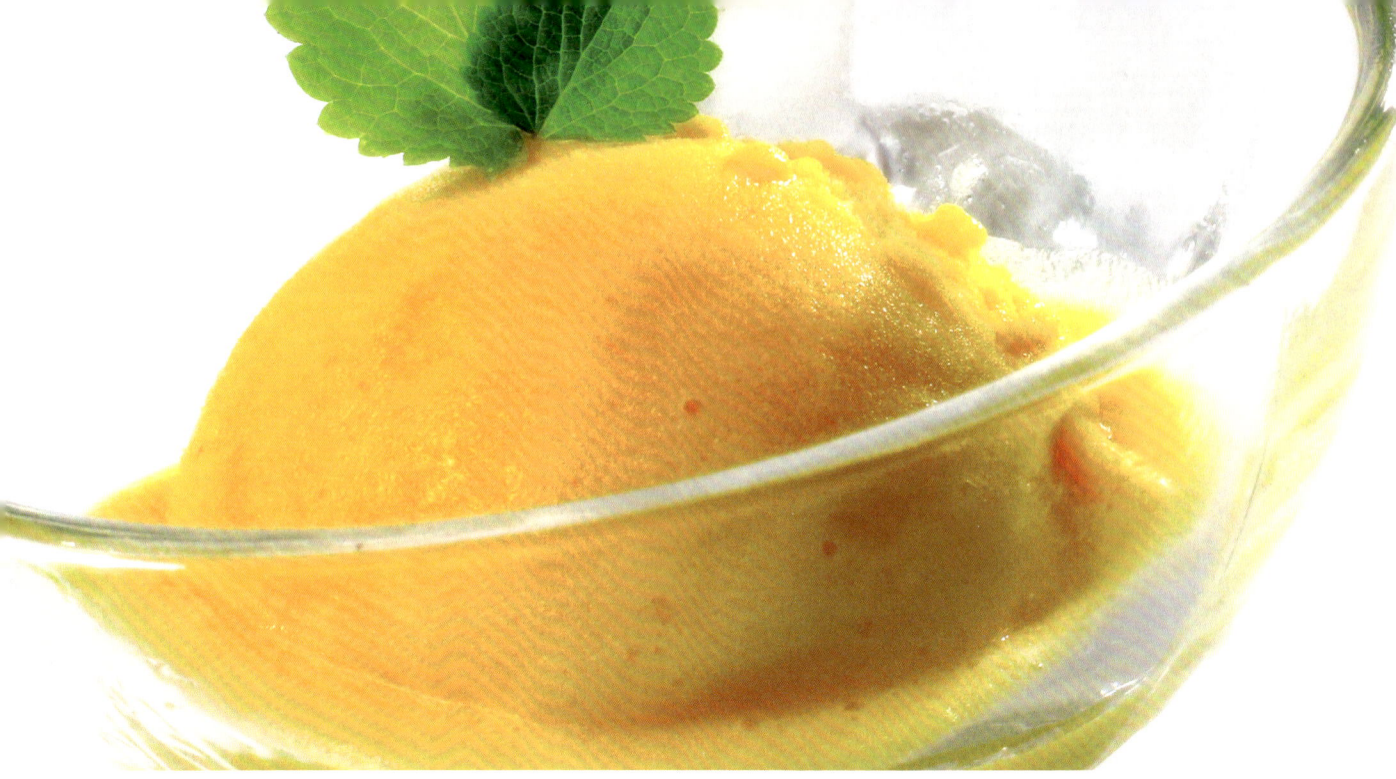

Orangen-Ingwereis

3 Portionen

ZUTATEN

50 ml Wasser

50 g Erythritol

20 g frische Ingwerwurzel, geschält und fein gerieben

200 ml frischer Orangensaft

1 Limette, ausgepresst

60 ml fettarmer Joghurt

etwas frische Minze

1 50 ml Wasser mit Süßmittel aufkochen, Ingwer, Orangen- und Limettensaft dazugeben. Mit einem Mixer fein pürieren und durch ein Sieb in eine Schüssel gießen. Zum Einfrieren eignet sich eine flache Edelstahlschüssel.

2 Schüssel zudecken und für mindestens 5 Stunden ins Gefrierfach geben. Dabei die ersten 3 Stunden alle halbe Stunde kräftig durchrühren.

3 Zum Servieren, Eis mit einem Löffel in die vorbereiteten Schälchen geben und mit Joghurt und Minze servieren.

Apfelküchlein mit Kokosmehl

4 Portionen

ZUTATEN

3 Eier

3 EL Kokosöl

3 EL Kokos- oder Mandelmilch

2 TL Agavendicksaft oder 1 TL Honig

4 EL Kokosmehl

1 TL Zimt

1/2 TL Meersalz

2 säuerliche Äpfel, geschält, mit einem Ausstecher die Kerne entfernt und in Scheiben geschnitten

4 EL Erythrtiol Puderzucker

Ghee oder Butterschmalz zum Braten

1 Für den Teig Eier, Kokosöl, Kokos- oder Mandelmilch, Agavendicksaft, Kokosmehl, Zimt und Salz mit dem Schneebesen oder Handrührgerät gut verrühren. Den Teig 5 Minuten ruhen lassen.

2 Teig prüfen, ob er die richtige Konsistenz hat. Falls nötig, mit etwas Milch oder Ei verdünnen.

3 Ghee in einer Pfanne erhitzen. Die Apfelscheiben durch den Teig ziehen und auf beiden Seiten goldbraun ausbacken.

4 Mit Puderzucker bestreut, heiß servieren.

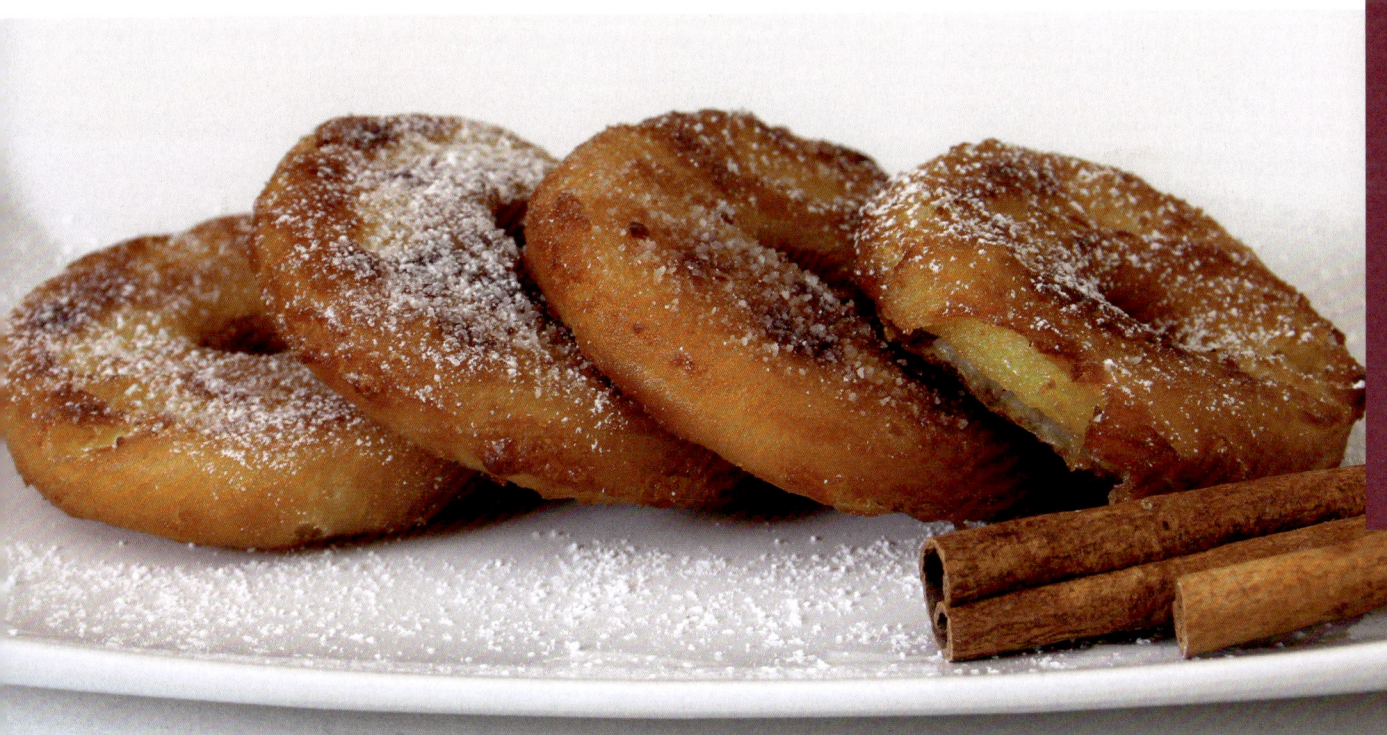

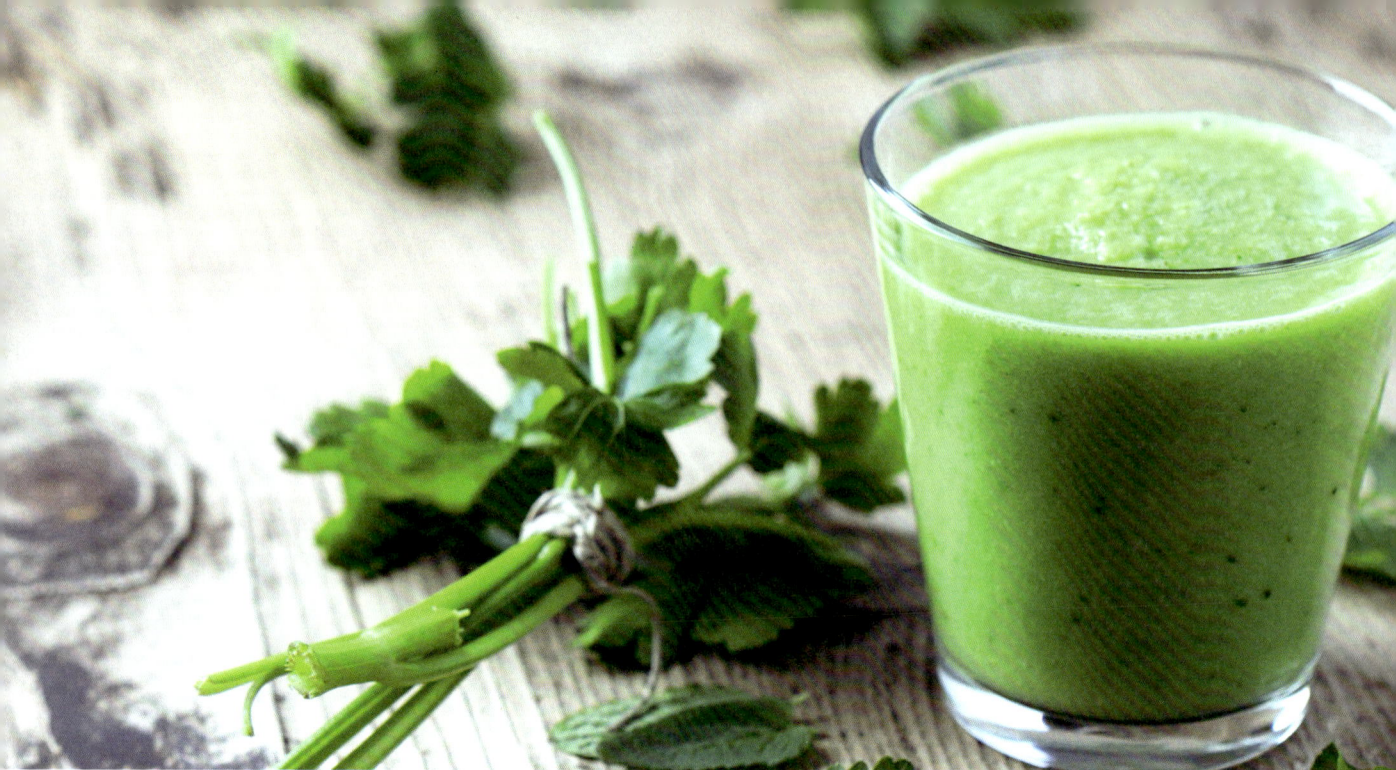

Entschlackungs-Smoothie

2 Portionen

ZUTATEN

1 Banane, geschält und in Stücke geschnitten

1 Orange, geschält und in Stücke geschnitten

Saft von 1 Limette, ausgepresst

3-4 Stengel frischen Koriander

2 Grünkohlblätter, in Stücke geschnitten

400 ml Kokos- oder Mandelmilch

1 Alle Zutaten im Mixer fein pürieren und in zwei große Gläser füllen.

TIPP

Grünkohl enthält viele wichtige essentielle Nährstoffe, Ballaststoffe, Vitamine, Folsäure und Magnesium. Er ist kalorienarm und enthält kein Fett. Grünkohl schmeckt als Gemüse, als Pesto, in Suppen oder auch wie hier, im Smoothies.

Ginger Ale

Für ca. 1,5 l

ZUTATEN

30 g sehr frische Ingwerknolle, geschält und in Stücke geschnitten

3-4 Limetten

120 g Erythritol oder Süßmittel Ihrer Wahl

1,5 l Mineralwasser mit Kohlensäure

1 Ingwer, Limettensaft, Erythritol und etwas Wasser in den Mixer geben und fein mixen. Es entsteht eine gelbliche Flüssigkeit.

2 Langsam restliches Wasser zufügen. Vorsicht, dass es nicht übersprudelt.

3 Durch ein feines Sieb in eine Flasche füllen und am Besten über Nacht im Kühlschrank kalt stellen.

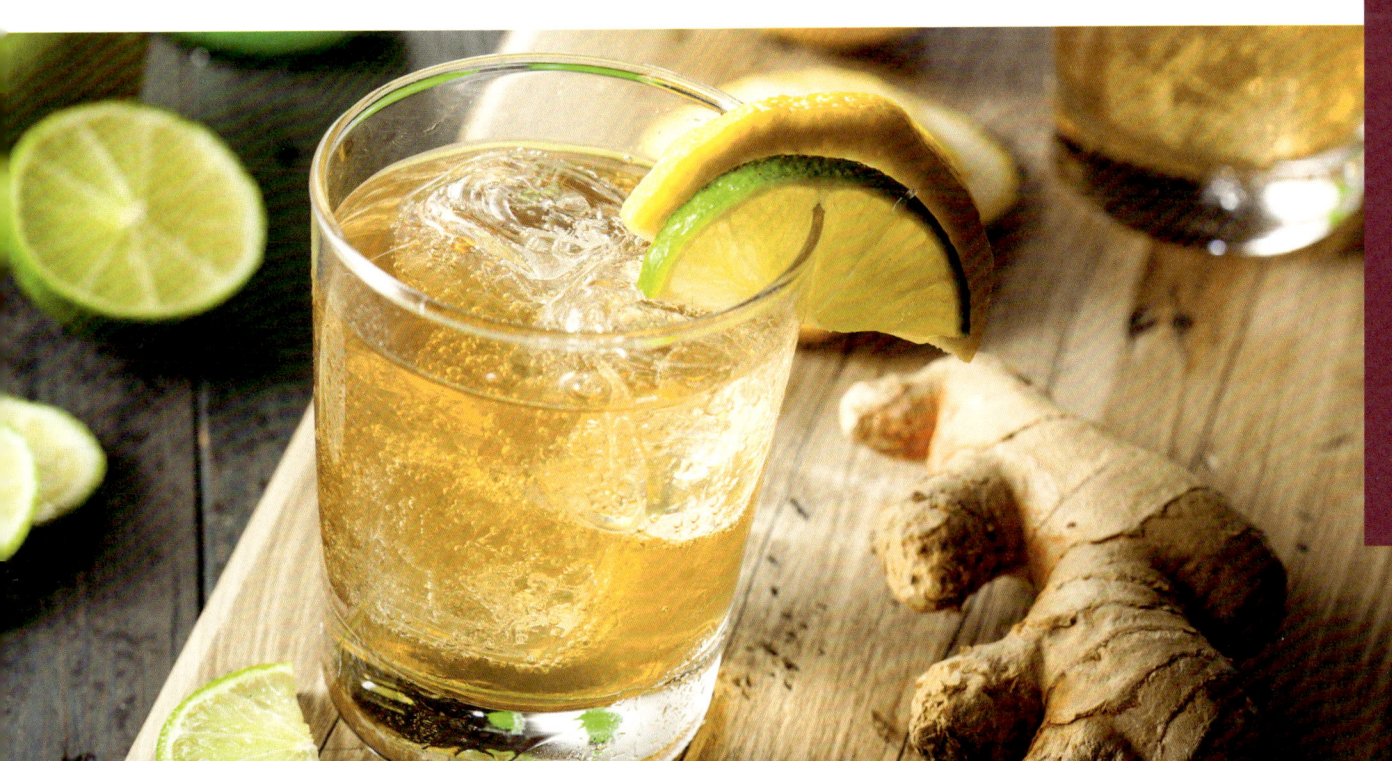

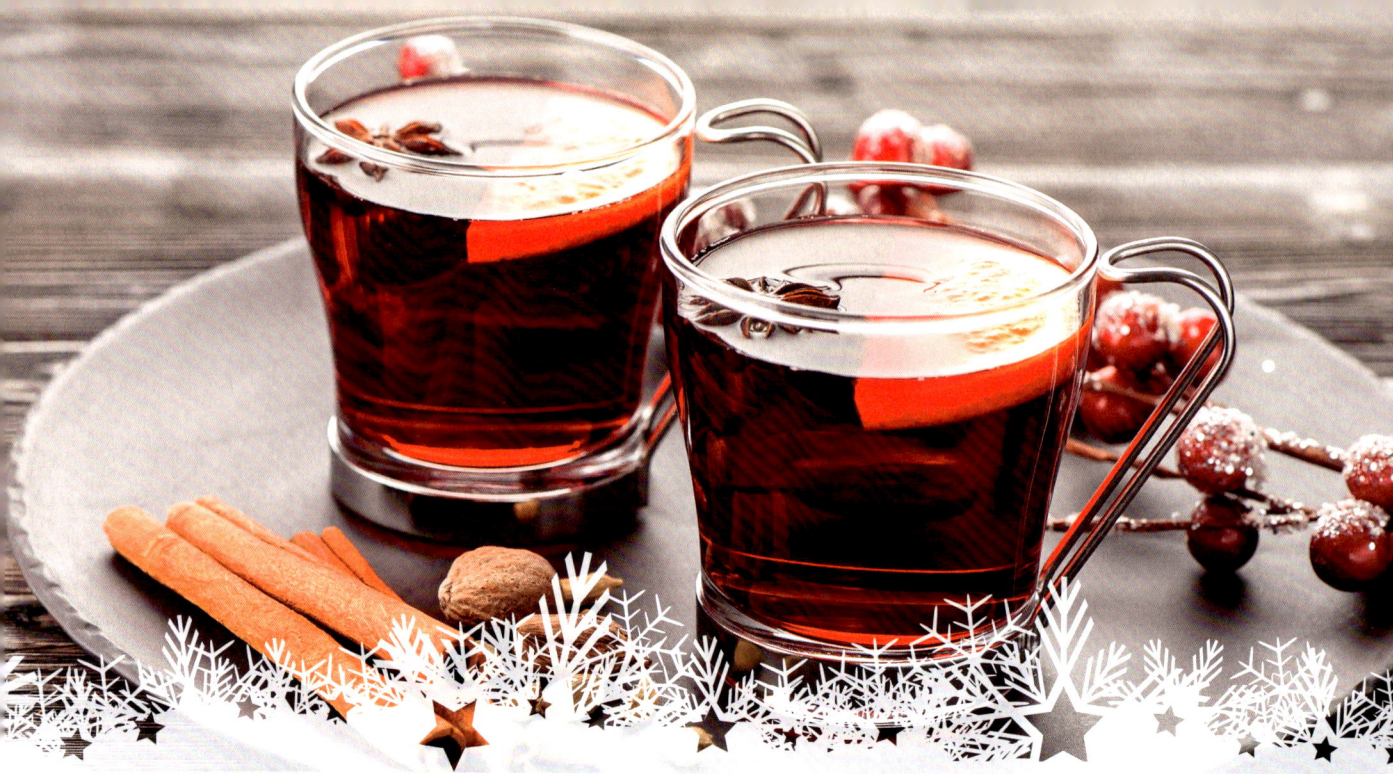

Merry Christmas

ZUTATEN

1/4 l Wasser

1 unbehandelte Zitrone, Schale von einer halben Zitrone abgerieben, 1 EL Zitronensaft

2 Bio-Orangen, ausgepresst, etwas Schale abgerieben, 2 dünne Scheiben für die Garnitur aufheben

1/2 Zimtstange oder etwas Zimtpulver

2 Nelken oder etwas Nelkenpulver

1/4 l Apfelsaft

1/2 l Roibuschtee (fertig gebrüht)

Agavendicksaft nach Wunsch

Zur Einstimmung ein Weihnachtspunsch-Rezept ohne Alkohol und Zucker:

Wasser mit Schale von Zitrone und Orange mit Zimt und Nelken in einen Topf geben und zum Kochen bringen. Apfelsaft, Roibuschtee und Agavendicksaft dazugeben und nur leise köcheln lassen. Mit Orangensaft ergänzen. Durch ein Sieb abgießen und in die Gläser füllen.

Kalbsrücken mit Selleriepüree

6 Portionen

ZUTATEN

1,5 kg Kalbsrücken (mit oder ohne Knochen, falls mit Knochen, etwas mehr)

Salz und Pfeffer

4 EL Butter

4 Zweige Rosmarin

4 EL frisch gehackte Kräuter nach Wahl

100 g Butter

1 Schuss Rotwein

200 ml Rinderbrühe

2 Stangensellerie, ganz fein gewürfelt

1 Tomate, entkernt, feine gewürfelt

FÜR DAS SELLERIEPÜREE

1 kg Knollensellerie

200 g Schlagsahne oder Kokosmilch

200 ml Gemüsebrühe

2 Lorbeerblätter

Salz und Pfeffer

Muskatnuss

1 Prise Cayennepfeffer

1 Braten rundherum salzen und pfeffern und in der Pfanne mit Butter von allen Seiten anbraten.

2 Das Fleisch auf ein Backblech legen und für 7 Stunden bei 70° C im Backofen garen. Sie brauchen sich in der Zwischenzeit nicht darum kümmern!

3 Mit der Zubereitung des Selleriepürees beginnen Sie ca. 40 Minuten vor dem Essen. Dafür Sellerie schälen, waschen und in gleich große, ca. 3 cm große Würfel schneiden. Die Würfel mit Sahne, Brühe und den Lorbeerblättern in einen Topf geben und für ungefähr 20 Minuten garen. Der Sellerie sollte schön weich und schon fast zerkocht sein.

4 Sellerie abgießen. Dabei die Kochflüssigkeit in einer Schüssel auffangen. Lorbeerblätter entfernen. Selleriewürfel mit einem Stampfer fein pürieren. Mit Salz, Pfeffer und Muskat abschmecken. Sollte es zu fest sein, können Sie etwas von dem Sud hinzufügen.

5 Das Fleisch aus dem Backofen nehmen und in eine Pfanne mit heißer Butter legen. Butter etwas salzen und Kräuter dazugeben. Fleisch für einige Minuten immer wieder mit heißer Butter begießen. Fleisch herausnehmen und in Alufolie wickeln.

6 Für die Sauce ein Schuss Rotwein mit der Rinderbrühe aufkochen, Selleriewürfel dazugeben und die Sauce einkochen lassen. Tomaten dazugeben und eventuell mit kalten Butterflöckchen aufschlagen.

7 Das Fleisch aufschneiden, mit dem Püree und der Sauce servieren.

TIPP

Selleriepüree ist eine guter Ersatz für Kartoffelpüree mit dem Vorteil eines niedrigen Kohlenhydratgehalts.

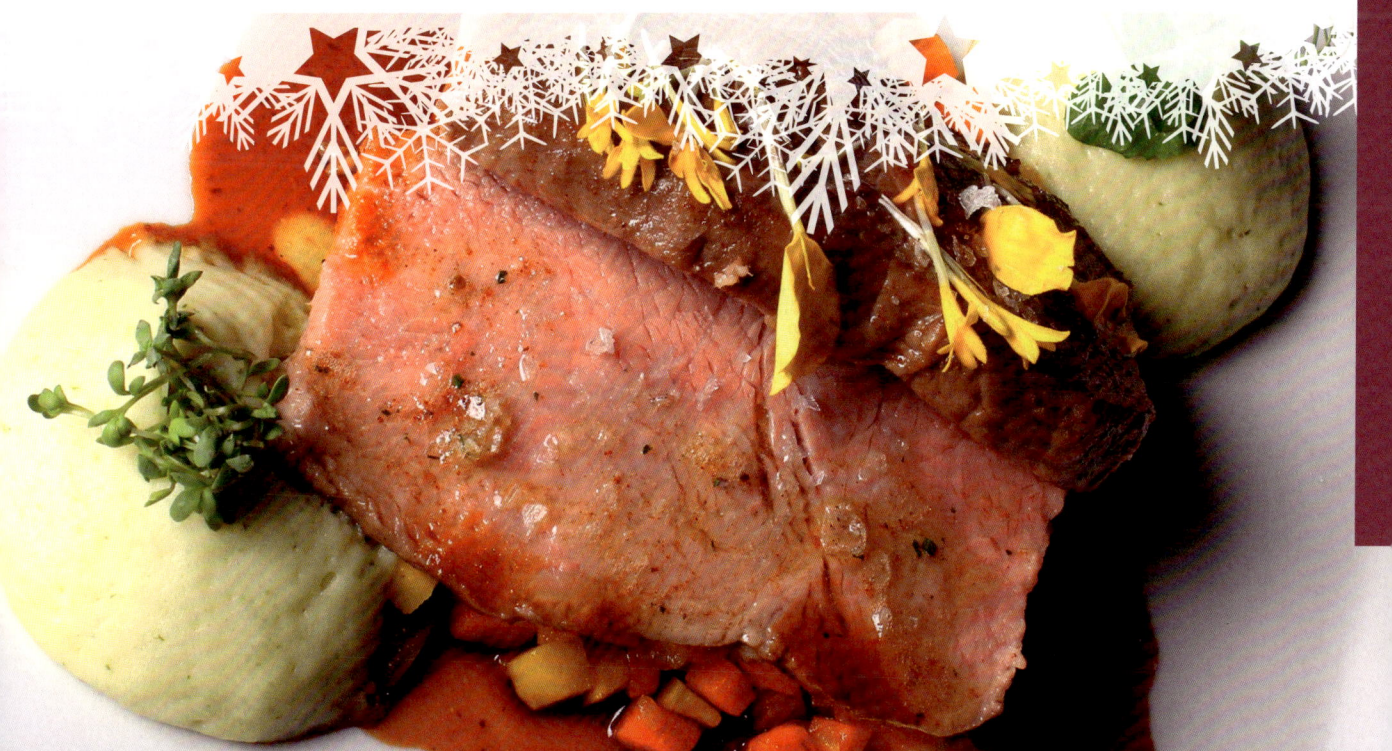

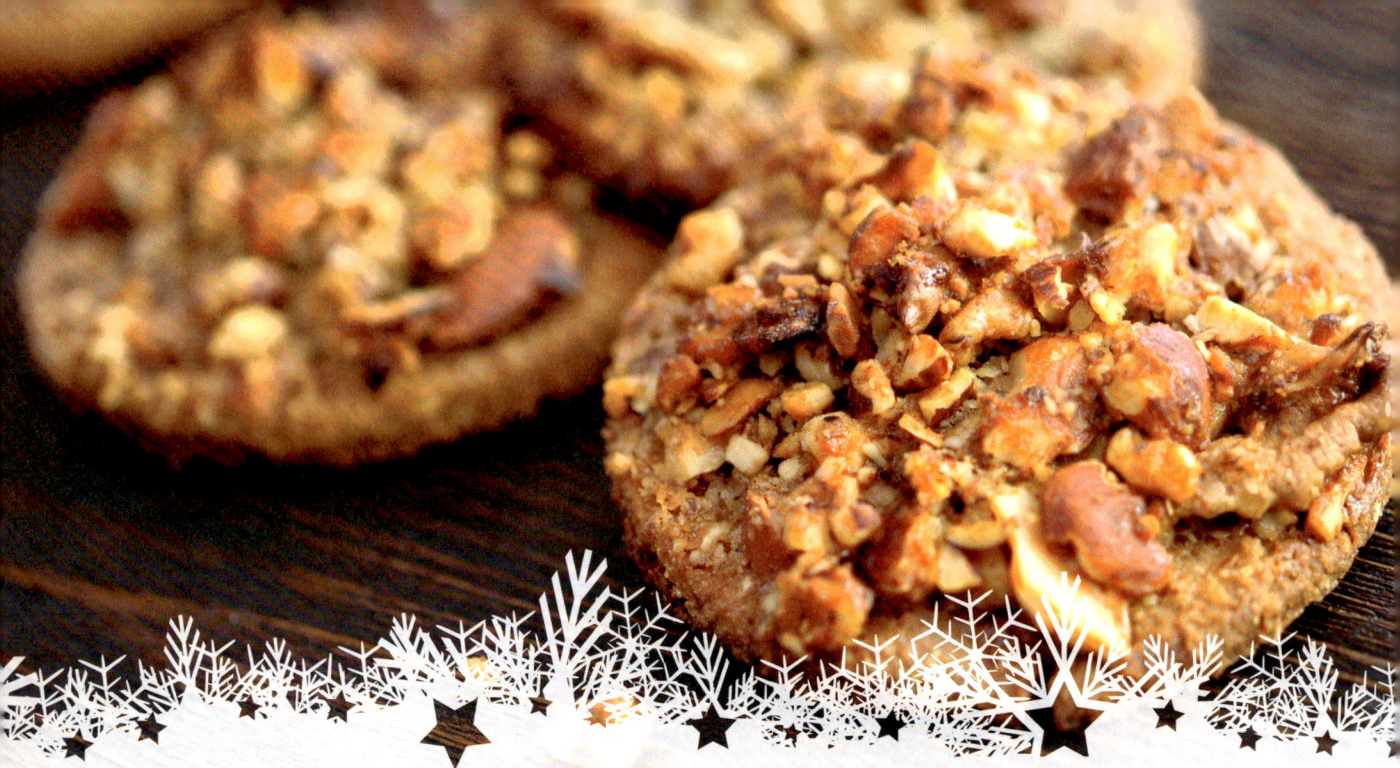

Lebkuchen-Nusstaler

Ergibt ein Backblech

200 g gemahlene Walnüsse

100 g Erythritol

1 TL Backpulver

2 Eier

2 EL Lebkuchengewürz

1 Prise Salz

100 g ganze Mandeln, Walnüsse oder Haselnüsse

1 Backofen auf 180°C vorheizen.

2 Alle Zutaten mischen (außer die ganzen Nüsse), bis ein cremiger Teig entsteht.

3 Backblech mit Backpapier auslegen und mit zwei Teelöffeln kleine Teighaufen auf dem Backblech verteilen und zu Talern formen.

4 Mit ganzen Mandeln oder Haselnüssen belegen. Walnüsse grob hacken.

5 Ca. 20–25 Minuten backen.

Spitzbuben

Ergibt ein Backblech

ZUTATEN

1 Vanilleschote, aufgeschnitten
und Mark herausgekratzt

6 Eigelb

60 g Agavendicksaft

150 g Erythritol

400 g Mandelmus

1 Msp. Backpulver

200 g zuckerfreies Gelee oder
Marmelade

Puderzucker aus Erythritol zum
Bestreuen

1 Vanille, Eigelb, Agavendicksaft, Erythritol, Mandelmus und Backpulver zu einem Teil verkneten. Zu einer Kugel formen und in Frischhaltefolie gewickelt, für eine halbe Stunde in den Kühlschrank geben.

2 Backofen auf 170°C Ober und Unterhitze vorheizen.

3 Die Hälfte des Teiges herausnehmen, Rest weiter im Kühlschrank lassen. Teig vorsichtig zwischen 2 Backpapierblätter ausrollen und mit geeigneten Formen den Teig ausstechen.

4 Ein Backblech mit Backpapier auslegen und Kekse darauf verteilen.

5 Für 10 Minuten im Backofen backen.

6 Herausnehmen und nach dem Abkühlen die Unterseite der Kekse mit Gelee oder Marmelade bestreichen und Oberseite draufsetzen.

7 Mit Puderzucker bestreuen.

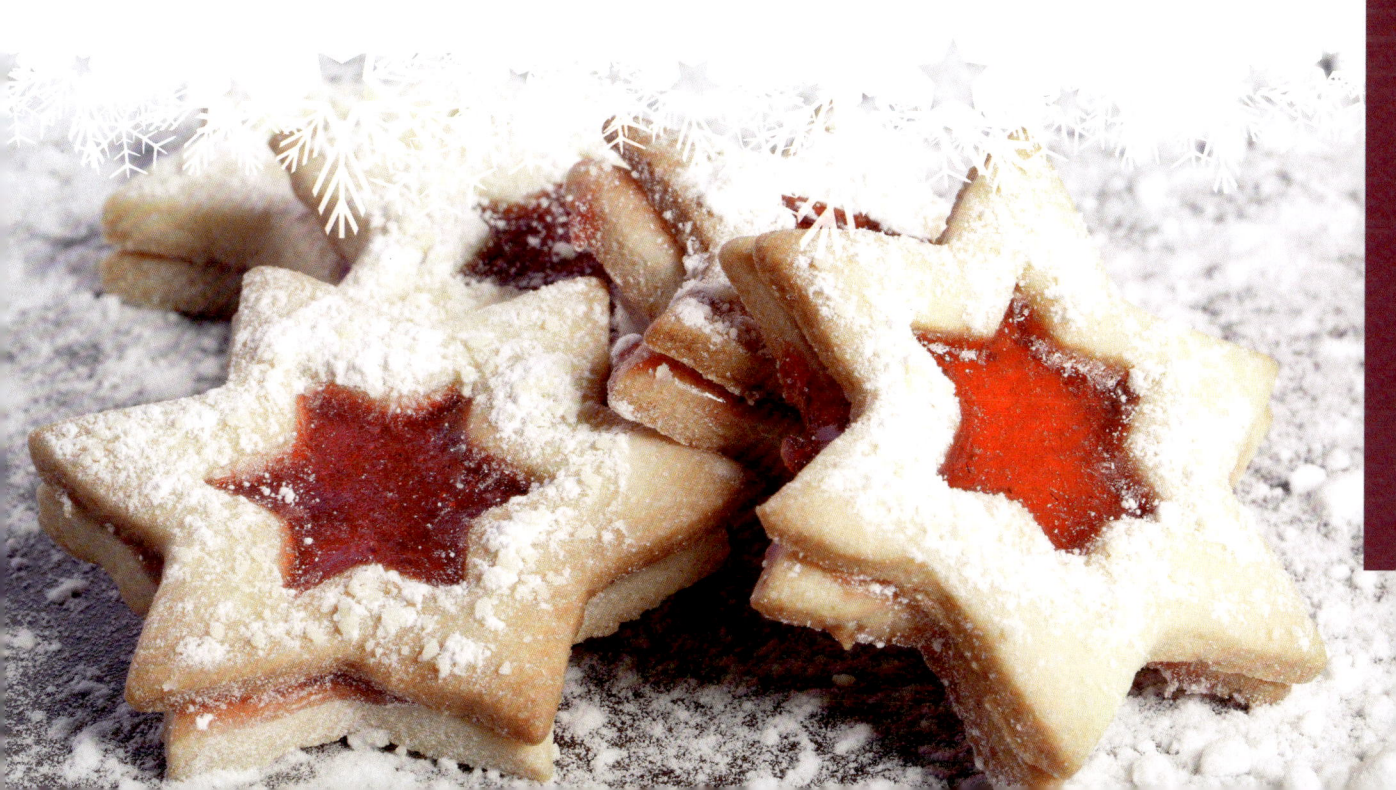

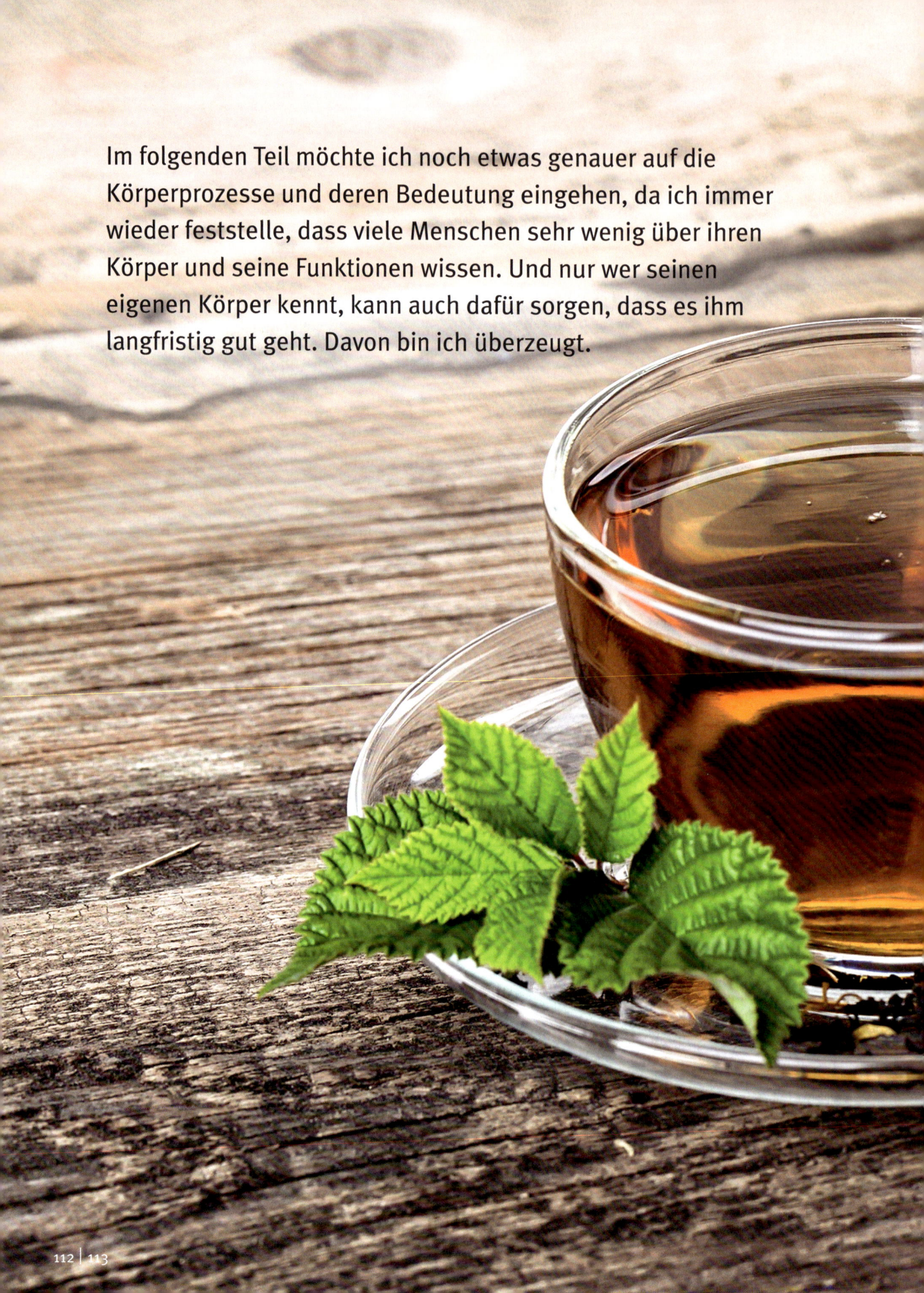

Im folgenden Teil möchte ich noch etwas genauer auf die Körperprozesse und deren Bedeutung eingehen, da ich immer wieder feststelle, dass viele Menschen sehr wenig über ihren Körper und seine Funktionen wissen. Und nur wer seinen eigenen Körper kennt, kann auch dafür sorgen, dass es ihm langfristig gut geht. Davon bin ich überzeugt.

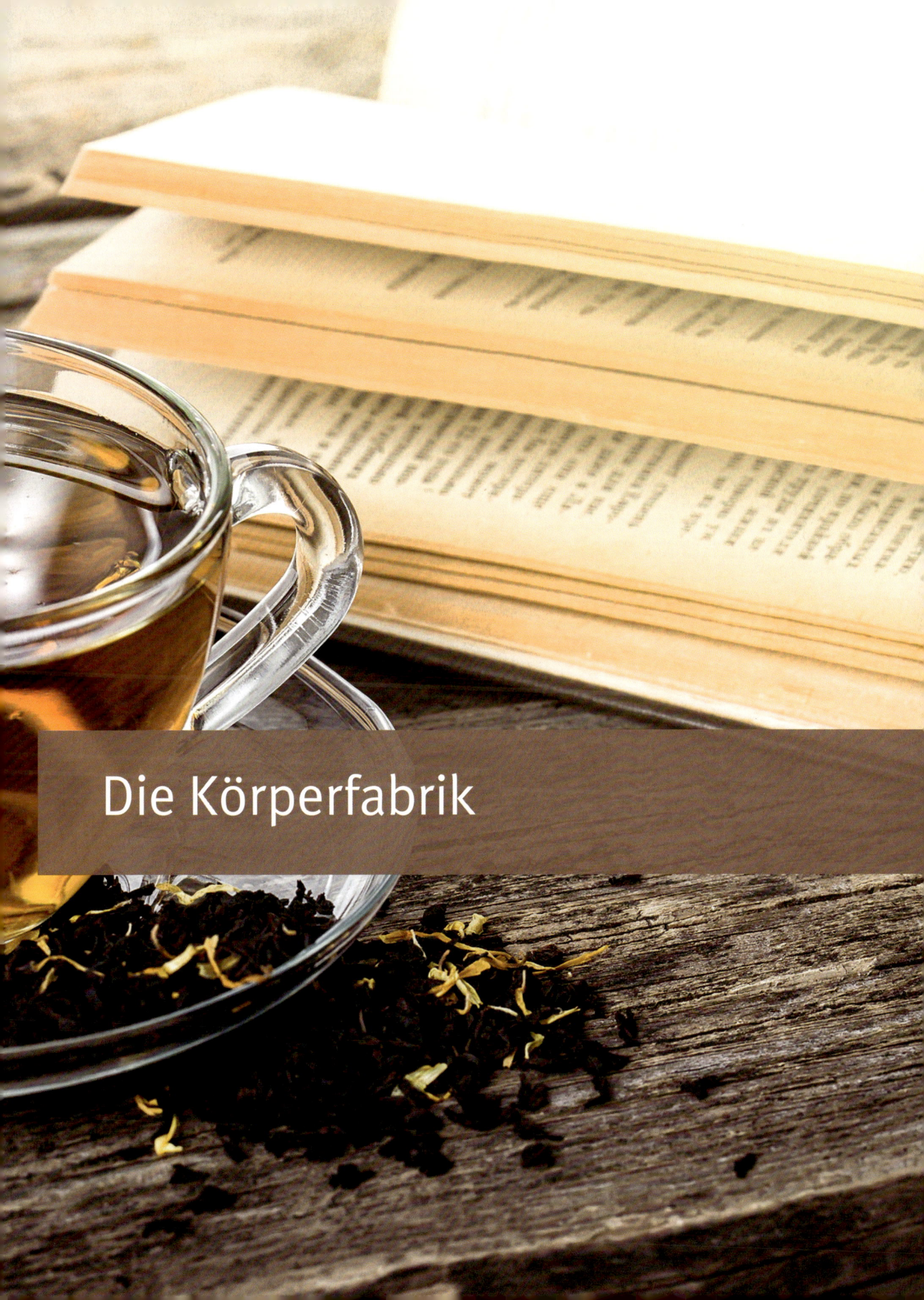

Die Körperfabrik

Unser Stoffwechsel

In unserem Körper arbeitet ein hochkomplexer Prozess, den es sich lohnt, näher anzuschauen. Beim Stoffwechsel geht es um die Aufnahme, den Transport und die chemische Umwandlung von Stoffen in unserem Körper, aber auch um das Loswerden von Stoffwechsel-Endprodukten. Diese Umwandlungen oder biochemischen Vorgänge geschehen innerhalb unserer Körperzellen. Die zugeführten Nährstoffe werden in den Zellen ab- oder umgebaut sowie neu aufgebaut, oder anders ausgedrückt, sie werden »verstoffwechselt«.

Diese biochemischen Vorgänge steuern nicht nur die Ernährung des Menschen, sondern auch die Atmung (innere und äußere Atmung). Weiterhin sorgen sie dafür, dass genügend Baumaterial und Energie zur Verfügung stehen, um alle körperlichen Funktionen am Laufen zu halten. Dazu werden neben den zugeführten Nährstoffen in Form von Kohlenhydraten, Fetten, Aminosäuren, Vitaminen, Mineralien und Spurenelementen auch Hormone und Enzyme benötigt. Ohne Enzyme geht nichts, sie beschleunigen die chemischen Reaktionen. Gesteuert werden die Stoffwechselprozesse vom Hypothalamus im Gehirn, den Hormondrüsen und dem Nervensystem.

Die Leber ist unser wichtigstes Stoffwechselorgan, sozusagen die Chemiefabrik unseres Körpers, in der giftige Stoffe abgebaut und ausgeschieden werden. Außerdem produziert die Leber Eiweiße und speichert Glukose, also Zucker und Vitamine. Wenn wir von der Leber als Chemiefabrik sprechen, dann sind die Nieren die Klärwerke, die den Körper von giftigen Substanzen reinigen. Die Nieren regulieren darüber hinaus den Blutdruck, den Wasser- und Salzhaushalt und in den Nebennieren, werden lebenswichtige Hormone gebildet.

Wie und in welcher Form bekommt unser Körper die benötigte Energie, um diese vielen Aufgaben zu erfüllen? Sie wird aus der Nahrung in Form von Kohlenhydraten, Fetten und Eiweißen gewonnen. Essen ist also nicht nur bloße Nahrungsaufnahme, sondern unsere wichtigste Energiequelle. Das erklärt auch, wie wichtig die richtige Zusammenstellung und Qualität unserer Nahrung ist.

Unter Verdauung versteht man die Zerkleinerung und Aufspaltung der Nahrung in ihre biologisch wichtigen Bestandteile, die dann vom Körper hauptsächlich im Dünndarm aufgenommen werden. Verdauung beginnt bereits im Mund durch gutes Kauen und bestimmte Enzyme, die beim Kauen abgesondert werden. Die Wirkung von langem Kauen ist daher nicht zu unterschätzen! Die Zerkleinerung und Zersetzung wird dann im Magen und Darm fortgesetzt. Kohlenhydrate werden in Einfachzucker zerlegt (Energiestoffwechsel und Speicherung). Fette werden zu Fettsäuren und Glyceriden abgebaut (Energiegewinnung und Energiespeicherung) und Eiweiße werden, wenn sie verdaut werden, zu Aminosäuren (Energiegewinnung, Aufbau von Zellen, in großem Maße von Muskelzellen, Hormonen und Enzymen).

Im Dünndarm gehen diese fein gespaltenen Nährstoffe dann in den Blutkreislauf über und erreichen ihr Ziel in den Zellen des Körpers.

Schnell, langsam, träge, gestört. Es gibt viele Arten des Stoffwechsels. Von einem schnellen Stoffwechsel sprechen wir, wenn Nährstoffe gut aufgenommen und die Endprodukte ausgeschieden werden. Dann steht dem Körper genügend Energie für all seine Tätigkeiten zur Verfügung. Ein schneller Stoffwechsel ist also grundsätzlich eine gute Sache. Aber nicht alle Menschen sind gleich. Alter, Geschlecht, Größe und Vererbung spielen eine Rolle. Doch zum Glück gibt es Möglichkeiten, den Stoffwechsel positiv zu beeinflussen. Dazu später mehr.

Organe

Funktion

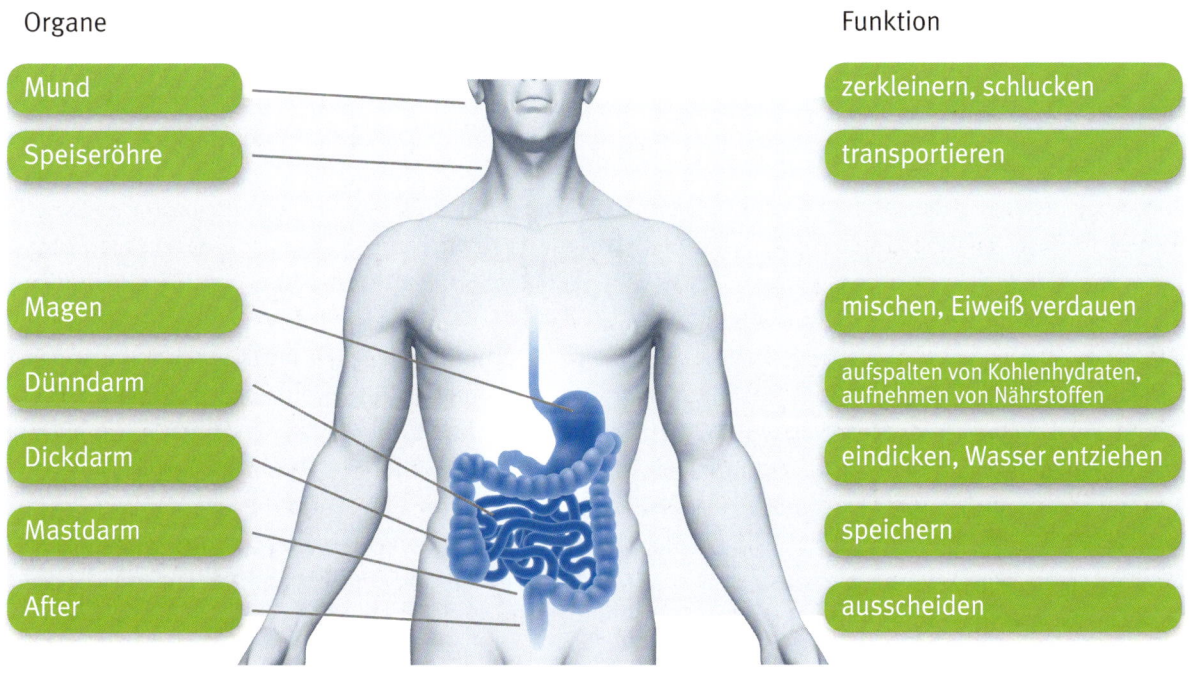

Mund — zerkleinern, schlucken

Speiseröhre — transportieren

Magen — mischen, Eiweiß verdauen

Dünndarm — aufspalten von Kohlenhydraten, aufnehmen von Nährstoffen

Dickdarm — eindicken, Wasser entziehen

Mastdarm — speichern

After — ausscheiden

Abbildung Verdauungssystem

Auf der anderen Seite der Skala unterscheidet man zwischen langsamem und trägem Stoffwechsel

Ein langsamer Stoffwechsel verwertet die Nahrung besser als ein schneller, birgt aber die Gefahr des Zunehmens. Ein träger Stoffwechsel dagegen entwickelt sich meist durch eine träge Lebensweise. Der Stoffwechsel kann sogar zum Erliegen kommen. Meistens geht eine zu kalorienreiche und zu fette Ernährung auch mit zu wenig Bewegung einher.

Von einer Stoffwechselstörung spricht man dann, wenn einzelne Nährstoffe nicht verwertet werden können, oder sie nicht an den richtigen Stellen ankommen. Die bekannteste und am häufigsten vorkommende Stoffwechselstörung des Kohlenhydratstoffwechsels ist die Zuckerkrankheit (Diabetes mellitus), mehr dazu auf Seite 115.

Die Grundbausteine unserer Ernährung

Kohlenhydrate, Fette und Eiweiße (Proteine) stellen die Bausteine unserer Ernährung dar, aus denen der Körper Energie bezieht und speichert, seine Zellen aufbaut und seine Organe schützt.

Kohlenhydrate liefern schnell Energie. Man unterscheidet zwischen einfachen, zweifachen (Mono- und Disaccharide) und komplexen Kohlenhydraten, die sich unterschiedlich auf die Erhöhung des Blutzuckerspiegels auswirken. Mono- und Disaccharide werden sehr schnell in Glukose umgewandelt und lassen den Blutzuckerspiegel rasch ansteigen, wie das z. B. bei Glukose (Traubenzucker) und Fruktose (Fruchtzucker) und auch Saccharose, unserem gewöhnlichen Haushaltszucker, geschieht. Bei komplexen Kohlenhydraten geht das langsamer mit dem Vorteil, dass der Blutzuckerspiegel konstant bleibt. Obst, Gemüse, Kartoffeln fallen in diese Kategorie.

Kohlenhydrate werden durch das Enzym Alpha-Amylase in Glukose gespalten, wodurch dem Körper Energie zur Verfügung steht. Amylasen sind Verdauungsenzyme, die für den Abbau von Kohlenhydraten wichtig sind. Sie werden u. a. in der Bauchspeicheldrüse und in den Speicheldrüsen der Mundhöhle produziert. Bei einer hohen Kohlenhydrataufnahme wird die überschüssige Energie in Fett umgewandelt.

Fette liefern und speichern Energie, dienen dem Transport der fettlöslichen Vitamine, sorgen für eine Polsterung des Körpers, schützen ihn vor Kälte und dienen als Energievorrat. Darüberhinaus liefern Fette wichtige Baustoffe für alle Zellen wie Nerven-, Gehirn- und Immunzellen sowie den Aufbau der Zellwände.

Mit der Nahrung gelangen Kohlenhydrate, Fette und Eiweiße zunächst in unseren Magen, dann in unseren Darm. Dort werden die Nährstoffe verdaut. Mit Hilfe bestimmter Enzyme werden die Nährstoffe in ihre Bausteine zerlegt, Kohlenhydrate in Glukose, Fette in Glycerin und Fettsäuren und Eiweiße in Aminosäuren. Diese Bausteine gelangen dann über den Dünndarm in den Blutkreislauf und von dort in die einzelnen Zellen.

Da Aminosäuren außerordentlich wichtig für alle Lebens- und Stoffwechselvorgänge sind und sie darüberhinaus für den Zellaufbau unentbehrlich sind, gehe ich darauf genauer ein.

Aminosäuren – Bausteine des Lebens

In jeder Sekunde sterben schätzungsweise 50 Millionen Zellen im Körper ab und neue müssen aus Aminosäuren gebildet werden. Anders als Kohlenhydrate, die zur Verbrennung und Energieerzeugung benutzt werden, verbleiben Proteine im Körper und werden zu Bausteinen neuer Körperzellen. Diesen Vorgang nennt man Proteinsynthese.

Aminosäuren sind unentbehrlich für alle Lebens- und Stoffwechselvorgänge. Proteine (Eiweisse) sind aus Aminosäuren zusammengesetzt. Es gibt 22 Aminosäuren, davon sind acht essentiell. Eine essentielle Aminosäure (lebensnotwendige Aminosäure) ist eine Aminosäure, die ein Organismus unbedingt benötigt, aber nicht aus elementaren Bestandteilen selbst aufbauen kann.

Die acht essenziellen Aminosäuren sind:
L-Leucin, L-Valin, L-Isoleucin, L-Lysin, L-Phenylalanin, L-Threonin, L-Methionin, L-Tryptophan.

Wenn diese Aminosäuren nicht Bestandteil der Nahrung sind, kann der Organismus auf Dauer nicht überleben.

Wenn Sie abends müde und erledigt ins Bett fallen und sich wundern, wie Sie sich morgens wie durch Zauberhand wieder gut fühlen, dann hängt das ganz entscheidend mit den Eiweißbausteinen zusammen, die während der Schlafes die Zellen repariert und verjüngt. Vorausgesetzt, Ihr Körper hat genügend Aminosäuren zur Verfügung. Menschen unter Dauerstress benötigen besonders viele Aminosäuren und das trifft nicht nur auf Manager zu. Der Körper baut ununterbrochen neue Zellen auf und alte Zellen sterben. Um neue Zellen aufzubauen, braucht Ihr Körper Aminosäuren. Haben Sie gewusst, dass ca. 70 % Ihrer gesamten Körperzellen jährlich ausgetauscht werden?

Erkennen Sie, welch wichtige Rolle gerade die Proteine / Eiweiße in unserer Ernährung spielen? Aber viele proteinreiche Nahrungsmittel haben ein hohes Allergie-Potential, sind oft stark verarbeitet und pasteurisiert oder werden schlecht vertragen. Tierische Produkte können mit Rückständen aus der Mast- und Massentierhaltung und mit Hormonen belastet sein. Fische sind gezüchtet und mit billigem Futter gefüttert. Große ältere Fische haben unter Umständen Quecksilber eingelagert und Hülsenfrüchte sind für manche Menschen schwer verdaulich. Eine übermäßige Proteinzufuhr aus Massentierhaltung kann den Körper übersäuern und zu einem Mineralienverlust führen. Weil Proteine Stickstoff enthalten, entstehen bei der Zerlegung potentiell giftige Stickstoffabfälle, die von der Leber verstoffwechselt und von den Nieren ausgeschieden werden müssen.

Unsere Verdauungskraft nimmt im Alter ab und viele ältere Menschen können Eiweiße nicht mehr gut verdauen und leiden unter Mangelernährung, und das trotz ausreichender Nahrung. Besonders gravierend ist dieser Mangel in Krankenhäusern. Dabei benötigt man gerade im Alter ca. 20 % mehr Proteine als in jungen Jahren, um die Zell- und Geweberlust auszugleichen und zu reparieren. Viele ältere Menschen sind übergewichtig und leiden unter Wassereinlagerung, obwohl sie schon zu wenig trinken. Bedingt durch einen Mangel an Proteinen und Bewegung bilden sich die Muskeln zurück.

Ohne ausreichend Aminosäuren kann der Körper keine Muskeln aufbauen. Sie sind der größte Eiweißspeicher. Je mehr Muskeln, desto mehr Kalorien werden verbraucht und desto größer wird der Bedarf an Aminosäuren.

Mit all dem Wissen ist die Versuchung oft groß, sich hauptsächlich von Kohlenhydraten zu ernähren, die aber wiederum nicht genügend Aminosäuren für die Proteinsynthese des Körpers besitzen und außerdem zu Allergien, schnellerem Altern und zu Übergewicht führen.

Eiweiß

Eiweiß hilft beim Abspecken und wirkt dem YoYo-Effekt entgegen. Während einer Diät mit einer zu geringen Eiweißzufuhr lagert der Körper Wasser ein und lässt die Muskeln schwinden.

Das ist ein Hauptgrund, weshalb man nach einer Diät schnell wieder zunimmt. Eine Diät sollte immer genügend Proteine beinhalten.

Eine Vielzahl von Symptomen kann bei einem Proteinmangel die Folge sein. So wundert man sich, dass man trotz »gesunder Ernährung mit viel Obst und Gemüse« müde ist und keine Energie zur Verfügung hat. Durch einen Aminosäuremangel kann es zum Verlust von Muskelmasse, schlaffem Gewebe, Kurzatmigkeit, Anämie, brüchigen Haaren und einer zu geringen Knochendichte kommen. Das Risiko für Diabetes erhöht sich durch einen Mangel. Die Entgiftung im Körper funktioniert nur schleppend und der Körper hält zu viel Wasser im Bindegewebe zurück, man fühlt sich aufgeschwemmt. Auch unser Immunsystem benötigt für die Bildung von Millionen von Abwehrzellen jede Menge Aminosäuren. Also, wenn eine Erkältung naht oder man krank ist, braucht der Körper schnell Hilfe, er benötigt Eiweiße, um genügend Immunzellen aufbauen zu können. Man läuft sonst Gefahr, dass das Eiweiß in den Muskeln als Reserve herhalten muss. Man war lange Jahre der Ansicht, dass wir zuviel Eiweiß zu uns nehmen, aber diese Meinung ist mittlerweile widerlegt. Fehlt dem Körper nur eine Aminosäure für die Zusammensetzung von Proteinen, ist die Funktion aller Proteine beeinträchtigt.

Ein Beispiel: Tryptophan ist so eine essentielle Aminosäure, die der Körper nicht selber bilden kann und daher über die Nahrung oder als Nahrungsergänzung eingenommen werden muss. Ein Mangel kommt häufig vor und zeigt sich in Einschlafstörungen und Depressionen. Stress tut ein übriges. Eine weitere Folge ist ein Mangel an Serotonin, unserem Glückshormon. Mit ausreichend Tryptophan kann auch der Serotoninspiegel im Gehirn wieder steigen.

Fazit: Sobald eine der acht essentiellen Aminosäuren fehlt, kann kein Körpereiweiß gebildet werden und man spricht von einem Proteinnährwert von null. Der Proteinnährwert ist gering, wenn alle acht Aminosäuren zwar vorhanden, jedoch im suboptimalen Verhältnis zueinander sind.

Zellschutz: Glutathion

Warum ist Glutathion so wichtig und warum haben die meisten Menschen, besonders ältere Menschen nicht mehr genügend Glutathion-Vorräte? Reduziertes Glutathion spielt im menschlichen Organismus eine Hauptrolle für Energie und Leistungsfähigkeit und ist das wichtigste, vom Körper selbst gebildete Antioxidans. Es besteht aus Aminosäuren und schützt die Zellen vor dem ständigen Bombardement von Freien Radikalen. Eine weitere wichtige Funktion von reduziertem Glutathion ist die Entgiftung schädlicher Stoffe, die von außen kommen, aber auch durch den Stoffwechsel anfallen. Mit zunehmendem Alter lehren sich die Speicher, es fehlt an Aminosäuren, um Glutathion zu bilden. Fehlt Glutathion, kann der Körper seine antioxidative Abwehr und Entgiftung nicht mehr aufrechterhalten. Die Mitochondrien, die Kraftwerke in den Zellen bilden nicht mehr ausreichend ATP (Adenosintriphosphat). Die Folgen sind gravierend: Das Immunsystem kann seine Aufgabe nicht mehr erfüllen, Burn Out, Müdigkeitssyndrom bis hin zu einer Krebserkrankung können die Folge sein.

Mit dem Wissen um die ideale Ernährung stecken wir in dem Dilemma, dass wir zwar genügend Eiweiße essen sollten, aber Fleisch aus Massentierhaltung schlecht für die Gesundheit ist und frische Fische in unseren Breiten eher selten zu bekommen sind. Bohnen, Linsen und vegetarisches Eiweiß wird oft schlecht vertragen und enthält Soja. Ernähren wir uns vegan oder vegetarisch, fehlen oft wichtige Eiweißbausteine und B-Vitamine für die Zellbildung. Im Alter wird Fleisch immer weniger gut vertragen und viele ältere Menschen verspüren sogar keine Lust mehr auf Fleisch. Dabei wäre es gerade für sie so wichtig, genügend Aminosäuren zur Verfügung zu haben. Was tun?

Darüber habe ich mich mit Dr. Martina Sattler aus Salzburg, Expertin auf dem Gebiet der Nährstoffe, ausgetauscht. Ihrer Ansicht nach ist eine Kombination aus drei pflanzlichen Proteinen besonders wertvoll und hochwertig:

Reisprotein (gekeimt und fermentiert) hat im Gegensatz zu Naturreis 80,8 g Protein bei nur 15 g Kohlenhydraten. Reisprotein ist von Natur aus glutenfrei, hat ein ausgeglichenes Aminosäure-Profil (d. h. es enthält alle 8 Aminosäuren in genau dem richtigem Mischverhältnis) zusammen mit einem sehr hohen Anteil an der Aminosäure L-Methionin. Es ist zudem besonders reich an Vitaminen (ß-Carotin, Vitamin B1, 2, 3, 5, 6, Folsäure, Biotin; Cholin und Inosit: schützen die Leber und dienen der Regulation des Cholesterinspiegels), Mineralstoffen und Spurenelementen (v. a. Calcium, Kalium, Magnesium, Phosphor, Eisen, Zink, Mangan, Kupfer und Jod) in hoher bioverfügbarer Qualität.

Erbsenprotein liefert eine hochwertige Kombination essentieller und nicht-essentieller Aminosäuren. Bei einem Protein-Anteil von 83,7 g /100 g und nur 3,5 g Kohlenhydraten und 2,8 g Fett ist es wohl die »Eiweißbombe« unter den pflanzlichen Proteinen. Erbsenprotein ist reich an 3-wertigem Eisen (für Resorption ist Vitamin C essentiell) und den essentiellen Fettsäuren (Omega 3 und Omega 6 im optimalen Verhältnis 1:3). Obwohl Erbsenprotein reich an den Aminosäuren L-Arginin, L-Lysin und sogenannten BCAAs (Branched-chain amino acids) ist, ist es arm an L-Methionin und L-Tryptophan. BCAAs können ihre volle Wirkung nur dann entfalten, wenn alle drei Aminosäuren Leucin, Isoleucin und Valin gleichzeitig vorhanden sind.

Durch Kombination mit Reisprotein kann der Proteinnährwert von Erbsenprotein noch deutlich angehoben werden.

Hanfprotein hat die höchstmögliche Bioverfügbarkeit unter den pflanzlichen Proteinquellen. Hanfprotein enthält alle Aminosäuren in genau dem richtigen Mischverhältnis. Besonders auffallend ist der hohe Anteil an den L-Arginin und den BCAAs. Aber auch die essentiellen Fettsäuren Omega 3 und Omega 6 (im optimalen Verhältnis 1:3), Zink, Eisen und Magnesium sind reichlich im Hanfprotein enthalten. Zudem ist es leicht verdaulich.

Die Zahl der Menschen, die nach einer Alternative zu tierischem Eiweiß suchen, nimmt zu. Da kann eine Aminosäurenkombination mit einem hohen NNU-Wert, wertvollen Inhaltsstoffen und sekundären Pflanzenstoffen sehr hilfreich sein. Ideal ist ein Proteindrink, der ohne Soja, Molke und künstliche Zusatzstoffe hergestellt wird. Er sollte alle lebenswichtigen Vitamine, Mineralien, Spurenelemente und Enzyme in natürlicher Form beinhalten wie z.B. Acerola, Maca, Gerstengraspulver, Chlorellaalgen oder Vitalpilze wie Cordyceps sinesis (Raupenpilz).

Besonders für Menschen, die eine gesunde Proteinquelle suchen, für Vegetarier und Veganer aber auch Sportler und ältere und kranke Menschen, die Proteine nicht mehr gut vertragen können, ist so ein

Bewertung eines Nahrungsproteins: NNU-Wert

Der wichtigste Parameter für eine Bewertung eines Nahrungsproteins ist, neben der biologischen Wertigkeit, der NNU-Wert. Unter **NNU (=Net-Nitrogen-Utilisation oder Netto-Stickstoff-Nutzen)** versteht man den Nährwert eines Proteins (max. 100). NNU steht für den Prozentsatz der Aminosäurenbestandteile, die dem anabolen (aufbauenden) Stoffwechselweg folgen. Je höher der NNU-Wert eines Nahrungsproteins ist, desto höher ist der tatsächliche Proteinnährwert. Je niedriger der NNU-Wert, desto mehr Stickstoffabbauprodukte fallen an. Mit dem NNU-Wert haben wir also den tatsächlichen Proteinnährwert. **Und nur dieser NNU-Anteil des Proteins steht für den Aufbau von Körperzellen zur Verfügung.** Diese Eigenschaft ist bei einem Protein sehr wichtig, leider aber wenig bekannt!

Die **biologische Wertigkeit** hingegen ist ein Maß dafür, wie viel Gramm Körpereiweiß aus 100 g Nahrungseiweiß aufgebaut werden kann (dieser Wert kann 100 übersteigen; Reverenz = Vollei).

Hohe biologische Wertigkeit = leichte Umwandlung von Nahrungsprotein in körpereigenes Protein bei geringen Stickstoffabfall = hoher NNU).

Ein Beispiel: Molke hat einen NNU-Wert von 18 %, d.h. nur 18 % der Proteine stehen für den Aufbau neuer Zellen zur Verfügung. Der Rest von 88 % sind giftige Stickstoffabbauprodukte wie Ammoniak und Harnstoff, die über die Leber abgebaut werden müssen und daher für den Körper belastend und schädlich sind. Das sieht bei einem Hühnerei schon ganz anders aus: Hühnerei hat den höchsten NNU-Wert von 48 %, d.h., dass 48 % für den Zellaufbau zur Verfügung stehen, der Rest von 52 % sind Stickstoffabfallprodukte.

Bei Fleisch liegt der NNU-Wert bei 32 %, bei Fisch um die 34 %. Wenn ein Protein einen sehr hohen Nährwert hat, kann dieses Protein den Körper gut nähren und zur Neubildung von Zellen verwendet werden. Aminosäuren aus pflanzlichen Proteinen haben einen hohen Aufbauwert, also einen hohen NNU-Wert und eine hohe biologische Wertigkeit.

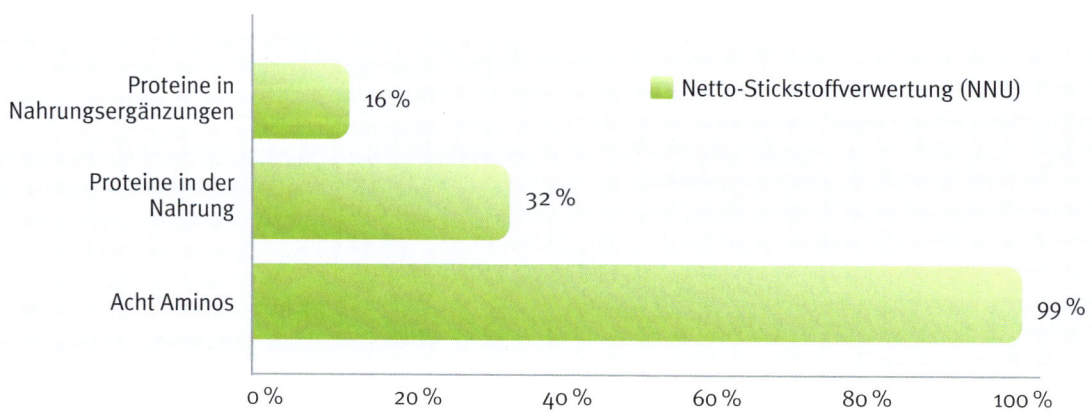

Proteinshake ideal. Sportler haben mit diesen Aminosäuren eine erheblich kürzere Regenerationszeit. Die Intervalle zwischen den Trainingseinheiten können verkürzt werden und es kann härter und länger trainiert werden. Aber auch Hobbysportler haben es damit leichter, Muskeln zu bilden. Haut und Bindegewebe werden gestrafft und als allgemeiner positiver Nebeneffekt wird der Körper nicht übersäuert. Bezugsquellen im Anhang.

Bei Molke- und Sojaeiweiß sieht die Bilanz, was den NNU-Wert angeht, schlecht aus. Der höchste NNU-Wert bei pflanzlichen Proteinen liegt bei 18%. Soja hat einen NNU-Wert von nur 17%, der Rest von über 80% sind Stickstoffabbauprodukte und müssen zuerst von der Leber verarbeitet und dann über die Nieren ausgeschieden werden, was für den Körper eine große Belastung darstellt, ganz davon abgesehen, dass Soja oft gentechnisch verändert ist. Aber das ist nicht der einzige Nachteil, wenn man bedenkt, wie viele Menschen mit Molke- und Sojadrinks der Meinung sind, hochwertiges Eiweiß zu sich zu nehmen – im festen Glauben, damit der Gesundheit etwas Gutes zu tun. Natürlich stellt ein Eiweißdrink auch Energie zur Verfügung, aber zu welchem Preis? Sie enthalten Molke, Soja, Milchproteine, Milcheiweiß, Pulver aus Hühnereiklar, Verdickungsmittel und oft auch als Süßmittel Aspartam! Vollmundig wird in Proteindrinks das hochwertige Aminosäurespektrum und die hohe Bioverfügbarkeit beworben. Die Bioverfügbarkeit sagt aber nichts über den wirklichen Wert einer Aminosäure für den Aufbau von Zellen aus.

Fettstoffwechsel – Cholesterin zu Unrecht verdammt

Seit Jahrzehnten höre ich vom »bösen Cholesterin«, das für Millionen von Herztoten verantwortlich sei und von der Panikmache, nicht zu viele Eier zu essen und am besten auf künstliche Margarine umzusteigen, die doch so viel gesünder sei als unsere gute Butter!

Aber sind erhöhte Cholesterin-Werte zwangsläufig gesundheitsschädlich? Und warum wurden die erlaubten Grenzwerte immer weiter nach unten korrigiert, sodass immer mehr Menschen einen scheinbar erhöhten Cholesterinspiegel haben? Zweifelsfrei entsteht dadurch ein Riesenmarkt, nicht nur an industriell gefertigten »Lebensmitteln« sondern auch an cholesterinsenkenden Medikamenten, sogenannten Statinen. Sie sind umstritten und werden von vielen Menschen nicht vertragen, ganz zu schweigen von den gravierenden Nebenwirkungen. Nach aktuellem Wissensstand wird immer öfter auch auf die erhöhten Gefahren von Cholesterinsenkern hingewiesen, da sie das Risiko, an Herzinfarkt, Krebs, Alzheimer, Diabetes sowie an Krebs zu erkranken, sogar noch erhöhen. Besonders gefährlich ist, dass Statine das für den Herzschutz wichtige Coenzym Q10 senken. Es kann mittlerweile als ärztlicher Kunstfehler gelten, Cholesterinsenker ohne Coenzym Q10 zu verschreiben!

Cholesterin ist kein fremder, gefährlicher Stoff, den wir über unsere Nahrung aufnehmen, sondern ein vom Körper selbst gebildeter Baustein all unserer Körperzellen. Es ist für den Körper und den Stoffwechsel lebenswichtig. Cholesterin ist ein Fettkörper und wird in der Leber gebildet. Da es nicht wasserlöslich ist, kann es nur in Verbindung mit zwei speziellen Eiweißen (Lipoproteinen) gebunden und über das Blut zu den Zellen transportiert werden. Bei diesen zwei Arten von Lipoproteinen handelt es sich um das HDL (high density lipoprotein) und LDL (low density lipoprotein). Beide zusammen bilden das Gesamtcholesterin. Diese beiden Cholesterin-Komplexe haben unterschiedliche Aufgaben. Weshalb sie als »gut« oder »schlecht« bezeichnet werden, ist nicht nachzuvollziehen. HDL, das als »gutes« Cholesterin bezeichnet wird, transportiert nicht gebrauchtes Fett aus dem Blut und den Organen zur Leber, wo es abgebaut wird. LDL, das als »schlecht« gilt, geht den umgekehrten Weg und holt das »freie« Cholesterin von der Leber ab, um es zu den speziellen Rezeptoren in den Körperzellen zu bringen.

Warum steigt der Cholesterinspiegel im Laufe der Jahre an? Ist es Zufall, dass diese Tatsache oft mit einer Abnahme der Geschlechtshormone und der Schilddrüsenhormone zusammenfällt? Wie wir bereits wissen, braucht der Körper Cholesterin, um Hormone zu bilden. Interessant ist, dass bei Menschen, die im Stress sind, hohe Cholesterinwerte gemessen werden. Um die Hormone Cortisol und Adrenalin zu bilden, ist Cholesterin unerlässlich. Daher ist jede künstliche Senkung des Cholesterinspiegels nicht nur für diese Hormone verhängnisvoll.

Menschen ab 70 sind besonders gefährdet. Dazu sagt Dr. S. Hulley von der University of California »Ich mache mir Sorgen um die älteren Menschen, die cholesterinsenkende Medikamente einnehmen.« Denn Menschen mit niedrigem Cholesterinspiegel erleiden mehr Herzanfälle als Menschen mit hohen Werten.

Aber bereits Jugendliche mit zu wenig Cholesterin können die für die Pubertät nötigen Hormone nicht in ausreichender Menge bilden. Auch in den Wechseljahren ist dies ein häufig anzutreffendes Phänomen. Das Gehirn besteht zu einem Fünftel aus reinem Cholesterin und auch das Herz, das immerhin zu 10% aus Cholesterin besteht, braucht es, um gut funktionieren zu können. Die Nebenniere, die unsere Stresshormone bildet, enthält sogar 50% Cholesterin! Gerade in dieser stressreichen Zeit sollten genügend Bausteine zur Verfügung stehen, um Cortisol zu bilden, unserem wichtigsten Stresshormon. Ohne ausreichend Cholesterin kann keine Gallensäure und kein Vitamin D gebildet werden.

Könnte es vielleicht sein, dass ein erhöhter Cholesterinspiegel auch ein Zeichen für einen gesteigerten Bedarf an Bausteinen darstellt, um Hormone und u. a. Gallensäure in ausreichender Menge zu bilden?

Es gilt mittlerweile als erwiesen, dass die Ernährung so gut wie keinen Einfluss auf einen erhöhten Cholesterinspiegel hat. (1993 finanzierte das deutsche Bundesministerium für Forschung und Technologie eine diesbezügliche Studie, siehe Literaturverzeichnis im Anhang.) Der Körper regelt die Cholesterinbildung je nach Bedarf. Wird viel Cholesterin über die Nahrung eingenommen, drosselt er die körpereigene Produktion. Es gibt Faktoren, die einen Cholesterinspiegel verändern, wie z. B. jahreszeitliche Schwankungen. Im Herbst steigt der Cholesterinspiegel um ca. 20% an, aber auch Alter, Geschlecht, Bewegung und Sport, verändern die Werte im Blut. Durch Stress und Leistungssport wird viel Cholesterin verbraucht, daher ist eine Cholesterinreserve durchaus sinnvoll.

George Mann, Professor für Biochemie an der Vanderbilt Universität, USA, nannte die Cholesterin-Hysterie »das Jahrhundert-Täuschungsmanöver in der öffentlichen Gesundheit« und »der größte Schwindel in der Geschichte der Medizin«. Er untersuchte u. a. den afrikanischen Stamm der Massai, die sich fast ausschließlich von fetter Schafsmilch und viel Fleisch ernähren. Trotz der cholesterinreichen Ernährung lag ihr gemessener Wert bei ca. 160 mg/dl. Herzkrankheiten sind bei den Massai so gut wie unbekannt.

Ungeachtet all dieser Tatsachen wird offiziell an einem »Richtwert« von >200 mg/dl (+Alter) festgehalten. Der Internist Professor Hans-Jürgen Holtmeier von der Universität Freiburg äußerte sich dazu: »Das ist wissenschaftlich unbegründet, eine solche Grenze gibt es überhaupt nicht« und weiter: »Gesunde sollten einen Cholesterinspiegel unterhalb von 300 mg gar nicht beachten.« H. J. Hohlmeier »Cholesterin – zur Physiologie, Pathophysiologie und Klinik«.

Galten bisher zu hohe Cholesterinwerte als Risikofaktor für einen Herzinfarkt, weiß man heute, dass man Cholesterin nicht mehr senken sollte und auf natürliche Weise das Risiko für Herzinfarkt minimieren kann.

Warum hält sich eine falsche, bzw. eine einmal gefasste Meinung in Wissenschaftskreisen so hartnäckig, obwohl aktuelle Studien zu ganz anderen Ergebnissen kommen? Warum verteidigen gerade Experten oft hartnäckig eine längst überholte Meinung? Und das betrifft nicht nur das Cholesterin. Liegt der Fehler im System? Viele Forscher und Einrichtungen erhalten jahrelang Geld von Sponsoren, aus der Wirtschaft und von Interessensvertretern. Da scheint es nahezu unmöglich, eine einmal gefasste Meinung zu ändern und sich neuen Erkenntnissen zu öffnen. Ein weiterer Hinderungsgrund besteht in der Tatsache, dass die meisten Studien in englischer Sprache verfasst sind, und sich viele Ärzte, auch aus Zeitgründen, nicht die Mühe machen, sie durchzuarbeiten und auf dem aktuellen Stand zu sein.

Hier einige der wichtigsten Maßnahmen:

- Nicht rauchen
- Übergewicht reduzieren
- Schlechte Kohlenhydrate meiden (Weizen, Zucker etc.)
- Bewegungstraining, das das Herz stärkt; also einmal am Tag mindestens aus der Puste kommen
- 1- bis 2-mal in der Woche frische Fisch essen
- Eier sind gesund, wenn sie nicht zu scharf angebraten werden.
- Hochwertige Öle, wie Kokosöl, Olivenöl, Traubenkernöl, Butter, Ghee, Omega-3 oder Krillöl
- Wichtig sind Magnesium, die Vitamine K2, B6, Folsäure, Coenzym Q10. Die täglich aufgenommene Menge Q10 sollte, um eine gute Wirkung zu erzielen, bei 60 bis 200 mg pro Tag liegen. Es schützt die Zellen und wird nur schwer über die Nahrung in ausreichender Form zur Verfügung gestellt.
- Natürliches OPC-Traubenkernextrakt schützt das Herz-Kreislaufsystem.

Zuckerstoffwechsel

Insulin wird in der Bauchspeicheldrüse gebildet. Ohne Insulin kann keine Glukose (Traubenzucker) in die Zellen gelangen und die Energieversorgung der Zellen nicht sichergestellt werden.

Ohne genügend Insulin würde der Zuckerspiegel im Blut gefährlich ansteigen, das Blut und das Gewebe würden verkleben. Insulin ist lebenswichtig, da es den Blutzuckergehalt im Blut konstant hält. Der Blutzucker zeigt die Höhe des Glukoseanteils im Blut an. Glukose ist ein wichtiger Energielieferant. Besonders das Gehirn, die roten Blutkörperchen und das Nierenmark sind auf einen ausgeglichenen Blutzucker angewiesen. Der Insulin- und Blutzuckerspiegel sollte möglichst konstant niedrig gehalten und große Schwankungen vermieden werden. Denn zu viel Insulin hemmt die Fettverbrennung.

Anders als beim Typ 1 Diabetes (Diabetes Mellitus), bei dem ein echter Insulinmangel durch eine Autoimmunerkrankung vorliegt, entwickelt sich **Diabetes Typ 2**, auch Altersdiabetes genannt, schleichend und wird oft zu spät erkannt. Dabei handelt es sich um eine Stoffwechselerkrankung, bei der die Körperzellen nicht mehr ausreichend auf das blutzuckersenkende Hormon Insulin ansprechen. Müdigkeit kann ein erstes Symptom sein. Früher erkrankten ausschließlich ältere Menschen daran, mittlerweile sind, bedingt durch Übergewicht und falsche Ernährung, schon junge Menschen und sogar Kinder betroffen. Dieser Diabetes-Typ ist zu einer Volkskrankheit geworden. Insulinresistenz, metabolisches Syndrom und Typ-2-Diabetes haben in den USA epidemische Ausmaße erreicht. Jüngste Berichte sagen voraus, dass in den USA ein Drittel der Menschen, die im Jahr 2010 geboren wurden, später Diabetes entwickeln wird. Das sind alarmierende Zahlen. Besonders er-

schreckend ist, dass immer mehr Kinder zwischen 5 und 18 Jahren Typ-2-Diabetes haben, und die Prognosen sind düster.

Langsam erkennen auch in Deutschland die Mediziner, dass eine starke Wechselbeziehung zwischen Ernährung und den verschiedenen Zivilisationskrankheiten besteht. Immer mehr Medizin-Symposien haben dies zum Thema und beziehen die Ernährung in ihre Überlegungen ein.

Wie entsteht Diabetes Typ 2?

Essen wir große Mengen Kohlenhydrate wie Zucker und Mehl, wird zu viel Insulin produziert, um den Zucker in die Zellen zu schleusen. Mit den Jahren reagieren die Körperzellen immer unsensibler auf das Insulin, sie werden resistent gegen seine Wirkung. Unsere Zellen ertrinken buchstäblich in Glukose und Insulin. Der Überschuss wird in der Leber und im Fettgewebe gespeichert. Eine fatale Folge ist, dass sich mit der Zeit eine Insulinresistenz aufbaut, das heißt, die Zelle wird für Insulin unempfindlich und es kann nicht mehr genügend Glukose in die Zelle gelangen. Die Bauchspeicheldrüse versucht durch eine vermehrte Ausschüttung von Insulin diesen Zustand zu kompensieren, was auch zunächst gelingt. Der Blutzuckerspiegel im Blut bleibt noch normal. Deshalb merken viele Menschen viel zu spät, was sich da zusammenbraut. In der nächsten Phase kann der Nüchternzucker noch normal sein, aber nach dem Essen zeigt sich die Störung. Die gebildete Insulinmenge reicht nicht mehr aus, um der hohen Glukosekonzentration im Blut beizukom-

men. Die Glukosetoleranz ist gestört. In der dritten Phase kann man eine Typ-2-Diabetes bereits gut diagnostizieren, da nun auch der Nüchternzucker bereits zu hoch ist und die B-Zellen der Bauchspeicheldrüse sich immer mehr erschöpfen, um genügend Insulin zu bilden. Zucker und Kohlenhydrate können nur noch ungenügend für die Energiegewinnung verwertet werden. Im Blut steigt der Blutzuckergehalt an und richtet großen Schaden an. Besonders das Risiko für Herzinfarkt und Schlaganfall steigt fast um das Vierfache, aber auch Nerven, Nieren und die Augen sind gefährdet. Ursachen für eine Insulinresistenz sind vor allem Übergewicht, Bewegungsmangel und Vererbung.

Wer sich vernünftig ernährt und ausreichend bewegt, kann einer Erkrankung oder auch einer Veranlagung für diese Erkrankung entgegenwirken. Mit den Mineralien Zink, Gamma-Linolensäure und Carnitin kann man die Glukosetoleranz erhöhen, sodass mehr Glukose in die Zellen gelangen kann.

Hormone – besser als ihr Ruf

An dieser Stelle möchte ich eine Lanze für die Hormone brechen. Sie sind absolut lebenswichtig, und ohne sie könnten wir nicht leben und überleben. Ohne Hormone würden wir nicht wachsen, es gäbe keine Geschlechter, keine Lustgefühle oder Gefühle wie Freude oder Trauer.

Ohne einen ausbalancierten Hormonhaushalt ist es langfristig schwierig, wenn nicht sogar unmöglich, sein Gewicht zu halten. Leider ist darüber noch sehr wenig bekannt.

Hormone sind ein wahres Wunderwerk, wenn man bedenkt, dass sie für das reibungslose Zusammenspiel unserer Körperfunktionen, wie Wachstum, Blutdruck, Herzfrequenz, Blutzuckerspiegel, Körpertemperatur, Wasserhaushalt, Zeugungsfähigkeit, Fortpflanzung und Schwangerschaft verantwortlich sind. Aber nicht nur unser sexuelles Verlangen und unsere Stimmungslage werden entscheidend von Hormonen beeinflusst, sondern auch unser Stoffwechsel.

Warum haben Hormone eigentlich einen so schlechten Ruf und lösen so vielfältige Ängste aus? Ein Grund könnte sein, dass wir so wenig über sie wissen und selbst Fachleute bei diesem Thema oft passen müssen. Ein anderer Grund könnte sein, dass wenn wir etwas über Hormone hören, immer nur die künstlich hergestellten Hormone gemeint sind, die diesen Namen überhaupt nicht verdienen, da sie eben keine Hormone sind, sondern chemisch veränderte Nachbauten. Unsere körpereigenen Hormone steuern unseren Appetit und entscheiden, ob wir übergewichtig werden oder nicht. Dabei kommt dem Hypothalamus im Gehirn eine entscheidende Rolle zu. Er steuert über den Stoffwechsel, wie viel Fett im Körper gespeichert wird. Im Hypothalamus befinden sich darüber hinaus die Schaltkreise für die Steuerung der Emotionen und Triebe sowie unser »Sättigungszentrum«, welches den Appetit steuert und die Menge der Nahrungsaufnahme regelt.

Von Hypothalamus und Hypophyse gehen die Impulse für die Bildung von Hormonen aus. Der Hypothalamus ist sozusagen die Kommandozentrale, er sorgt für die Kommunikation zwischen den einzelnen Hormonen und dem zentralen Nervensystem.

Hirnforscher haben inzwischen entschlüsselt, wie Fettleibigkeit »im Kopf entsteht«. Unter dem Titel »Wenn die Seele dick macht« erschien 7/2013 im Spiegel ein Artikel, der die Hintergründe für die zunehmende Fettleibigkeit der Menschen beleuchtet.

Es gilt wissenschaftlich als erwiesen, dass der Appetit von unseren stärksten Lust- und Frustzentren im Gehirn gesteuert wird. Dicke Menschen verhalten sich ähnlich wie Suchtkranke. Dabei sind die Gehirnregionen verändert, die mit dem Belohnungszentrum zusammenhängen, also der Teil des Gehirns, der beim Sex, bei einem guten Essen, ebenso wie bei Drogenkonsum aktiviert wird. Hierbei wird das Glückshormon Dopamin vermehrt ausgeschüttet, das uns motiviert, immer mehr davon haben zu wollen. Bei Fettleibigen schrumpfen die Andockstellen für Dopamin, und sie brauchen mit der Zeit immer stärkere Reize, um noch dieses Belohnungs- und

**Welche Hormonstörungen führen zu Überge-
wicht und wie kommt man aus diesem »Teufels-
kreislauf« wieder heraus?** Hormone haben einen
enormen Einfluss, sowohl auf unser Gewicht als
auch auf die Gewichtsverteilung. Bemerkenswert
ist, dass Dr. Simeons bereits in den 50ger Jahren

nach 16-jährigen Forschungen erkannte, dass
der Schlüssel für die Fettleibigkeit in den Hormonen zu suchen sei. Eine jahrelange Fehl- und
Überernährung und viele andere Faktoren führen
zu einer Entgleisung wichtiger Hormone.

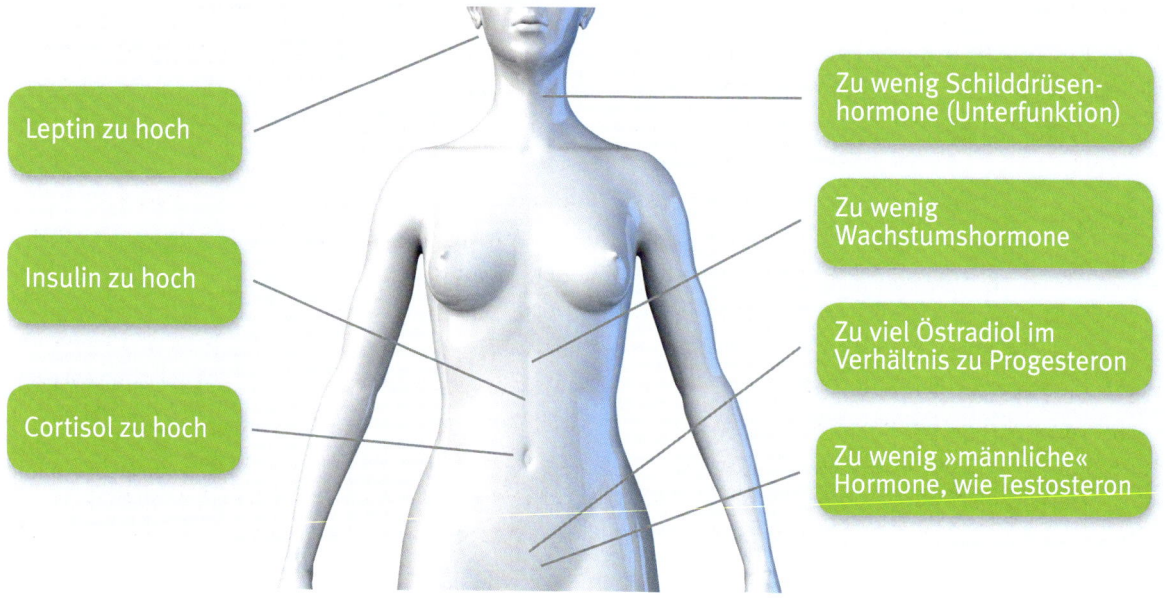

Leptin zu hoch

Insulin zu hoch

Cortisol zu hoch

Zu wenig Schilddrüsen-
hormone (Unterfunktion)

Zu wenig
Wachstumshormone

Zu viel Östradiol im
Verhältnis zu Progesteron

Zu wenig »männliche«
Hormone, wie Testosteron

Abbildung Welche Hormonstörungen führen zu Übergewicht?

Glücksgefühl zu spüren, sprich immer mehr Essen.
Dazu kommt ein weiteres typisches Verhaltensmu-
ster, das Fettleibige und Suchtkranke von Normalge-
wichtigen unterscheidet: Ihnen fällt es schwer, langfristig zu planen. Stattdessen entscheiden sie impul-
siv. Das erschwert dicken Menschen das Erlernen
einer neuen Ernährungsstrategie.

Das Hormon Serotonin ist ebenfalls an Glücksge-
fühlen, aber auch an Depressionen beteiligt. Kann
man wirklich sagen, dass sich die aktuelle Gemüts-
lage auf der Waage ablesen lässt? In dem o. g. Artikel

heißt es weiter: »In der Tat ist dies die wichtigste
neue Botschaft der Hirnforscher. Ist die Stimmung
gut, drosseln die Serotonin-Fasern über das Melano-
kortin-System den Appetit. Herrscht hingegen Nie-
dergeschlagenheit und Serotonin-Mangel, steigert
das den Appetit.« Und auch die Stresszentren des Gehirns sind offenbar mit dieser Schaltzentrale verbunden. Folge: Mancher, der ständig unter Druck steht,
futtert sich zusätzliche Pfunde an. Wissenschaftler
fanden noch weitere Gründe für eine rasante Zunahme von Übergewicht heraus, und auch die hängen
mit Hormonen zusammen, nämlich Stress und

Schlafmangel. Für den Neuroendokrinologen Achim Peters haben Übergewicht und Fettsucht auch eine zentrale Ursache: Es sind nicht die Gene, sondern Dauerstress. »Niemand ist an seinem Dicksein schuld«, sagt der Buchautor. »In Wahrheit hat Übergewicht tiefe gesellschaftliche Ursachen, etwa soziale Ungleichheit, ausweglose Armut und Angst vor dem sozialen Abstieg, die die Menschen jeden Tag neu unter Druck setzen.« Stress entsteht auch durch vermeintlich ausweglose Situationen. Die Nebennieren laufen auf Hochtouren, um genügend Stresshormone zu bilden. Das schaffen sie nur eine Zeit lang. Ohne ausreichend Cortisol, unser wichtigstes Stresshormon, können wir nicht überleben. Die meisten Dickleibigen leiden deshalb auch unter einer Dauerentzündung, was zu schweren Krankheiten wie Arteriosklerose, Herzinfarkt und Schlaganfall führen kann. Auf lange Sicht hilft es nur, die Ursachen für das Übergewicht zu beheben. Dazu gehören ein ruhigeres, stressfreieres, sinnerfülltes Leben mit ausreichend Freizeit und ein gutes soziales Umfeld. Eine Ausbalancierung des Hormonsystems kann dabei eine große Hilfe sein.

Neben dem Hypothalamus ist die Wirkung der Schilddrüse auf unsere Körperzellen enorm. Die Schilddrüse reguliert unter anderem den Stoffwechsel und sorgt für eine ausgeglichene Energiebilanz. Sie produziert die Hormone T4 (Thyroxin) und T3 (Trijodthyronin) und Calcitonin. Kontrolliert wird die Aktivität der Schilddrüse wieder durch den Hypothalamus und die Hypophyse und über die Freisetzung eines schilddrüsenstimulierenden Hormons mit dem Namen TSH (Thyreoidea-stimulierendes Hormon).

Auch die Schilddrüsenhormone erleiden das gleiche »Schicksal« wie die anderen Hormone: Die Hormonausschüttung wird ab dem Erwachsenenalter von Jahr zu Jahr weniger und die Aktivität der Schilddrüse nimmt ab. Ein Mangel an Schilddrüsenhormonen führt zu einem Anstieg von Cholesterin, Proteinen, Wasser und Salz im Körper. Schilddrüsen- und Geschlechtshormone beeinflussen sich zudem gegenseitig.

Die Schilddrüse ist als ›Taktgeber‹ für den gesamten Stoffwechsel außerordentlich wichtig. Fast jede Person, die mit Gewichtsproblemen kämpft, hat das Problem einer Unterfunktion der Schilddrüse und darüber hinaus auch mit der Verwertung von Getreideprodukten, insbesondere von Gluten. Ein weiterer Punkt ist der hohe glykämische Index der meisten Getreideprodukte. Weniger bekannt ist, dass es einen Zusammenhang zwischen Essen von getreide- und stärkehaltigen Lebensmitteln und Hormonstörungen gibt. Besonders betrifft dies die Schilddrüsenhormone und die Hormone Insulin und Leptin. Das heißt jetzt nicht, dass man Zeit seines Lebens auf Brot und Getreideprodukte verzichten sollte. Aber um die Hormonstörungen, die an Übergewicht beteiligt sind, zu normalisieren, ist es sinnvoll, einige Zeit auf diese Störfaktoren zu verzichten. Ich biete in diesem Buch viele Alternativen zu Brot, Pasta und Pizza an.

Leptin zu hoch

Leptin (griechisch: leptos = dünn) wird überwiegend im Fettgewebe produziert und zirkuliert wie alle Hormone im Blutkreislauf des Körpers. Leptin ist verantwortlich für unser Sättigungsgefühl, es signalisiert »Genug, ich bin satt«. Bei stark übergewichtigen Menschen mit einem zu hohen Bodymass-Index funktioniert dieser Mechanismus nicht mehr. Trotz hoher Leptinausschüttung setzt kein Sättigungsgefühl mehr ein. Viele adipöse Menschen entwickeln mit der Zeit eine sogenannte Leptin-Resistenz, das heißt, sie reagieren nicht mehr ausreichend auf das Hormon, ihr Hungergefühl bleibt trotz großer Fettreserven bestehen, ein ähnlicher Mechanismus, wie wir ihn bereits bei einer Insulin-Resistenz kennen. Dann wird aus dem »Dünn-Hormon« ein »Fett-Hormon«.

Leptin und Insulin arbeiten Hand in Hand. Indem Sie Ihren Insulinspiegel normalisieren, tun Sie gleichzeitig Gutes für eine bestehende Leptin-Resistenz.

Der Zusammenhang zwischen Fructose (Fruchtzucker), einer Insulin- und Leptinresistenz, hohem Blutzucker in Verbindung mit Leberproblemen wird immer offensichtlicher. Das Ziel sollte sein, ein Reset der Leptin- und Insulinresistenz zu erreichen.

Hierauf sollten Sie achten:

■ Meiden von Zucker in allen Formen, auch Fruchtsäfte, Diätlimonaden, Müsli, Brot (Ausnahme die Buch-Rezepte von Broten, die ohne Mehl hergestellt werden), Energieriegel, die Zucker und Getreide enthalten, süße Fruchtjoghurts, Proteinshakes, die Molke, Honig und Stärke enthalten. Bei einer Leptin- und Insulinresistenz sollte eine Zeitlang auf Obst verzichtet werden. Empfehlenswert ist Obst mit niedrigem Fructoseanteil, wie z.B. Blaubeeren, Himbeeren, Brombeeren, Erdbeeren, Papaya, Rhabarber.

■ Keine Zwischenmahlzeiten. Essen Sie drei Mahlzeiten am Tag, im Abstand von vier bis sechs Stunden. Wenn Ihr Leptin-Spiegel wieder ausgeglichen ist, werden Sie zwischen den Mahlzeiten kein Hungergefühl haben.

■ Beginnen Sie den Tag mit Proteinen. Eine Alternative zu Eiern bietet ein hochwertiger Proteinshake oder ein Smoothie, kombiniert mit Proteinen. Dies hilft Ihnen, Leptin und Insulin zu normalisieren.

■ Trinken Sie eine Zeitlang keinen Alkohol und Kaffee und sorgen Sie für einen tiefen, gesunden Schlaf.

Welche allgemeinen Maßnahmen wirken sich positiv auf die Hormone und die Hormonbildung aus und was sollte man beachten?

Das Wichtigste ist: auf eine gute Qualität der Nahrungsmittel zu achten. Essen sollte man viel Gemüse, Bio-Fleisch (wenig rotes Fleisch), Fisch, Eier, auch Smoothies mit Proteinen, Gemüse, Nüsse und Obst in Maßen. Obst vorzugsweise mit niedrigem Fructose- Anteil wie z.B. Beeren, Papaya, Avocados. Tabu sind stärkehaltige Nahrungsmittel wie Nudeln, Reis, Kartoffeln. Brot, Zucker (auch Honig), Schokolade, Milchprodukte, Soja (Ausnahme fermentiertes Soja), Softdrinks, Cola, aber auch Alkohol und Kaffee. Durch Alkohol am Abend werden nachts 75 % weniger Wachstumshormone gebildet und tagsüber wird durch Alkoholkonsum 30 % weniger Testosteron gebildet. Viele Studien belegen, dass die Hormonbildung durch Kaffee und Alkohol beeinträchtigt wird. Ein Glas Alkohol und zwei Tassen Kaffee täglich erhöhen den Östradiolspiegel um 60 %! Das stört die gesamte Hormonbalance. Milchprodukte können einen Schilddrüsenmangel und eine Autoimmunthyreoiditis (Hashimoto) hervorrufen. Vollkornprodukte können wichtige Enzyme blockieren. Und die darin enthaltenen Ballaststoffe entziehen dem Körper Hormone, die dann mit dem Stuhl ausgeschieden werden. Gesprosstes Brot oder mehlfreie Varianten sind besser. Die Vergiftung, die vom Darm herrührt, ist ein großes Problem: 70 % unseres Immunsystems befindet sich im Darm und auch die Hormone sind davon betroffen.

Zu wenig Wachstumshormone

HGH, das Wachstumshormon oder Somatotropin (nicht zu verwechseln mit hCG) ist an vielen Stoffwechselvorgängen beteiligt. HGH fördert den Einbau von Aminosäuren und Eiweiß in die Zelle und steuert somit alle Prozesse, die zum Aufbau von Organen und zur Regeneration von Zellen gebraucht werden.

Maßnahmen, um die HGH-Bildung zu unterstützen:

■ Meiden Sie Milchprodukte. Alternativ können Sie Mandelmilch, Kokosmilch, Hanfmilch oder Kefir aus Kokosmilch verwenden.

■ Statt Butter eignet sich Ghee.

■ Einmal in der Woche Dinner Cancelling (Abendessen ausfallen lassen). Durch diese Maßnahme profitiert nicht nur Ihr Gewicht, es wird auch mehr HGH und das Schlafhormon Melatonin gebildet.

■ Hochwertige Eiweiße und die essentiellen Aminosäuren tragen zur Bildung von Hormonen bei, auch von HGH.

Wechseljahre – wehe, wenn sie kommen

Da die Wechseljahre für die meisten Menschen mit einer Gewichtszunahme in Zusammenhang stehen, gehe ich darauf etwas genauer ein.

Als Menopause bezeichnet man den Zeitpunkt der letzten Menstruation der Frau. Die Hormonproduktion lässt mehr und mehr nach, der Monatszyklus kann sehr unregelmäßig verlaufen, bis er mit der Zeit ganz versiegt. Zunächst kommt es zu einem Rückgang des Progesterons, später auch des Östrogens. Die Wechseljahre beginnen bei der Frau in der Regel ab Mitte 40. Es gibt viele Frauen, die keinerlei Probleme mit den Wechseljahren haben. Einige klagen über leichte Beschwerden, ein Drittel aller Frauen aber haben starke bis sehr starke Beschwerden, darunter: Hitzewallungen und Schweißausbrüche, Schlafstörungen, gereizte Stimmung, Müdigkeit, Übergewicht (besonders am Bauch), depressive Verstimmungen, Elastizitätsverlust und plötzliche Alterung der Haut, sexuelle Unlust, Trockenheit der Scheide, Herzrasen und Schwindel. Aber nicht nur Frauen, sondern auch Männer kommen in die Wechseljahre.

Für viele Ärzte scheint es so etwas wie eine männliche Andropause nicht zu geben, sind doch Männer bis ins hohe Alter zeugungsfähig. Beim Mann passiert der hormonelle Wechsel in der Regel zehn Jahre später und vollzieht sich insgesamt langsamer als bei der Frau. Doch ähnlich wie bei den Frauen verändert sich in dieser Lebensphase einiges, sowohl körperlich als auch psychisch. Auch beim Mann sorgt die Abnahme der Hormone für manche unliebsame Überraschung: plötzliche Gewichtszunahme, der Fettstoffwechsel verlangsamt sich und die Muskelkraft nimmt ab. Um die sportliche Figur zu halten und die Muskelkraft zu bewahren, müsste viel Sport getrieben werden, aber Elan und Spaß am Sport nehmen ab. Kommt noch großer beruflicher Stress hinzu, herrscht meistens auch »Flaute« im Bett. Die Lust nimmt ab und die Erektion lässt zu wünschen übrig. Die Prostata vergrößert sich und dadurch auch der Druck, insbesondere nachts, auf die Blase. Häufiger Harndrang ist die Folge. Dazu kommen auch Depressionen, das Gefühl der Sinnlosigkeit und die Angst, dem Leben nicht mehr gewachsen zu sein. Weitere Symptome sind Schlafstörungen, Leistungsabfall, Blutdruckschwankungen, Vergesslichkeit und Haarausfall. Der Ansatz einer weiblichen Brust sowie spärliche Behaarung kommen ebenfalls vor. Wahrlich keine schönen Aussichten! Viele dieser Symptome habe ihre Ursache in einem Mangel an Testosteron, Progesteron und einer erhöhten Menge an Östrogen.

Auffallend ist, dass bei Frauen und Männern immer niedrigere Androgenwerte wie Testosteron- und DHEA gemessen werden. Verschwinden diese Androgene langsam aus dem Körper, wie es zum Beispiel beim Älterwerden und durch die enorme Zunahme von Umweltgiften der Fall ist, stellen sich schnell viele unliebsame Fettpölsterchen und gesundheitliche Probleme ein. Ausreichend Testosteron fördert den Aufbau von Muskelgewebe. DHEA bildet die Vorstufe wichtiger Geschlechtshormone und fördert genau wie Testosteron den Fettabbau. DHEA ist das »Jungbrunnenhormon« und als Gegenspieler des Stresshormons Cortisol u.a. wichtig für unsere Immunabwehr.

Worauf sollten Sie achten?

- Meiden von Umweltgiften in Kosmetik, Haushalt- und Reinigungszubehör.
- Entgiften Sie Ihren Körper (z.B. Basenbäder) und ernähren Sie sich möglichst basisch. Meiden von säurehaltigen Lebensmitteln, Kaffee, Alkohol und rotem Fleisch. Wenn Sie einen hohen Cortisolspiegel haben, ist Kaffee Gift für Sie.
- Starten Sie Ihren Tag mit Proteinen. Eine Alternative zu Eiern bietet z.B. ein hochwertiger Proteinshake oder ein Smoothie, kombiniert mit Proteinen.
- Führen Sie regelmäßig eine Leberreinigung durch.
- Regelmäßige Bewegung erhöht auf natürliche Weise den Testosteronspiegel.

Der Mythos vom Östrogenmangel in den Wechseljahren hält sich im Gegensatz dazu hartnäckig, und immer noch sind die meisten Wissenschaftler und Ärzte davon überzeugt, dass die typischen Beschwerden in dieser Zeit durch zu wenig Östrogen entstehen. Das Gegenteil ist der Fall. Die meisten Beschwerden in den Wechseljahren kommen von einer Dominanz des Östrogens.

Anmerkung: Wenn ich von einer Östrogendominanz spreche, meine ich damit das Östradiol (Estradiol oder E2). Der Name Östrogen bezeichnet eine Gruppe von Hormonen. Dazu gehören Östron, Östradiol und Östriol. Östradiol gilt als das wichtigste Hormon in dieser Gruppe. Ein Östrogenmangel kommt selten vor und wenn, dann bei sehr schlanken Menschen. Östradiol wird problematisch, wenn es nicht durch seinen natürlichen Gegenspieler Progesteron ausgeglichen wird. Viele Frauen haben einen Östrogenüberschuss, bedingt durch Faktoren wie Übergewicht, Pille, Hormonspirale, Stress, Rauchen, falsche Ernährung, Östrogene im Fleisch, Hormone im Trinkwasser und Kunststoffe aus Erdöl, Farbstoffe, Arzneimittel, Waschmittel und vor allem Plastik. Östrogene reichern sich durch schädliche Umwelteinflüsse aber nicht nur bei Frauen, sondern auch bei Männern an.

Ein gewichtiger Grund für die Zunahme an Körpergewicht in der zweiten Lebenshälfte ist, dass im Zuge des Älterwerdens immer weniger Hormone produ-

Östrogen

Für Frauen und Männer gilt: Eine Östrogendominanz zusammen mit einem Mangel an männlichen Hormonen, dazu noch eine Schilddrüsenunterfunktion (Hypothyreose) sind häufige Ursache für eine Gewichtszunahme in der zweiten Lebenshälfte. Zu viel Östrogen erleichtert die Einlagerung von Fett ins Gewebe.

ziert werden. Viele übergewichtige Menschen leiden unter einem Nachlassen der körpereigenen Hormonbildung oder einem Ungleichgewicht der Hormone untereinander. Der Körper baut immer mehr Fett und Wasser ein und verliert Muskeln und Knochenmasse. Bis heute ist man der Meinung, dass hauptsächlich die Schilddrüse und der Cholesterinstoffwechsel für Übergewicht verantwortlich sind. Aber beim Älterwerden sinken als erstes die Progesteronwerte und die Insulinproduktion steigt an. Da Insulin ein Fett speicherndes Hormon ist, legt es sich zuerst in der Bauchgegend an, und zusammen mit Östrogen sorgt es dort für unschöne Fettansammlungen, auch an Hüfte, Gesäß und Oberschenkeln.

Es gibt natürliche Möglichkeiten, ein beginnendes Hormonungleichgewicht auszubalancieren. Dies erreicht man mit bioidentischen Hormonen sowie mit homöopathisch potenzierten Hormonen. Mehr Hintergründe zu den einzelnen Hormonen, der Therapie und wie man die wichtigsten Hormone mit Hilfe eines Hormonspeicheltests leicht von zu Hause aus bestimmen kann, finden Sie auf meiner Internetplattform www.hormony.de und in meinen Ratgeberbüchern »Natürliche Hormontherapie«, welches ich mit der Ärztin Dr. Annelie Scheuernstuhl geschrieben habe, und »Natürliches Anti-Aging«.

Stress macht dick

Cortisol ist unser wichtigstes Stresshormon. Zusammen mit dem Hormon Adrenalin ist unser Organismus dadurch in der Lage, blitzschnell auf Gefahren zu reagieren: Ein Anstieg dieser beiden Hormone setzt sofort Energiereserven frei.

Um den Körper schnell mit Sauerstoff und Nährstoffen zu versorgen, beschleunigt sich der Herzschlag. Blutdruck und Blutzuckerspiegel steigen und verleihen dem Menschen die Kraft, die nötig ist, um der Gefahr zu begegnen. Die Wirkung von Cortisol hält dabei wesentlich länger an als die von Adrenalin. Dies führt in stressreichen Zeiten zu einem dauerhaft erhöhten Cortisolspiegel – und wie wir noch sehen werden – zu vielen gesundheitlichen Risiken.

Cortisol wird, wie DHEA (Dehydroepiandrosteron) in der Nebennierenrinde gebildet und dort vorwiegend in der zweiten Nachthälfte produziert. Der höchste Wert von Cortisol wird deshalb direkt nach dem Aufwachen gemessen. Im Laufe des Tages fällt er immer mehr ab, was vollkommen normal ist. Cortisol wirkt regulierend auf den Fett-, Kohlenhydrat- und Eiweißstoffwechsel. Es wird auch als Glukokortikoid bezeichnet und sorgt dafür, dass im Körper ausreichend Glukose und damit Energie bereitgestellt wird. Cortisol wirkt entscheidend auf unsere Immunabwehr ein. Es ist stark entzündungshemmend und hält überschießende Immunreaktionen in Schach.

In jungen Jahren arbeitet die Nebenniere bei den meisten Menschen noch auf vollen Touren. Stress macht vielen jungen Menschen sogar richtig Spaß, sie sind energiegeladen, jedes Problem wird mit Schwung angegangen, die Stimmung ist gut und sie sind voller Zuversicht. Aber es gibt heute immer mehr Menschen, die über Jahre und gerade im höheren Lebensalter ständig unter Hochspannung stehen. Ihr Cortisolspiegel sinkt nicht mehr ab. Die Nebennieren arbeiten fleißig, und je mehr Stress sie haben, desto wohler fühlen sie sich. Aber dieses Wohlbefinden hält nicht an und ist trügerisch.

Laut einer FORSA-Studie aus dem Jahr 2009 leiden acht von zehn Deutschen unter Stress, ein gutes Drittel sogar unter Dauerstress. Mittlerweile sind 50 bis 60 % der krankheitsbedingten Ausfälle im Berufsleben auf diesen Stress zurückzuführen.

Aber was genau ist Stress eigentlich? Die Definition ist einfach: Alles, was wir über längere Zeit als belastend empfinden, ob es sich nun um innere oder äußere Einflüsse handelt, ist Stress. In immer mehr Zeitschriften und Fernsehsendungen wird das Thema aufgegriffen, vielfach auch unter der Überschrift »Burnout«. Ein Bericht des Magazins FOCUS zum Thema brachte es auf den Punkt: »Immer in Hektik, überall erreichbar? Die Gesellschaft verfällt dem Tempowahn. Wer sich vor dem Burnout schützen will, braucht die richtige Anti-Stress-Strategie (…).« Für viele Menschen gehört Stress zum modernen Lebensstil, er ist zur Normalität geworfen. Stress kann einen zu Höchstleistungen antreiben, man ist motiviert, liebt Herausforderungen und den Wettbewerb. Adrenalin und Cortisol verhelfen uns kurzfristig zu einem schnelleren, erfolgreicheren und attraktiveren Leben. So scheint es zumindest … Doch anhaltender Stress macht dick und beschleunigt den Alterungsprozess rapide und auf vielen unterschiedlichen Ebenen.

Unser Körper ist nicht dafür ausgelegt, auf Dauer mit einem erhöhten Level von Adrenalin und Cortisol zu leben. Die Ausschüttung von Adrenalin ist wichtig, um in Gefahrensituationen bestehen zu können, doch normalerweise hat jede Gefahr irgendwann ein Ende, und dann folgt eine Ruhephase, in der sich der Organismus von den Anstrengungen der Gefahrenabwehr erholen kann. Wenn der Körper jedoch ständig wie »unter Strom« steht, kann es zu nervösen Störungen bis hin zu Bluthochdruck kommen.

Die hormonellen Veränderungen bei Dauerstress sind kompliziert und erscheinen auf den ersten Blick paradox, doch ein genauer Blick lohnt sich: Bei Stress produziert die Nebenrinde anfänglich viel Cortisol. Es zeigt sich also ein hoher Cortisolwert. Wie weiter oben beschrieben, ist dies die völlig normale körperliche Reaktion, um kurzzeitigen Stress zu bewältigen und Energie freizusetzen. Durch lang anhaltenden Dauerstress verkehrt sich dieser Prozess ins Gegenteil um. Die Nebenniere kommt mit der Produktion von Cortisol nicht mehr nach. Eine Erschöpfung der Nebenniere (auch Adrenal Fatigue genannt) ist die Folge. Da die Nebennieren in dieser Phase zu wenig Cortisol produzieren, ist ein Cortisolmangel die Folge. Daneben sinken auch die Vorläuferhormone Progesteron und DHEA in dieser Zeit stark ab. Burnout und schließlich ein vollständiger Kollaps drohen. Meistens wird diese Tatsache ignoriert, bzw. ist nicht bekannt. Wer denkt z. B. bei Rheumaschüben direkt an eine stressbedingte Ursache und einem fast vollständigen Fehlen der Hormone Cortisol und DHEA?

Wie wichtig das Hormon Cortisol ist, kann man daran ermessen, dass wir ganz ohne Cortisol binnen weniger Tage sterben würden. Für Betroffene ist es

Cortisol

Das körpereigene Hormon Cortisol ist überlebenswichtig. Es gilt wie auch in vielen anderen Bereichen der Grundsatz: Die Dosis macht das Gift. Cortisol muss in der richtigen Menge und zur richtigen Zeit vom Körper gebildet werden. Das erreichen wir am besten durch einen ausgeglichenen, stressfreien Lebensstil.

wichtig, den richtigen Therapeuten zu finden, der sich in natürlicher Hormontherapie auskennt.

Ein dauerhaft erhöhter Cortisolwert birgt ebenso große gesundheitliche Risiken wie ein zu niedriger Cortisolspiegel. Ursache ist häufig Dauerstress, aber auch zu viel Alkohol, Fettleibigkeit oder chronische Entzündungen können dafür verantwortlich sein. Fetteinlagerungen am Nacken und Bauch, Verdauungsstörungen und Bluthochdruck, Muskelabbau, Osteoporose, Schlafstörungen, Heißhungerattacken, gereizte Stimmung und Nervosität sind weitere Anzeichen. Wenn der Cortisolspiegel chronisch erhöht ist, kommt es zu einem dauerhaft hohen Blutzucker- und Insulinspiegel. Es drohen Übergewicht, eine Insulinresistenz und Diabetes.

In weiterer Folge kann es zu Infektanfälligkeit und Immunschwäche kommen. Gestresste Menschen sind viel anfälliger für Virusinfektionen, Erkältungskrankheiten, Grippe sowie Herpes und Atemwegserkrankungen bis hin zu Lungenentzündung. Chronisch hohe Cortisolspiegel, die mit Stress verbunden sind, greifen auf Dauer die Gehirnzellen an und sind für ein vorzeitiges Altern des Gehirns verantwortlich. Und nicht nur das: Es verringert sich auch die Geschwindigkeit, mit der neue Gehirnzellen gebildet werden. Häufig kommt es zudem zu einer Störung in der Bildung aktiver Schilddrüsen- und anderer Hormone.

Was tun?

Bei dauerhaft erhöhten Cortisolwerten reicht es nicht aus, einfach nur die Ernährung etwas zu verändern und ein paar Pillen zu schlucken. Ja, es ist wichtig ausreichend Proteine zu sich zu nehmen, weil sie eine stabilisierende Wirkung auf den Blutzucker und die Nebennieren haben. Gestresste Menschen und das kann ein Manager, ein Spitzensportler oder eine gestresste Mutter sein, brauchen besonders viel Eiweiß. Trinken Sie zwischendurch einen gesunden Smoothie, geben ein gutes sojafreies Proteinpulver (Bezugsquellen im Anhang) dazu, das gibt sofort Energie, füllt Ihre leeren Speicher wieder auf und verhindert Heißhungerattacken. Meiden Sie Kaffee, denn er treibt den Cortisolspiegel weiter in die Höhe. Es sollte auf eine moderate Kohlenhydrataufnahme geachtet werden und darauf, dass die zeitlichen Zwischenräume zwischen den Mahlzeiten nicht zu groß werden. Das ist für Menschen mit Nebennierenschwäche wichtig.

Aber das Allerwichtigste ist es, zu spüren, wann es genug ist und zu lernen »nein« zu sagen, eine Grenze zu ziehen, Pausen einzulegen, sich zu erholen, einfach mal nichts zu tun. Dingen Raum zu geben wie Meditation, Quigong, Achtsamkeitsübungen, die auf eine Stressreduktion abzielen oder mal raus in die Natur zu gehen. Ich weiß aus eigener Erfahrung, wie schwer es fällt, eine nicht zu Ende geführte Arbeit zu unterbrechen, es einfach mal gut sein zu lassen. Manchmal muss ich mich regelrecht zwingen, eine Pause einzulegen, einen Spaziergang zu machen oder etwas völlig anderes zu tun. In unserem Kulturkreis haben wir nicht gelernt, uns zu entspannen. Nichts tun wird schnell negativ ausgelegt. Dabei sind schöpferische Pausen für die Kreativität und besonders für unsere Gesundheit von entscheidender Bedeutung. Schenken Sie sich diesen für Körper und Geist so wichtigen Raum und die Zeit.

Vitalstoff-Versorgung

Jeder Mensch braucht Nähr- und Vitalstoffe. Das ist eine Tatsache. Wie viel er davon benötigt, hängt vom Alter, den Lebensumständen und vom Gesundheitszustand ab.

Wenn man sich sehr bewusst ernährt und täglich genügend frisches Gemüse und in Maßen Obst und ausreichend Eiweiß isst, mag es sein, dass der Körper genügend Nährstoffe aufnimmt und auch genügend Antioxidantien zu Verfügung hat. Aber ist das realistisch? Da ich das für mich nicht jeden Tag gewährleisten kann, helfe ich ein wenig nach und unterstütze meinen Körper mit einer Auswahl an Nahrungsergänzungen aus kraftvollen Pflanzenmischungen und Proteinen.

Unter den Experten gibt es zwei Lager: die, die Nahrungsergänzungen für völlig überflüssig halten, und andere, die die Meinung vertreten, dass wir ohne ausreichende Versorgung mit Vitaminen und Mineralstoffen einen Mangel erleiden, der uns schneller altern lässt. Nahrungsergänzungen werden von den Medien in letzter Zeit oft in ein schlechtes Licht gerückt mit Aussagen wie diesen: »Eine gesunde, ausgewogene Ernährung liefert alles, was der Körper an Mikronährstoffen, Vitaminen und Mineralien braucht. Daher sind Vitamine und Mineralstoffe in Form von Nahrungsergänzungsmittel unnötig, ja sogar gefährlich.«

Was fehlt, ist eine ehrliche Überprüfung der Tatsachen und ein Grundwissen um Qualitätskriterien, um die Spreu vom Weizen zu trennen. 99 % der angebotenen Vitamine und Präparate sind nämlich synthetisch hergestellt.

Beispiel Vitamin C: Viele Präparate bestehen aus Ascorbinsäure, einem billigen Stoff, der den Körper schnell übersäuert. Beispiel Vitamin E: Es ist ein essenzieller Mikronährstoff, d. h., er ist für uns lebenswichtig, und wir müssen ihn über die Nahrung aufnehmen. Angeboten wird es meistens als Alpha-Tocopherol. Synthetisches Vitamin E kann man an der Bezeichnung all-rac-alpha-Tocopherol oder dl-alpha-Tocopherol erkennen. Aber natürliches Vitamin E wird nur von Pflanzen hergestellt und besteht aus acht Tocopherolen und Tocotrienolen. Weizenkeimöl enthält besonders viel Vitamin E, aber auch in Reiskleie, kaltgepressten Samenölen (Lein-, Raps-, Distel- oder Palmöl) ist es enthalten. Gute Quellen für Vitamin E sind auch Nüsse, Samen, Vollkorn und grünes Blattgemüse.

Ähnliches gilt auch für das Provitamin Beta-Carotin. Es kann vom Körper in Vitamin A umgewandelt werden. Zu den Nahrungsmitteln mit hohem Beta-Carotin-Anteil gehören vor allem Karotten, allerdings nur gekocht oder wenn sie zu Saft gepresst oder gerieben werden (immer ein wenig Weizenkeimöl oder anderes hochwertiges Öl dazugeben). Jede Art gelbes oder tiefgrünes Gemüse und die Rotalge, Astaxanthinin (u. a. auch im Krillöl), enthalten viel natürliches Alpha- bzw. Beta-Carotin. Beta-Carotin schützt u. a. die Lungenfunktion.

Warum sollte man also Nahrungsergänzungen in chemisch veränderter und künstlicher Form einnehmen, wenn doch die Natur das Beste für uns bereithält? Ich empfehle Ihnen, alle Nahrungsergänzungsmittel und Vitamine in natürlicher Form einzunehmen, wie das beispielsweise bei Vitaminpräparaten der Fall ist, deren Basis auf Pflanzenpulver, Fruchtextrakten oder Fruchtsaftkonzentraten beruht. Dann ist sichergestellt, dass alle Vitamine, Mineralstoffe und Spurenelemente natürlich und in einem idealen Verhältnis zueinander vorliegen. Ein weiterer gesundheitlicher Vorteil von natürlicher Nahrungsergänzung liegt in dem Vorhandensein der wichtigen sekundären Pflanzenstoffe. Diese natürliche Form der Nahrungsergänzung wird vom Körper ideal aufgenommen und kann nie schaden.

Der wahre Grund für die widersprüchlichen Meinungen zu Nahrungsergänzungen liegt also vermutlich darin begründet, dass nicht differenziert wird zwischen Stoffen, die natürlich sind und den Körper unterstützen, und körperfremden Stoffen, mit denen der Körper nichts anfangen kann und die ihm sogar schaden. Nahrungsergänzungen, die aus natürlichen, qualitativ hochwertigen Rohstoffen hergestellt werden und noch die sekundären Pflanzenwirkstoffe mit beinhalten, sind um 70 % teurer als künstlich hergestellte Ergänzungen und 100 % gesünder. Eine ausreichend hohe Dosierung ist für eine gute Wirkung wichtig. Die Grenzwerte, die die Deutsche Gesellschaft für Ernährung herausgibt,

sind oft zu niedrig, um wirklich einen positiven Effekt zu erzielen.

Lesen Sie vor dem Kauf die Inhaltsstoffe und Zutaten eines Produktes genau durch. Oft sind unerwünschte Stoffe enthalten oder künstliche Substanzen, die Ihrem Körper nicht guttun. Hersteller von natürlichen Vitamin- oder Mineralstoffpräparaten achten darauf, so wenige Zusätze wie möglich zu verwenden. Auch Hersteller von natürlichen Vitaminen kommen nicht ganz ohne Zusatzstoffe aus.

Beim Thema Nahrungsergänzung ist Folgendes zu beachten. Bevor wir Nahrungsergänzungen einnehmen, sollte unser Darm sie auch aufnehmen können.

Achten Sie auch aus diesem Grund auf Ihre Darmgesundheit. Der Körper braucht, um richtig funktionieren zu können, eine Vielzahl an Mikronährstoffen und sekundären Pflanzenstoffen. Aber der Darm kann erst dann die Nährstoffe richtig aufnehmen, verwerten und seine Aufgaben gut erfüllen, wenn er sauber und gereinigt ist. Bevor Sie eine Wohnung neu einrichten, entrümpeln und reinigen Sie die Wohnung auch erst einmal gründlich, bevor Sie mit der neuen Ausstattung beginnen. Für den Darm

Sekundäre Pflanzenstoffe

Sekundäre Pflanzenstoffe sind Substanzen, die von der Pflanze, von Obst und Gemüse, zum eigenen Schutz selbst gebildet werden. Mittlerweile ist ihre gesundheitsfördernde Kraft und Bedeutung auch beim Menschen wissenschaftlich belegt. Sekundäre Pflanzenstoffe sind in der Lage, den menschlichen Organismus vor

Infektionen mit Pilzen, Bakterien und Viren zu schützen. Sie stärken das Herz-Kreislaufsystem, das Immunsystem und verstärken ganz allgemein den Schutz vor Krankheiten und freien Radikalen. Sekundäre Pflanzenstoffe findet man in frischem Obst und Gemüse, aber auch in hochwertigen Vitalstoffmischungen.

gilt das Gleiche. Helfen können hier Ballaststoffe (Faserstoffe), die aus weitgehend unverdaulichen pflanzlichen Nahrungsbestandteilen stammen, wie z. B. Flohsamen. Gesunde Faserstoffprodukte haben die Fähigkeit, den Darm zu reinigen. Eine Leberreinigung, wie auf Seite 216 beschrieben, ist ebenfalls eine gute Möglichkeit, den Darm auf Vordermann zu bringen.

Bei Frauen während der Menopause und ganz generell mit zunehmendem Alter, lässt die Verdauungskraft nach, d. h., Speisen werden nicht mehr so gut vertragen und sie brauchen sehr lange, um verdaut zu werden. Unwohlsein mit Völlegefühl und Blähungen nach dem Essen häufen sich, und man kann nicht mehr große Mengen essen. Jetzt ist es wichtig, die Ernährung umzustellen, kleinere Mengen zu essen und Schwerverdauliches zu meiden. Verdauungsenzyme wie Protease, Amylase, Lipase sowie auch Inulin und probiotische Bakterien (lebende Bakterienkulturen) wie Lactobazillen, z. B. Acidophilus und Bifidus, können den Darm unterstützen. Nicht zu vergessen verdauungsfördernde Bitterstoffe, siehe Seite 214. Erst durch eine intakte Darmschleimhaut können Nährstoffe aufgenommen werden. Ein gesunder Darm ist für ein funktionierendes Immunsystem Voraussetzung. Viele Krankheiten entstehen erst durch einen Nährstoffmangel, trotz Überfluss – das ist wirklich paradox!

Vitamine und Enzyme

Vitamine sind lebenswichtige Stoffe, die der Körper nicht selbst herstellen kann und die über die Nahrung oder als Nahrungsergänzung zugeführt werden müssen.

Es wird unterschieden zwischen wasserlöslichen und fettlöslichen Vitaminen. Die fettlöslichen Vitamine (Vitamin A, Beta-Carotin, Vitamin D, E und K) werden in den Fettdepots gespeichert. Deshalb können sie auch leicht überdosiert werden, was bei den wasserlöslichen Vitaminen (Vitamin C, die Gruppe der B-Vitamine und Vitamin H) nicht der Fall ist. Diese werden schnell wieder ausgeschieden und müssen mehrmals täglich mit der Nahrung aufgenommen werden. Es ist erwiesen, dass Menschen, die Vitamine – insbesondere Vitamin C und Vitamin E – einnehmen, länger und gesünder leben.

Es ist immer wieder erstaunlich, welche kraftvollen Substanzen uns die Natur schenkt. Hier stelle ich Ihnen zwei Power-Beispiele aus der Natur vor, die sich positiv auf unsere Gesundheit auswirken, weil sie eine Menge an Antioxidantien enthalten und den Stoffwechsel und die Fettverbrennung anregen.

Krillöl mit Astaxanthin

Der Antarktische Krill (Euphausia superba) ist ein kleiner Krebs, der in den Gewässern der Antarktis in Riesenschwärmen vorkommt. Nur ein Bruchteil wird zum Fang freigegeben, sodass der Arterhalt gesichert ist. Der Krill liefert Omega-3- und Omega-6-Fettsäuren in einem idealen Verhältnis. Krillöl hat daher einen positiven Einfluss auf unser Hormonsystem, mildert Depressionen, ist ein natürlicher Entzündungshemmer und vermag hohe Cholesterinwerte auszugleichen. Krillöl kann das Gesamtcholesterin, LDL (»schlechtes« Cholesterin) und auch die Triglyceride senken, während es das sogenannte »gute« HDL-Cholesterin erhöht. Es bietet einen wirksamen Herzschutz und zeigt auch bei entzündlichen Gelenkproblemen Wirkung. In Krillölkapseln ist Astaxanthin enthalten, ein Stoff, von dem wir sicher noch viel hören werden. Er hemmt Entzündungen, die zu einem immer größeren Problem werden. Gerade für Sportler ist Astaxanthin interessant, da die Regenerationszeit verkürzt und das Muskelgewebe vor Verletzungen geschützt wird. Ein weiterer interessanter

Aspekt ist, dass Astaxanthin als natürlicher Sonnenschutz wirkt und Sonnenbrand verhindert. Ärzte und Fachleute sind sich einig, dass mit Astaxanthin ein neues Super-Anti-Aging-Mittel gefunden wurde.

OPC – Traubenkernextrakt und Resveratrol

OPC-Oligomere Proanthocyanidine und Resveratrol gehören zur Gruppe der Polyphenole und kommen in Traubenschalen und -kernen vor. Beide Substanzen wirken als starkes Antioxidans gegen freie Radikale und sind ein wahrer Jungbrunnen. OPC schützt die Hautzellen, erhöht die Elastizität und Spannkraft der Haut, indem es Kollagen und Elastin bindet. Es verbessert die Sehfähigkeit und kann bei Allergien helfen, überschießende Reaktionen einzudämmen. OPC enthält ungesättigte Fettsäuren, die Vitamine A, Vitamine des B-Komplexes, vor allem auch Vitamin B12. Die Wirkung von OPC ist um ein Vielfaches stärker als die der Vitamine C und E. Es ist reich an Mineralien und Spurenelementen wie Magnesium, Eisen, Phosphor, Kalium, Mangan und Zink.

Enzyme

Enzyme werden auch als »Bio-Katalysatoren« bezeichnet, da sie als hoch spezialisierte Eiweißmoleküle den Stoffwechsel im Körper erst möglich machen. Sie sind für uns absolut unverzichtbar. Alle Zellen des Körpers enthalten Enzyme. Je nach Art des Gewebes sind es jedoch unterschiedliche Enzyme, die in unterschiedlichen Mengen vorkommen, abhängig davon, welche Aufgaben das Gewebe zu erfüllen hat. Verdauungsenzyme zum Beispiel werden vorwiegend von der Bauchspeicheldrüse (Pankreas) gebildet und in den Dünndarm abgegeben, um dort die aufgenommene Nahrung in ihre Einzelbausteine zu zerlegen. Diese können dann von der Dünndarmschleimhaut in den Körper aufgenommen werden.

Einer der wichtigsten Gründe, warum lebendiges, ungekochtes Gemüse und Obst sowie Sprossen, Gräser, Samen und Nüsse sich für den menschlichen Körper als heilend und regenerierend erweisen, sind nach Aussage vieler Experten die darin enthaltenen Enzyme. Sie werden oft als »Lebensfunke« in der rohen Nahrung bezeichnet. Da die meisten Enzyme bei über 40 Grad Celsius beginnen, sich zu zersetzen, sind in allen erhitzten oder pasteurisierten Nahrungsmitteln nur noch sehr wenige bis keine Enzyme mehr vorhanden, der »Lebensfunke« wird somit zerstört.

Mineralstoffe und Spurenelemente

Außer Vitaminen benötigt der Körper eine Reihe von Mineralstoffen und Spurenelementen. Diese kommen nur in kleinsten Mengen im Körper vor. Mineralien helfen bei der Enzym- und Zellbildung. Sie sind für den Körper lebensnotwendig, aber er kann sie nicht selbst herstellen.

Organisch gebundene Mineralien, wie sie in frischen Pflanzen, Gemüse und Salaten vorkommen und auf mineralreichen Böden wachsen, werden vom Körper besonders gut aufgenommen. Eine wichtige Funktion von Mineralien ist es, im Körper das Säure-Basen-Gleichgewicht zu sichern (s. Seite 212). Überwiegen die Säuren, kommt es zu folgender Kettenreaktion: Um überschüssige Säuren neutralisieren zu können, braucht der Körper ausreichend Mineralien, damit

diese in Salze gebunden und in Form von Schlacken ausgeschieden werden können. Kann er das nicht, müssen die Schlacken irgendwo deponiert werden, und da bietet sich in erster Linie das Bindegewebe an. Die auf Dauer fehlenden Mineralien klaut der Körper sich aus den Mineraldepots von Haut, Haarboden, Zähnen, Knochen und Knorpelgewebe. Frühzeitige Alterung, Cellulite und Glatze bei Männern können Anzeichen dafür sein.

MINERALSTOFF	Z.B. ENTHALTEN IN	FUNKTION IM KÖRPER	AUSWIRKUNGEN BEI MANGEL
Calcium	Milchprodukte, Milch, Gemüse, Mineralwasser	Knochenaufbau, Nervenleitung, Muskelkontraktion	Osteoporose, Störungen der Muskelkontraktion
Chrom	Fleisch, Ei, Hafer, Tomaten, Salat, Pilze	Energiestoffwechsel	Geringere Muskelkraft und Ausdauer
Eisen	Fleisch, Gemüse, Getreide	Sauerstofftransport, Energiestoffwechsel	Geringe Belastbarkeit, geringe Ausdauer
Jod	Fisch, Jodsalz, Milch, Eier	Schilddrüsenfunktion, reguliert den Stoffwechsel	Geringere Belastbarkeit
Kalium	in den meisten Lebensmitteln, vor allem in Bananen, Kartoffeln, Trockenobst	Muskelkontraktion, Nervenleitung	Muskelschwäche
Magnesium	Milchprodukte, Milch, Getreide, Gemüse, Geflügel, Bananen	Energiestoffwechsel, Knochenaufbau, Muskelkontraktion, Nervenleitung	Muskelkrämpfe, geringe Belastbarkeit, Störungen des Energiestoffwechsels
Natrium-Clorid	Speisesalz	reguliert den Wasser- und Elektrolysehaushalt, wichtig für Nervenleitung	Störung des Wasser- und Elektrolythaushaltes
Phosphor	in allen Lebensmitteln	Energiestoffwechsel, Knochenaufbau	kein signifikanter Mangel bekannt
Selen	Fleisch, Fisch, Eier, Linsen, Spargel	Reduzierung der Antioxidantien	Geringere Belastbarkeit
Zink	Fleisch, Ei, Milch, Vollkorngetreide, Milchprodukte	Immunfunktion, Antioxidant-Haushalt, Energiestoffwechsel, Proteinsynthese	Gesteigerte Infektneigung, geringere Belastbarkeit

Magnesium

Magnesium lenkt den gesamten Stoffwechsel und nimmt unter den Mineralien eine Schlüsselrolle ein. Zu wenig Magnesium sorgt häufig für eine Gewichtszunahme. Es ist für unseren Körper unverzichtbar und nur wenn wir es in ausreichender Menge von außen zuführen, sind wir den täglichen Herausforderungen des Lebens gewachsen. Magnesium macht uns gegen Stress widerstandsfähiger, stärkt und beruhigt unser Nervensystem. Ein Magnesiummangel kommt wie ein Vitamin-D-Mangel sehr häufig vor und ist schwer zu diagnostizieren, da sich 99 % des Magnesiums in der Zelle befinden und nur 1 % im Blut. Deshalb ist ein Bluttest wenig aussagekräftig. Am besten lässt er sich noch anhand folgender Symptome erkennen:

- Leiden Sie unter Stress?
- Fühlen Sie sich oft verspannt, besonders im Nacken- und Schulterbereich? Oder nach einer sportlichen Aktivität?
- Haben Sie nachts häufig Wadenkrämpfe. Leiden Sie unter Krämpfen während der Menstruation?
- Haben Sie oft ein Kribbeln oder Taubheitsgefühl in den Beinen oder Armen oder ein Zucken der Augenlider?
- Trinken Sie regelmäßig Alkohol oder Coca Cola? Essen Sie häufig Fast Food?
- Auch Medikamente sorgen für einen Mangel, besonders herzstärkende Mittel wie Digitalis, Entwässerungstabletten, Abführmittel etc.

Normalerweise wird Magnesium in Form von Brausetabletten, Granulat oder flüssig eingenommen. Ein Problem besteht in der oralen Aufnahme von Magnesium, da der Körper, bzw. der Darm nur etwa ein Drittel resorbieren kann. Nimmt man mehr zu sich, besteht die Gefahr von Durchfall. Am besten ist noch ein flüssiges Präparat, welches über den Tag verteilt im Trinkwasser eingenommen wird.

Es gibt neuerdings auch eine transdermale Möglichkeit mit einem Magnesium-Öl, die den Verdauungstrakt umgeht. Diese Darreichungsform kennen wir bereits von bioidentischen Hormonen, die auch über die Haut besser aufgenommen werden. Man kommt mit geringerer Dosierung aus und die Wirkstoffe kommen da an, wo sie gebraucht werden, nämlich in der Zelle.

Literaturtipp: Dr. Barbara Hendel: »Das Magnesium Buch«, VAK-Verlag.

Noch einmal der Hinweis: Ergänzen Sie Ihre Nahrung mit hochwertigen Vitalstoffen und Nahrungsergänzungen und nicht mit synthetischen Ersatzstoffen! Hier kommt es ganz entscheidend auf gute Qualität der Inhaltsstoffe an. Die Höhe der Dosierung ist ein weiterer wichtiger Faktor. Zu gering dosierte Ergänzungen bringen wenig bis nichts.

Mineralien

Mineralien aktivieren den gesamten Stoffwechsel und unterstützen die Energiegewinnung in der Zelle. Sie sind wichtig für unsere Knochenstruktur und helfen, Schwermetalle und Schlacken auszuleiten. Mineralien aktivieren Enzyme und sind für den Eiweißstoffwechsel wichtig. Sie fördern die Verdauung, die Durchblutung und mindern Anspannung, seien sie muskulär oder auch stimmungsmäßig. Eine ausreichende Versorgung mit Mineralien sorgt für guten Schlaf, schöne Haut, Haare und Nägel und kann die sichtbaren Zeichen der Alterung reduzieren.

Entgiften und Entschlacken

Um sich nach der Diät langfristig wohlzufühlen und den Stoffwechsel am Funktionieren zu halten, ist es wichtig, den Körper zu entgiften und die Toxine und schädliche Substanzen, die sich mit der Zeit im Blut ansammeln, wieder los zu werden. Sie richten auf Dauer große Schäden im Körper an.

Fühlen Sie sich oft müde, energielos oder gar krank? Dann könnte die Ursache in einer Übersäuerung liegen. Unsere moderne Ernährungs- und Lebensweise führt zu einem unausgeglichenen Säure-Basen-Haushalt und viele ahnen gar nicht, dass eine Übersäuerung für ihre Beschwerden verantwortlich ist. Diese beginnen oft schleichend mit kleinen Unpässlichkeiten, können sich aber im Laufe der Zeit in wahre Zeitbomben verwandeln. (Belastete Lebensmittel, einseitige Ernährung mit Fast Food, zu viel Zucker,

Weizen, Alkohol, Medikamente, besonders Antibiotika, aluminiumhaltige Deos und andere Gifte). Säuren sind Stoffwechselprodukte, die im Zellinneren beim Abbau von Kohlenhydraten bei der Fettverbrennung und im Eiweißstoffwechsel entstehen.

Mit einem pH-Teststreifen aus der Apotheke können Sie unkompliziert und genau den pH-Wert im Urin feststellen. Sie eignen sich zur Überprüfung des Säure-Basen-Haushaltes.

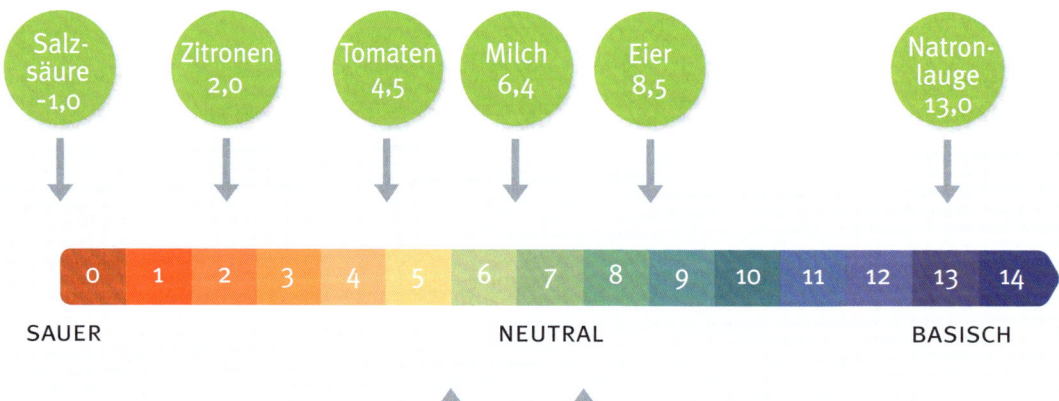

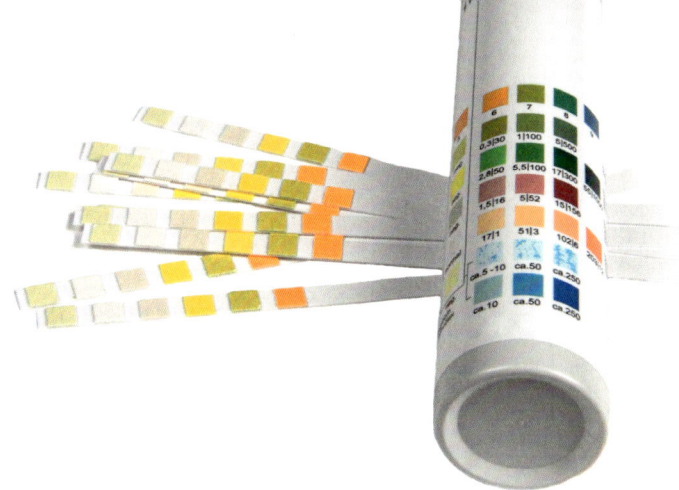

Der Teststreifen wird morgens in den Mittelstrahl des Urins gehalten. Dabei verfärbt sich das Indikatorpapier von hellgelb (sauer) bis dunkelblau (basisch).

Der pH-Wert zeigt an, ob unsere Körperflüssigkeiten sauer oder basisch sind. Ein Wert unter 7 steht für Säure, ein Wert von über 7 für Base. Ist er gleich 7, spricht man von einem neutralen ph-Wert. Um einen gesunden pH-Wert aufrechtzuerhalten, gibt es verschiedene Mechanismen, die helfen, den Säure-Basen-Haushalt im Gleichgewicht zu halten. Dazu gehören die Atmung, die Verdauung, der Blutkreislauf, die Hormone und ein ausgeglichener Mineralienhaushalt. Der Organismus versucht, oft über viele Jahre und Jahrzehnte hinweg, eine bestehende Übersäuerung zu kompensieren. Das gelingt auch eine Zeit lang erstaunlich gut. Die ersten Symptome stellen sich schleichend ein. Man fühlt sich anfangs »nur« ein wenig schlapp, müde und antriebslos. Im Laufe der Zeit kommen dann die verschiedensten Befindlichkeitsstörungen dazu. Der Körper verschlackt immer mehr, bis er sich regelrecht vergiftet und sich erste Krankheitszeichen zeigen.

Wie lange er diesen Zustand kompensieren kann, hängt von der individuellen Konstitution, dem Lebensstil und den persönlichen Reserven ab. Medikamente verstärken eine Übersäuerung noch erheblich und für den Körper ist keine Hilfe in Sicht. Bevor es zu ernsthaften Schädigungen kommt, schützt sich der Körper, indem er den Säureüberschuss einfach im Bindegewebe ablagert. Unschöne Fettansammlungen, Faltenbildung und Cellulite sind da noch eine harmlose Folge. Der Körper lagert aber auch Schlacken in den Gelenken ab, die zu Arthritis und Arthrose führen. Weitere mögliche Folgen der Übersäuerung, die oft nicht erkannt werden, sind Nieren- und Gallensteine. Es kommt zu Arteriosklerose, einer Verengung der Blutgefäße, zu Bluthochdruck und im weiteren Verlauf schließlich zu Herzinfarkt und Schlaganfall.

Wenig bekannt ist, dass die Zunahme an Prostataerkrankungen und Prostatakarzinomen auch mit einer Übersäuerung in Zusammenhang steht, wie der Heilpraktiker Jean-Claude Alix in der Zeitschrift »Raum&Zeit« 1/2015 schreibt. Die Prostata und das Sperma des Mannes sind basisch. Häufig vergrößert sich mit zunehmendem Alter die Prostata. Durch diese Vergrößerung der Prostata kommt es zu einem direkten Kontakt mit dem Enddarm, wo zwei Probleme zusammenkommen: Erstens hat der Darm heute durch zu hohem Fleischkonsum und Zucker einen ph-Wert von 5,5 und das ist für die basische Prostata eindeutig zu sauer (normal ist ein neutraler Wert von ca. 7). Zweitens begünstigt eine Verstopfung einen zu sauren Darm. Die Therapie muss in einer Entsäuerung liegen. Wichtig ist, das basische Ursprungsmilieu wieder herzustellen und für einen gesunden Darm zu sorgen.

Bitterstoffe – so wichtig und doch vergessen

Bitterstoffe sind basisch und sorgen für eine gute Verdauung, da sie die Darmtätigkeit anregen und den Darm reinigen. Sie fördern die Fettverdauung, helfen bei Völlegefühl nach dem Essen und wirken Darmträgheit entgegen. Der Stuhl wird schneller durch die Darmpassage befördert, was Fäulnisprozesse im Darm verhindert und gegen Blähungen wirkt. Durch Bitterstoffe wird die Sekretion von Speichelfluss, Magensaft, Bauchspeicheldrüsensekret und Gallenfluss gefördert. Ein weiterer positiver Effekt ist, dass die Nahrungsverwertung im Dünndarm verbessert wird und die Durchblutung der Organe gefördert wird, was dem Herz-Kreislauf-System zugute kommt und die Ausscheidung von Schlacken über Niere und Harnwege fördert.

Man kann mit Fug und Recht behaupten, dass Bitterstoffe ein wichtiger Schlüssel für unsere Gesundheit sind. Leider kommen sie in unserer heutigen Ernährung eindeutig zu kurz. An Bitterstoffe in der Nahrung sind wir nicht mehr gewöhnt. Heute werden bei Gemüse- und Obstsorten oft ganz bewusst die Bitterstoffe entfernt.

In folgenden Nahrungsmitteln sind sie noch enthalten:

- Gemüse und Salat: Rucola, Radicchio, Artischocken, Chicorée, Endiviensalat Blumenkohl

- Obst: alle Zitrusfrüchte wie Orangen, Grapefruits, Bitterorange, Zitronen, Limetten

- Getreide und Gewürze: Hirse, Amaranth, Ingwer, Pfeffer, Kardamom, Zimt, Wermut.

- Kräuter: Salbei, Thymian, Majoran, Liebstöckel, Rosmarin, Estragon, Lorbeerblätter, Sauerampfer.

TIPP:
Geben Sie den ausgepressten Saft von 1 Orange, 1 Grapefruit, 1 Zitrone in ein großes Glas, etwas Cayennepfeffer dazugeben und das Ganze mit stillem Wasser auffüllen.

Sie können auch morgens nüchtern ein großes Glas stilles Wasser mit einem Schuss Apfelessig und Aloesaft trinken. Diese Getränke unterstützen Sie bei der Entgiftung und regen den Stoffwechsel und den Darm an.

Bei Verdauungsstörungen, Völlegefühl, Blähungen oder trägem Darm können Sie auch pflanzliche Bitterstoffe in Form von Tropfen wie z.B. Infitract V (von Infirmarius-Rovit) oder alkoholfreie Bitterstoffe nehmen. Die meisten enthalten u.a. Extrakte aus Gelbwurz, Safran, Brennesselblätter, Anglikawurzel, Tausendgüldenkraut, Myrrhe, Baldrian, Eberwurz, gelber Enzian, Wertmut, Zimt, Kardamon.

Mit der richtigen Ernährung hat man in der Regel keine Verstopfung. Ein gesunder Darm sollte leer sein und der gesunde Bauch flach. Ein saurer Darm kann Nährstoffe nur unbefriedigend aufnehmen. Was nützen die teuersten und qualitativ besten Vitalstoffe, wenn der Körper sie nicht verwerten kann? Ein übersäuerter Körper kann nichts aufnehmen. Daher empfehle ich vor Beginn einer guten Nährstofferergänzung unbedingt, die Körpersysteme zu entgiften, eine Leberreinigung zu machen (Anleitung auf Seite 216), den Darm zu säubern und wieder aufnahmebereit zu machen.

Schwitzen ist sehr gut für die Hautreinigung und die Schweißdrüsen. Sauna unterstützt und reinigt das Lymphsystem.

Im Körper gibt es verschiedene pH-Werte: Das Blut ist zum Beispiel annähernd neutral, der Magen extrem sauer, der Dünndarm wiederum recht basisch. An all diesen Orten sorgt der Körper für annähernd konstante pH-Werte, da diese lebensnotwendig sind. So schützt uns der saure Magen vor Bakterien und ermöglicht die ersten Verdauungsschritte, im Dünndarm brauchen die Verdauungsenzyme unbedingt einen basischen pH und eine pH-Wert-Änderung im Blut wäre eine akut lebensbedrohliche Situation. Doch im Bindegewebe ist die Kontrolle des pH-Wertes nicht sehr gut, dorthin verschiebt der Körper einen Säureüberschuss, wenn er nicht genug Basen zum Neutralisieren hat. So versucht er – oft über viele Jahre und Jahrzehnte hinweg – eine Übersäuerung zu kompensieren.

Basenkur

Unsere Ernährung hat einen großen Einfluss auf das Säure-Basen-Gleichgewicht. Essen Sie viel Gemüse und Salat. In grünen Pflanzen ist besonders viel Chlorophyll enthalten. Trinken Sie viel gutes stilles Wasser. Meiden Sie den übermäßigen Genuss säurebildender Lebensmittel wie Zucker, Fleisch, Kaffee, Alkohol sowie die Einnahme nicht notwendiger Medikamente.

Basenbäder

Basenbäder sind eine sehr effektive Methode, um Säuren und Gifte direkt über die Haut auszuscheiden. Säureschlacken können sich über Jahre im Bindegewebe und im Darm ansammeln und fördern den Alterungsprozess rapide. Beim Basenbad werden mittels Osmose, Säuren gelöst und zusätzlich wird die Haut angeregt, diese Säureschlacken auszuleiten, da sie sich sonst wieder im Körper festsetzen. Ein Basenbad sollte in etwa einen basischen pH-Wert von 8,5 haben. Unterstützend kann vor dem Basenbad viel Tee oder gutes Wasser getrunken werden.

Die Basenkur können Sie für sich zu Hause durchführen und individuell gestalten. Eine Verschlackung, die sich meist über mehrere Jahre im Körper angesammelt hat, löst sich nicht von heute auf morgen. Ich empfehle Ihnen regelmäßig, am besten ein- bis zweimal pro Woche, ein Basenbad (Bezugsquellen im Anhang) zu machen. Die Talgdrüsen werden bei der Ausscheidung angeregt und die Haut wird wieder weich und geschmeidig.

ANWENDUNG

4 bis 5 Esslöffel basisches Badesalz ins warme Badewasser geben. Die Dauer des Basenbades sollte mindestens 30 Minuten, besser noch 45 Minuten dauern. Bei Bedarf warmes Wasser nachfüllen. Mit einem Luffa-Handschuh können Sie zwischendurch ab und zu die Haut massieren. Die Durchblutung wird gefördert, die Haut verjüngt sich und fühlt sich weicher, straffer und glatter an.

Wenn Sie für solche Bäder zu wenig Zeit haben, können Sie auch unter der Dusche »entsäuern«: Dafür etwas Basenpulver auf der feuchten Haut verteilen und kräftig mit einem Luffa-Handschuh einmassieren, zuerst warm, dann kalt abduschen. So wird zusätzlich die Durchblutung der Haut gefördert, sie ist anschließend zart und weich und benötigt keinerlei Creme oder Lotion.

Weitere Maßnahmen

Basenbäder alleine reichen nicht aus, auch innerlich können wir einiges tun, um die Schlacken wieder loszuwerden, z. B. mit Basenpulver oder -kapseln. Unterstützen Sie die Organe im Körper, die hauptverantwortlich an der Entgiftung beteiligt sind. Das sind in erster Linie die Organe, die der Körper benutzt, um Toxine loszuwerden: Leber, Nieren, Darm, Haut, das Lymphsystem und die Lunge.

Um das Lymphsystem zu unterstützen und es aktiv zu halten, eignet sich besonders gut ein Trampolin (gibt es für Zuhause), aber auch Yoga, regelmäßige Massagen und Lymphdrainagen sind förderlich und helfen, Gifte abzutransportieren. Ein täglicher Spaziergang in frischer, guter Luft lässt die Gifte über die Lunge abatmen.

Der Slogan »Giftstoffe raus und Vitalstoffe rein« trifft besonders auf die **Chlorella-Alge** zu. Die Chlorella-Algen gehören zu den ältesten Formen von Leben auf unserem Planeten und sind ein wahrer Überlebenskünstler. In den vielen Jahren der Forschung fand man noch nie eine mutierte Chlorella-Zelle, obwohl sie zu den am schnellsten sich teilenden Zellen gehören. Das ist ein kleines Wunder! Was die Chlorella-Alge bei uns bekannt machte, ist ihre Fähigkeit, neben Selen auch Schwermetalle, chlorierte Kohlenwasserstoffe, Pestizide und Giftstoffe auszuleiten. Nicht zu unterschätzen ist ihr Gehalt an Chlorophyll, dem grünen Pflanzenfarbstoff.

Chlorophyll hat entgiftende, entzündungshemmende und wundheilende Eigenschaften und unterstützt die Leber. Die Alge ist Nährstofflieferant für wichtige B-Vitamine und Karotinoide sowie für Magnesium, Kalzium, Kalium, Selen, Eisen, Zink, Mangan, Kupfer und Chrom.

Ich empfehle, drei- bis viermal im Jahr einen Monat lang Chlorella kurmäßig je einen Monat anzuwenden. Damit erreicht man eine gute Reinigung des Körpers und eine Ausleitung der Giftstoffe. Ähnliches trifft auf die Spirulina-Alge zu. Diese blaugrüne Alge enthält so viele wertvolle Nährstoffe, dass sie als Supernahrungsmittel gilt. In Spirulina finden wir 18 Aminosäuren einschließlich der acht essenziellen Aminosäuren.

MSM, (Methylsulfonylmethan) organischer Schwefel, hilft der Leber bei der Entgiftung und bindet Giftstoffe, die dann über den Urin ausgeschieden werden. Ein Mangel ist weitverbreitet. MSM ist gut für die Gehirnfunktionen, sorgt für ein gesundes Darmmilieu, hilft bei Gelenkproblemen und Osteoporose, bei Allergien und Bluthochdruck und sorgt für schöne Haut, Haare und Nägel.

Ich möchte Ihnen hier eine weitere sehr wirkungsvolle Maßnahme vorstellen, die Sie selbst zu Hause durchführen können. Ich wende sie regelmäßig an und fühle mich danach immer voller Energie:

Leberreinigung

Bei der Leberreinigung handelt es sich um eine leicht anzuwendende, unkomplizierte und sehr wirkungsvolle Kur für Leber und Galle. Sie dauert nur eineinhalb Tage und kann ohne Probleme zu Hause durchgeführt werden. Sie ist eine der billigsten und effektivsten Maßnahmen zur Entgiftung, und viele Symptome des Unwohlseins bessern sich oft schon nach der ersten Leberreinigung. Mittlerweile kenne ich viele Menschen, die sie ein- bis zweimal im Jahr zur Prophylaxe und zur Entlastung der

Leber anwenden. Wenn Sie unsicher sind, ob Sie sie allein schaffen, führen Sie sie in Begleitung durch und fragen Sie bei gesundheitlichen Problemen unbedingt Ihren Arzt.

Die meisten Krankheiten oder Symptome hängen mit einer Art Verstopfung zusammen. Die Werte der Leberenzyme können noch völlig normal sein, auch wenn die Lebergänge schon verstopft sind. Eine Verstopfung des Darms verhindert, dass der Körper die im Stuhl enthaltenen Schlacken loswerden kann. Nierensteine verstopfen den Fluss des Urins und führen zu Entzündungen.

Die Leber ist von vielen kleinen Gallengängen durchzogen, in denen sie Abfallstoffe sammelt und über immer größere Gallengänge, Zwölffingerdarm und Bauchspeicheldrüse schließlich diese Stoffe in den Darm abgibt. Die meisten Menschen ernähren sich schlecht und trinken so gut wie kein Wasser, sodass sich Gallengries und Mini-Gallensteine bilden.

Wer jeden Morgen nüchtern ein großes Glas stilles Wasser mit einem Schuss Apfelessig und Aloesaft trinkt, hilft seinem Körper bei der Entgiftung und regt zusätzlich den Stoffwechsel an.

Die Leberreinigung ist eine einfache und sichere Möglichkeit, die Gallengänge wieder frei zu bekommen. Die Leber arbeitet, oft schon nach der ersten Reinigung, sehr viel effizienter, und es kann eine rasche Besserung vieler Symptome eintreten, manchmal schon innerhalb weniger Stunden. Schmerzen lassen nach, die Energie nimmt zu, die Verdauung verbessert sich, und man ist geistig klarer. Je nach Beschwerden sollte die Leberreinigung das erste Mal im Abstand von zwei bis vier Wochen wiederholt werden. Normalerweise reicht es, sie zweimal jährlich zu machen.

Wenn man weiß, wie wichtig eine gute Lebertätigkeit ist, überrascht es nicht, dass die Wirkungen auf den allgemeinen Gesundheitszustand so enorm sind. Aber auch die Verdauung, der Stoffwechsel, Allergien, Schulter- und Rückenschmerzen stehen in engem Zusammenhang mit der Leber. Es gibt Menschen, die über einen Zeitraum von einem Jahr monatlich eine Leberreinigung durchgeführt haben und deren Gesundheit insgesamt sich dadurch enorm verbessert hat. Solange noch Steine ausgeschieden werden, sollte man mit der Reinigung fortfahren. Die meisten berichten über einen Energiezuwachs und ein Verschwinden der ständigen Müdigkeit. Selbst unreine Haut und Akne und die Lust auf ungesunde Lebensmittel seien dadurch verschwunden.

DURCHFÜHRUNG

Eine Woche vor der Leberreinigung empfehle ich, täglich mehrere Gläser Apfelsaft (1 Liter) zu trinken. Die Säure im Apfelsaft weicht die Gallensteine auf und vereinfacht so das Ausscheiden über die Gallengänge.

Folgende Zutaten brauchen Sie für eine Leberreinigung:

- 80 bis 100 g Bittersalz in 800 ml Wasser auflösen (große, kräftige Menschen nehmen 100 g)
- 125 ml kaltgepresstes Bio-Olivenöl aus der 1. Pressung
- 1 bis 2 rosa Grapefruit je nach Größe (sollten ca. 200 ml Saft ergeben)

- Am Tage der Leberreinigung sollten Sie nur etwas Leichtes zum Frühstück und Mittagessen zu sich nehmen. Mittags etwas Gemüse, kein Fleisch, kein Fett und keine Milchprodukte. Nach dem Mittagessen essen Sie nichts mehr. Wenn Sie Durst haben, trinken Sie klares, stilles Wasser.

- Um 18 Uhr trinken Sie die ersten 200 ml der Bittersalzlösung.

- 2 Stunden später, die nächsten 200 ml Bittersalzlösung. Im Bittersalz ist Magnesium enthalten, dadurch geschieht auch eine Weitung der Gallengänge und die Gallensteine können sanft ausgeschieden werden. Danach können Sie ein warmes Bad nehmen oder sich eine Wärmeflasche auf den rechten Oberbauch legen, das durchblutet die Leber. Der Darm sollte sich bis 22 Uhr schon entleert haben. Falls nicht, kann zusätzlich ein Einlauf helfen.

- Kurz vor 22 Uhr pressen Sie die Grapefruit aus und mischen sie mit dem Olivenöl. Dabei kann auch das Fruchtfleisch verwendet werden. Danach bereiten Sie alles fürs Zubettgehen vor.

- Um 22 Uhr schütteln Sie die Olivenöl-Grapefruitmischung kräftig und trinken diese neben dem Bett stehend, möglichst in einem Zuge aus. Unmittelbar danach legen Sie sich ins Bett und bleiben für mindestens eine Stunde flach auf dem Rücken ganz ruhig liegen. Versuchen Sie, zu schlafen. Die Reinigung der Leber beginnt. Es kann sein, dass Sie nachts öfters urinieren müssen.

- Morgens nach dem Aufwachen trinken Sie weitere 200 ml Bittersalzlösung. Sie können sich danach wieder hinlegen.

- Nach weiteren zwei Stunden trinken Sie die letzten 200 ml der Bittersalzlösung.

- Der Appetit setzt wahrscheinlich gegen Mittag zwischen 11 und 12 Uhr wieder ein. Sie können Apfel- oder Karottensaft trinken, das unterstützt die Reinigung der Leber, und später etwas frisches Obst. Am Abend können Sie schon wieder ein leichtes Abendessen zu sich nehmen.

Bitte beachten Sie:

Nehmen Sie sich am besten für zwei Tage nichts vor, da Sie sich am 2. Tag vielleicht noch etwas müde fühlen werden. Am dritten Tag geht es den meisten Menschen sehr gut und sie fühlen sich energiegeladen. Die Leberreinigung ist mittlerweile sehr bekannt und weltweit haben mehrere hunderttausend Menschen sie mit Erfolg durchgeführt. Selbst bei Problemen mit Leber- und Gallensteinen war sie erfolgreich und konnte ohne Probleme durchgeführt werden. Ausgeschieden werden kleine Grieskörnchen, grüne weiche Steine bis hin zu Steinen, die mehrere Zentimeter Größe haben.

Ausführliche Informationen finden Sie im Buch von Andreas Moritz: »Die wundersame Leber- & Gallenblasenreinigung«, Voxverlag.

»Gewohnheiten zu verändern, ist ein lebenslanger Prozess. Ein erster neuer Gewohnheitsreflex entsteht erst nach 21 Tagen kontinuierlichen Tuns. Dies gilt auch, wenn man Sport in seinen Alltag integrieren möchte.«

Bewegung – ohne geht es langfristig nicht

Wir alle wissen, dass regelmäßige Bewegung für die Aktivierung des Stoffwechsels und dem Aufbau von Muskeln unerlässlich ist. Muskelschwund geht mit dem Altern einher, und das betrifft nicht nur die sichtbaren äußeren Muskeln.

Ebenso wichtig ist der Muskeltonus der Kapillaren, da sie für den Transport von ausreichend Blut bis in die letzten Spitzen verantwortlich sind. Man kann z. B. an den Ohren den Zustand der Kapillaren erkennen. Wissenschaftliche Studien belegen, dass neben regelmäßiger Bewegung, essenzielle Aminosäuren gegen Muskelschwund helfen und das Herz-Kreislauf-System stärken. Noch ein Grund, sich regelmäßig zu bewegen ist ein weitverbreiteter Testosteronmangel, auch bei Frauen. Durch zu wenig Testosteron können nicht mehr ausreichend Muskeln gebildet werden. Mit einem guten Bewegungstraining kann man den körpereigenen Testosteronspiegel um ein Drittel erhöhen. Das betrifft sowohl Männer als auch Frauen.

Haben Sie schon eine Sportart gefunden, die Ihnen auf Dauer wirklich Spaß macht und die Sie auch durchhalten, ohne Ihren inneren Schweinehund zu sehr zu strapazieren? Es muss ja kein Riesenprogramm sein, es reichen einfache, wirkungsvolle Übungen.

Dazu habe ich eine Expertin auf diesem Gebiet befragt: Conny Hörl ist Ernährungstrainerin, leitet ein Kompetenzzentrum für gesunde Ernährung, ist Fitnessexpertin und Buchautorin. Sie ist Geschäftsführerin und Inhaberin der »vita club« Fitnesszentren in Salzburg und Mondsee (www.vitaclub.at). Zudem hat Conny Hörl in den letzten Jahren viele Menschen während der hCG-Diät begleitet.

Übungen für schön geformte Beine und einen knackigen Po

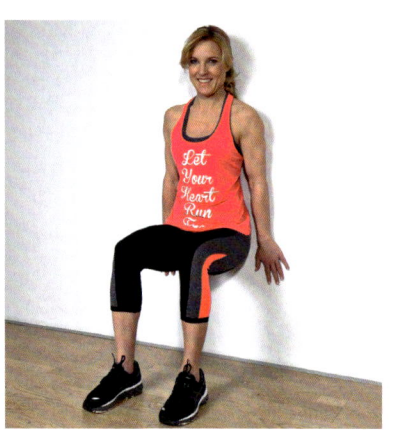

Nie aus der Mode: Kniebeugen

Diese Übungen sind statisch, d. h. die Position wird gehalten. Seitenwechsel nicht vergessen! Wer 30 Sekunden schafft, wechselt zum nächsten Schwierigkeitsgrad oder in die dynamische Variante, indem das Becken auf und ab bewegt wird.

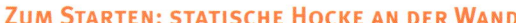

ZUM STARTEN: STATISCHE HOCKE AN DER WAND

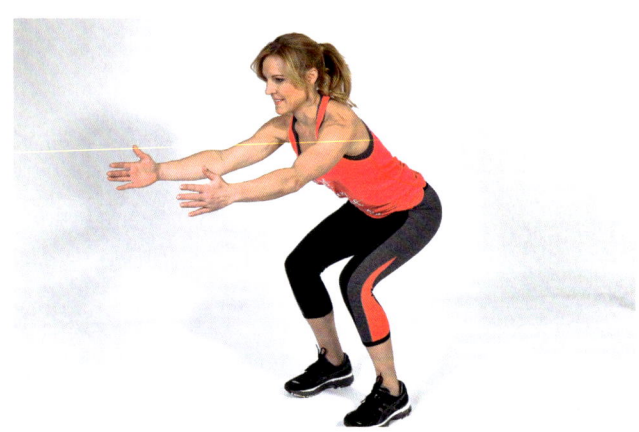

Diese Übung lässt sich überall unkompliziert durchführen. Ober- und Unterschenkel bilden einen 90-Grad-Winkel. Die Position wird so lange wie möglich gehalten.

LEICHT

Ohne Gewicht geht die Kniebeuge am leichtesten. Wichtig ist es, beim Aufstehen die Pobacken zusammenzukneifen und – wenn möglich – diese Spannung zu halten.

MITTEL

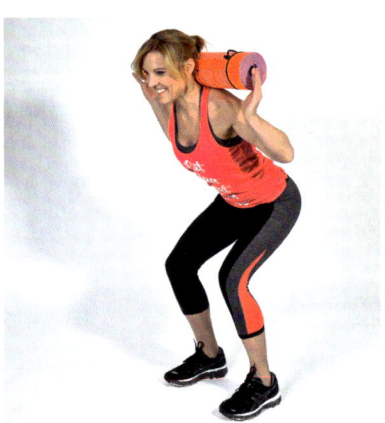

Je mehr Gewicht auf den Schultern ruht, desto intensiver wird die Übung. Hier können beliebige Gegenstände herhalten, von der Yogamatte (leicht) bis hin zur Hantelstange (schwer).

Maximal effektiv: Ausfallschritte

Eigentlich eine Variante der Kniebeuge. Eine perfekte Übung, um verschiedene Schwierigkeitsstufen einzubauen. Zehn Wiederholungen gelten auch hier wieder als Referenzwert.

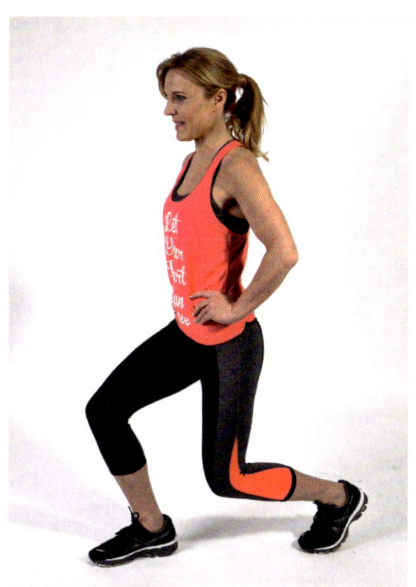

LEICHT

Hände in die Taille und mit einem großen Ausfallschritt nach vorn in die Knie gehen. Der Oberkörper bleibt eher vorn. Wer mehr aus der Übung herausholen möchte, nimmt ein beliebiges Gewicht in die Hände (Flaschen, Hanteln, Kettlebells).

SCHWER

Für eine Steigerung wird das hintere Bein auf einen Stuhl abgelegt. Das Gewicht verlagert sich deutlich auf das vordere Bein.

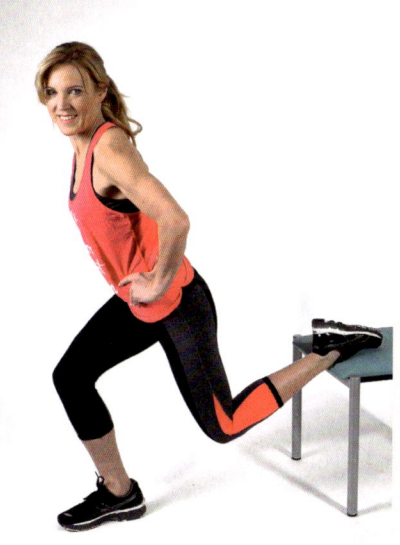

Conny Hörl
Ernährungstrainerin und Fitnessexpertin
www.vitaclub.at
www.pure-salzburg.at

Frau Hörl wurde ausgestattet von
Lorna Jane Activewear.

Gesunder Schlaf
hilft beim Schlankbleiben

Diese Tatsache ist noch wenig bekannt. 80 % der Regeneration findet in der Tiefschlafphase statt. Wenn Sie nachts keinen tiefen Schlaf finden, schwächt das Ihr Immunsystem, Sie altern rascher und werden auch schneller übergewichtig.

Die gute Nachricht ist, dass Sie keine Schlaftabletten brauchen, um besser schlafen zu können. Diese machen auf Dauer abhängig und stören den natürlichen Schlafrhythmus. Mit diesen natürlichen Maßnahmen helfen Sie Ihrem Körper, einen erholsamen Schlaf zu finden:

■ Bemühen Sie sich um einen geregelten Schlafrhythmus und sorgen Sie für frische Luft im Schlafzimmer. Es sollte nicht zu warm und nicht zu kalt sein.

■ Melatonin ist unser Schlafhormon. Es sorgt dafür, dass wir gut ein- und auch durchschlafen. Darüberhinaus reguliert Melatonin unseren Tag- Nacht-Rhythmus. Wichtig für eine gesunde Melatoninbildung ist tagsüber Sonnenlicht (zusätzlich auch gut für die Bildung von Vitamin D) und nachts komplette Dunkelheit.

■ Verbannen Sie Fernseher, Handys und Tablets aus ihrem Schlafzimmer. Das blaue Licht und die Strahlung stören beim Schlafen.

■ Chronischer Stress erschöpft die Nebennieren und beeinträchtigt durch vermehrte Bildung des Stresshormons Cortisol einen gesunden Schlaf. Reduzieren Sie Stress, kommen Sie abends zur Ruhe, schalten Sie ab.

Der beste Schlaf

Die Einschätzung, dass der beste Schlaf vor Mitternacht ist, gilt heute so nicht mehr. Vielmehr ist der Schlaf der ersten Nachthälfte der wichtigste, er ist sozusagen der Pflichtschlaf, weil man sich da im Tiefschlaf befindet, so Dr. Göran Hajak, Facharzt für Neurologie und Psychiatrie in Bamberg, mit den Schwerpunkten Psychotherapie und Schlafmedizin. Ausschlaggebend ist, welcher Schlaftyp man ist. Es gibt die sogenannten Eulen, die eher länger aufbleiben und ausschlafen und die Lerchen, die früh ins Bett gehen und früh aufstehen. Probleme bekommen Menschen, wenn sie nicht nach ihrem Schlafrhythmus leben. Ein gestörter Biorhythmus und Stressanfälligkeit sind die Folge. Das trifft natürlich auch auf die Kinder zu. Als Teenager ist man in der Regel ein Spätschläfer. Wissenschaftliche Studien belegen, dass zwei Drittel der Schüler in den ersten Schulstunden nicht viel mitbekommen.

- Machen Sie, wenn möglich, abends nach dem Essen einen Spaziergang an der frischen Luft, oder entspannen Sie sich mit Meditation oder autogenem Training.

- Essen Sie abends nur wenig, um den Körper nicht mit unnötiger Verdauungsarbeit zu belasten und um die Bildung von Melatonin zu unterstützen. Große Mengen Fleisch, Fisch, Meeresfrüchte und Alkohol können den Schlaf und die Melatoninbildung stören.

- Essen Sie abends kleinere Portionen, meiden Sie Kohlenhydrate. Proteine sind abends wichtig, aber es muss nicht immer Fleisch oder Fisch sein. Mischen Sie sich z. B. abends statt des Abendessens mal einen Proteindrink. Das nützt der Figur und dem Schlaf und stellt genügend Aminosäuren für die Bildung neuer Zellen zur Verfügung.

Melatonin – das Hormon für einen guten Schlaf

Melatonin reguliert den Tag-Nacht-Rhythmus und signalisiert dem Körper, wann Schlafenszeit ist. Es wird fast ausschließlich nachts in der Zirbeldrüse gebildet. Dunkelheit fördert die Bildung des Schlafhormons. Tageslicht oder künstliches Licht hingegen hemmen die Melatoninausschüttung. Melatonin sorgt dafür, dass viele Stoffwechselvorgänge nachts zurückgefahren werden und die Körpertemperatur zurückgeht. Ohne ausreichend Melatonin fallen das Einschlafen und Durchschlafen schwer, der Schlaf ist oberflächlich und nicht erholsam und auch das Aufstehen ist mühsam. Melatonin ist ein wichtiges Anti-Aging-Hormon mit einer stark antioxidativen Wirkung. Ein gestörter Melatoninspiegel tritt häufig als Folge von übermäßigem Stress, Schichtarbeit oder Jetlag auf. Antidepressiva, Beta-Blocker, Schlaftabletten, Schmerzmittel (z. B. Aspirin oder Ibuprofen) stören die nächtliche Sekretion von Melatonin. Alkohol, Kaffee und ein Mangel an Mikronährstoffen wie Magnesium und die wichtigen B-Vitamine können die Melatoninproduktion ebenfalls beinträchtigen. Auch elektromagnetische Felder haben Einfluss auf die Hormonbildung.

Melatonin kann problemlos über den Speichel von zu Hause aus gemessen werden. Sollte zu wenig Melatonin gebildet werden, kann es ohne Nebenwirkungen ergänzt werden, wenn es in der richtigen Dosierung eingenommen wird. Die Wirkung von Melatonin unterscheidet sich sehr deutlich von Schlafmitteln, deren dämpfende Wirkung auf das Gehirn zu Schwindelgefühlen führen und auf Dauer abhängig machen kann. Die Aminosäuren Tryptophan, Carnitin, 5-HTP-Komplex können ebenfalls einen gesunden Schlaf fördern sowie pflanzliche Stoffe aus der Natur wie Baldrian, Hopfen, Melisse, Lavendel und Passionsblumen.

Seien Sie der Experte Ihres Körpers

Wie wir gesehen haben, gibt es keine einheitliche Antwort, was die beste Ernährungs- und Lebensform ist.

Ich habe Ihnen in diesem Buch viele verschiedene Ansätze in Theorie und Praxis vorgestellt. Nur Sie entscheiden, welche Bausteine für Sie davon von Nutzen sind und am besten zu Ihrem Organismus und Alltag passen. Lassen Sie sich nicht von Dogmen und Ideologien leiten und überlegen Sie immer, wem gewisse Aussagen und Studien nützen. Vertrauen Sie auf Ihr eigenes Gefühl. Auch wenn viele stressgeplagte Menschen immer weniger Zeit für Essen und bewusste Ernährung finden, gibt es doch einen klaren Trend hin zu qualitativ gutem Essen. Klasse statt Masse.

Die Rezepte im Buch sind so, wie ich sie selbst am Liebsten habe-übersichtlich und schnell zubereitet. Sie werden erstaunt sein, wie viele verschiedene Alternativen es zu dickmachenden Kohlenhydraten gibt, so dass Sie sie gar nicht vermissen werden. Und Sie werden feststellen, wie leicht es ist, mit der richtigen Wahl der Lebensmittel, das erreichte Gewicht zu halten. Trotz Zeitmangel wünsche ich mir, dass immer mehr Menschen wieder Freude an der Zubereitung neuer Rezepte finden. Essen gilt als die schönste Nebensache der Welt und was gibt es Schöneres als gemeinsam mit lieben Menschen neue Gerichte zu kochen und im Anschluss zu genießen. Gesundes Essen ist ein zentrales Bedürfnis von uns allen, in allen Kulturen verankert.

Wie sagte der Koch Paul Ivic: In südlichen Ländern, allen voran Spanien, geben die Menschen fast 40 % ihres Einkommens für Essen aus. Diese Nationen haben immer schon gewusst, dass Essen nicht nur Nahrungsaufnahme ist, sondern Kommunikation, Emotion und Freude. Wenn wir es wieder schaffen, diese Stimmung beim Kochen und beim Essen zu Hause zu erzeugen, dann sind wir auf dem richtigen Weg. In diesem Sinne »Salud«, also »Prost« und »Gesundheit«.

Ihre Anne Hild

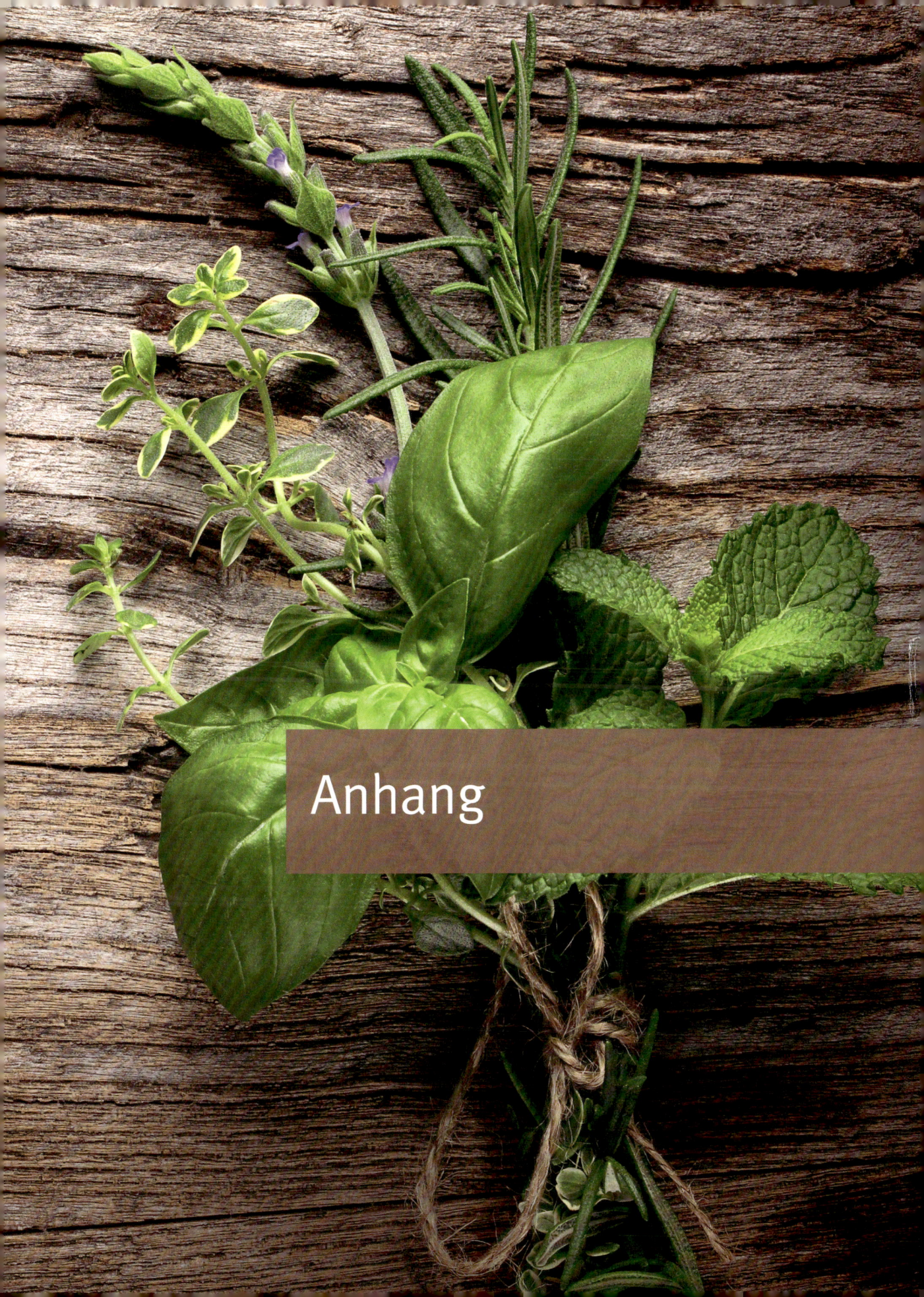

Anhang

Kalorientabelle

Die Kalorientabelle dient Ihnen dazu, den notwendigen Überblick über die erlaubten 500 Kalorien pro Tag zu behalten.

PROTEINE *(100 g, roh, von Fett befreit)*

Rindfleisch

Brust	262
Filet	121
Steak (mager)	130
Tatar	113

Kalbfleisch

Brust	131
Filet	111
Schnitzel	112

Geflügel

Hähnchenfleisch	164
Hähnchenfilet	107
Putenbrust (-schnitzel)	107

Fisch

Hecht	93
Heilbutt	112
Kabeljau	90
Thunfisch (frisch),	103
Thunfisch in Lake (Dose)	121

Meeresfrüchte

Garnelen	102
Hummer	88
Jakobsmuscheln	111
Krabben	91
Tintenfischringe (Calamares)	95

Ei

Eiweiß	19
Eigelb	77

Milchprodukte

Fettarmer Frischkäse, 100 g	70
Fettarmer Quark, 100 g	46
Fettarmer Joghurt, 100 g	57
Hüttenkäse (1 %), 100 g	73
Seidentofu, 100 g	47

SALAT + GEMÜSE *(100 g, geputzt, roh)*

Salat

Eisbergsalat	14
Endivie	12
Feldsalat	14
Kopfsalat	12
Radicchio	14
Rucola	27
sonstige Blattsalate	13

Kohlsorten

Blumenkohl	21
Broccoli	43
Chinakohl	14
Kohlrabi	36
Rotkohl	23
Weißkohl	25
Wirsing	26

Sprossen

Bambussprossen	18
Sojasprossen (frisch)	52

Pilze

Austernpilze	11
Champignons	15
Pfifferlinge	11
Steinpilze	20

andere Gemüsesorten

Artischocke	22
Aubergine	17
Chicorée	18
Fenchel	25
Frühlingszwiebel	30
Gurke (alle Sorten)	12
Gurke, ganz, ca. 400 g	48
Grüne Bohnen	32
Hokkaidokürbis	24
Mangold	25
Mungobohnen	23
Paprika, rot	35
Paprika, gelb	28
Paprika, grün	19
Pak Choi	14
Petersilienwurzel	20
Sellerie (Stangen-)	17
Sellerieknolle (Wurzel)	40
Spinat	17
Tomate (alle Sorten)	17
Tomate (Cocktail-), 5 St.	9
Tomaten, getrocknet, ohne Öl	64
Radieschen	15
Radieschen, 1 St.	6
Rote Bete, gekocht	25

Zucchini	19
Zwiebeln (alle Sorten)	27
Zwiebel, 1 kleine	8

OBST *(100 g verzehrbarer Anteil, geputzt)*

Apfel (sauer)	52
Blaubeeren	36
Erdbeeren	32
Grapefruit	50
Heidelbeeren	42
Orange	43
Orangensaft (frisch), 100 ml	44
Papaya	43
Rhabarber	21
Zitronensaft (frisch), 100 ml	27

SNACKS *(Achten Sie auf die Produktangaben!)*

1 Scheibe Knäckebrot	20–40
1 Stange Grissini	ca. 40

GEWÜRZE + KRÄUTER *(wie angegeben)*

Sojasoße, 1 Esslöffel	11
Essig (alle Sorten, zuckerfrei)	20
Gewürze (getrocknet), 1 Teelöffel	3
Kräuter (frisch), Portion 5 g	3
Tabasco, 100 ml	70
Sambal Oelek, 1 Teelöffel	7
Ingwer, 1 Teelöffel	2
Knoblauchzehe	2
Gemüsebrühe (fettfrei), 100 ml	3
Senf (alle Sorten), 1 Teelöffel	4
Meerrettichsoße (Konserve), 100 g	53
Tomatenmark, 1 Teelöffel	4
Wasabi (Paste), 100 g	158–265

Werte aller Tabellen aus »Ernährung mit Spaß und Maß«, Lebensbaum Verlag, 2006, dem Bundeslebensmittelschlüssel 3.01 oder von Produktangaben.

Rezepte im Überblick

Nützliche Links

Alle aktuellen Informationen
zu den Themen aus dem Buch, zur hCG-Diät und Hormonen
finden Sie auf folgenden Webseiten, bei Facebook und Youtube:
www.hormony.de
www.die-hcg-diaet.de
Die Gruppe »hCG Diät« bei Facebook
Der Channel »Die hCG Diät« bei Youtube

Bezugsquellen für hochwertige Vitalstoffe und Aminosäuren
www.hormonyshop.de
www.die-hcg-diaet.de

Weitere Bücher von Anne Hild

DIE HCG DIÄT, Aurum 2011
DAS HCG KOCHBUCH, Aurum 2014
DIE HCG DIÄT – UND JETZT?, Aurum 2015
NATÜRLICHES ANTI-AGING, Aurum 2013

Zusammen mit Dr. Annelie Scheuernstuhl
NATÜRLICHE HORMONTHERAPIE, Aurum 2014

Bildnachweise

Impressum

Genehmigte Lizenzausgabe für Weltbild GmbH & Co. KG, Steinerne Furt,
86167 Augsburg

Copyright der Originalausgaben:
Das hCG-Kochbuch: © 2014 Aurum in J. Kamphausen Mediengruppe GmbH, Bielefeld
Die hCG-Diät: © 2015 Aurum in J. Kamphausen Mediengruppe GmbH, Bielefeld
Die hCG-Diät – und jetzt?: © 2015 Aurum in J. Kamphausen Mediengruppe GmbH, Bielefeld

Umschlaggestaltung: Maria Seidel, atelier-seidel.de
Umschlagmotiv: Thinkstockphoto / belchonock
Gesamtherstellung: Neografia, a.s. printing house, Martin

Printed in the EU
978-3-8289-4404-6

2018   2017   2016
Die letzte Jahreszahl gibt die aktuelle Lizenzausgabe an.

Einkaufen im Internet:
www.weltbild.de